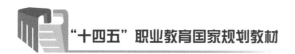

"十四五"职业教育国家规划教材

食品营养与配餐

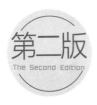

第二版
The Second Edition

蔡智军　主编

化学工业出版社

·北京·

《食品营养与配餐》（第二版）是"十四五"职业教育国家规划教材，结合高职学生认知规律、成长规律，融合岗位群职业能力需求，以促进学生专业能力学习、方法能力开发、社会能力提高为目的，以培养营养师为目标，以营养师工作流程为导向，以项目（任务）教学为载体，将教材分为4个学习情境，即营养评价、食物选择、食谱编制、营养教育进行介绍。教材打破了传统营养师培训的"基础知识＋技能"的模式，将营养学基础知识融入工作任务中，可激发学生的学习兴趣，也遵循从简单到复杂的学生认知规律，使学生从依赖老师讲授转变到独立完成任务，有利于提高学生的信息收集能力、自我学习能力、创新能力等。全面贯彻党的教育方针，落实立德树人根本任务，在教材中有机融入党的二十大精神。本书配有电子课件，可从www.cipedu.com.cn下载参考，同时也可扫描二维码自主学习。

本教材适用于食品、烹饪、营养及餐饮类专业的学生，也可作为其他专业学生公共选修课教材及营养普及用书，还可供相关行业培训使用。

图书在版编目（CIP）数据

食品营养与配餐/蔡智军主编. —2版. —北京：化学工业出版社，2019.7（2025.2重印）
"十三五"职业教育规划教材
ISBN 978-7-122-34221-8

Ⅰ. ①食… Ⅱ. ①蔡… Ⅲ. ①食品营养-高等职业教育-教材 Ⅳ. ①R151.3

中国版本图书馆CIP数据核字（2019）第058317号

责任编辑：迟　蕾　李植峰　张春娥　　　　　　装帧设计：张　辉
责任校对：边　涛

出版发行：化学工业出版社（北京市东城区青年湖南街13号　邮政编码100011）
印　　装：三河市双峰印刷装订有限公司
787mm×1092mm　1/16　印张16¾　字数411千字　2025年2月北京第2版第8次印刷

购书咨询：010-64518888　　　　　　　售后服务：010-64518899
网　　址：http://www.cip.com.cn
凡购买本书，如有缺损质量问题，本社销售中心负责调换。

定　价：48.00元　　　　　　　　　　　　　　　　　版权所有　违者必究

《食品营养与配餐》（第二版）编审人员

主　编　　蔡智军
副主编　　张广燕　　崔东波　　王立晖　　程贵兰
编写人员　（按姓名汉语拼音排列）
　　　　　　蔡智军　　辽宁农业职业技术学院
　　　　　　程贵兰　　辽宁农业职业技术学院
　　　　　　崔东波　　辽宁农业职业技术学院
　　　　　　黄成超　　沈阳市营养师协会
　　　　　　潘　日　　辽宁营口市营养学会
　　　　　　秦晓佩　　上海中侨职业技术大学
　　　　　　王立晖　　天津现代职业技术学院
　　　　　　张广燕　　辽宁农业职业技术学院
主　审　　郑虎哲　　江苏食品药品职业技术学院

前言

随着我国人民生活水平的提高和饮食的极大丰富,以及与营养有关的各种慢性疾病的流行,对具有营养与健康方面知识与技能的人才的需求日益增加。目前图书市场上的营养学方面的教材主要面向预防医学相关专业和食品科学相关专业,系统性和科学性强,对营养配餐和食物选择等实用性的内容介绍较少,难以满足应用型营养工作对人才的要求。依托国家示范性高职院校辽宁农业职业技术学院教改成果,组织高职院校的教师和行业专家共同编写了本书的第一版。本次在第一版的基础上进行了适当修订,以适应现代食品营养与配餐的新兴要求。

本教材根据高职学生认知规律、成长规律,融合岗位群职业能力需求,以满足学生专业能力学习、方法能力开发、社会能力提高为目的,以培养营养师为目标,以营养师工作流程为导向,引入《中国居民膳食营养素参考摄入量(2013)》《中国居民膳食指南(2022)》最新内容,以项目(任务)教学为载体,设计了4个学习情境,即营养评价、食物选择、食谱编制、营养教育。教材打破了传统营养师培训的"基础知识+技能"的模式,将营养学基础知识融入工作任务中,可激发学生的学习兴趣,也遵循从简单到复杂的学生认知规律,使学生从依赖老师讲授转变为独立完成任务,有利于提高学生的信息收集能力、自我学习能力、创新能力等。教材整体强调营养与健康,通过教学内容和教学案例践行党的二十大报告提出的开展健康中国行动和爱国卫生运动、倡导文明健康生活方式。

本教材适用于食品、烹饪、营养及餐饮类专业的学生,也可作为其他专业学生公共选修课教材及营养普及用书,还可供相关行业培训使用。

由于时间仓促,编者水平有限,不足之处在所难免,敬请各位读者提出宝贵意见和建议。

编者

目录

学习情境 1　营养评价　　1

子情境 1　中国居民膳食指南 …………………………………… 1
子情境 2　膳食调查 ……………………………………………… 6
　　任务 1　食物成分表的应用 ………………………………… 6
　　任务 2　家庭 3 日膳食调查（称重法）…………………… 9
　　任务 3　教师 3 日膳食摄入情况调查（询问法）………… 12
　　任务 4　学校食堂食物消耗量调查（记账法）…………… 19
　　任务 5　高血脂人群膳食摄入情况调查（食物频率法）… 22
　　任务 6　膳食调查结果的计算与评价 ……………………… 25
子情境 3　体质检测 ……………………………………………… 27
　　任务 1　成人体质检测 ……………………………………… 27
　　任务 2　儿童体质检测 ……………………………………… 32
　　任务 3　婴幼儿体质检测 …………………………………… 34
　　任务 4　体质-营养评价 …………………………………… 36
子情境 4　实验室指标的收集和判断 …………………………… 40
　　任务 1　头发样品的收集 …………………………………… 40
　　任务 2　尿液样品的收集和保存 …………………………… 42
　　任务 3　粪便的收集和保存 ………………………………… 45
　　任务 4　血液的收集和保存 ………………………………… 47
子情境 5　食物营养成分评价 …………………………………… 48
　　任务 1　食品能量密度和营养质量指数 …………………… 48
　　任务 2　食物蛋白质质量评价——氨基酸评分法 ………… 50
　　任务 3　食物碳水化合物评价——血糖生成指数 ………… 55
复习思考题 ………………………………………………………… 57

学习情境 2　食物选择　　58

子情境 1　普通人群的营养需要和食物选择 …………………… 58
子情境 2　婴幼儿的营养需要和食物选择 ……………………… 69
　　任务 1　婴儿食物选择 ……………………………………… 78

任务 2 幼儿食物选择	80
子情境 3　学龄前儿童的营养需要和食物选择	**81**
任务　学龄前儿童食物选择	84
子情境 4　学龄儿童与青少年的营养需要和食物选择	**85**
任务 1 学龄儿童食物选择	87
任务 2 青少年食物选择	88
子情境 5　孕妇、乳母的营养需要和食物选择	**88**
任务 1 孕妇食物选择	96
任务 2 乳母食物选择	97
子情境 6　老年人的营养需要和食物选择	**97**
任务　老年人食物选择	100
子情境 7　从事特殊职业人群食物选择	**100**
任务 1 运动员食物选择	100
任务 2 高温环境下人群食物选择	101
任务 3 低温环境下人群食物选择	102
复习思考题	**103**

学习情境 3　食谱编制　104

子情境 1　食谱编制原则	**104**
子情境 2　普通人群食谱编制	**106**
任务 1 教师的一餐食谱编制	108
任务 2 驾驶员一日食谱编制	109
任务 3 运动员一日食谱编制	112
子情境 3　学龄前儿童食谱编制	**115**
子情境 4　学龄儿童食谱编制	**122**
子情境 5　青少年食谱编制	**124**
子情境 6　大学生食谱编制	**129**
子情境 7　孕妇、乳母食谱编制	**131**
任务 1 孕妇食谱制定	131
任务 2 乳母食谱制定	135
子情境 8　疾病人群食谱编制	**138**
任务 1 糖尿病人群食谱编制	138
任务 2 痛风病人食谱编制	141
任务 3 高脂血症病人食谱编制	144
任务 4 高血压病人食谱编制	146
子情境 9　食堂一周食谱编制（交换份法）	**147**
复习思考题	**149**

学习情境 4　营养教育　　150

子情境 1　营养标签解读 …………………… **150**
　　任务 1　营养标签解读（以儿童牛奶为例）…………… 157
　　任务 2　液态奶营养标签的制作 …………… 160
　　任务 3　果汁说明书的制作 …………… 164

子情境 2　疾病人群饮食教育 …………………… **168**
　　任务 1　肥胖病人膳食营养教育 …………… 168
　　任务 2　高血压病人膳食营养教育 …………… 170
　　任务 3　糖尿病病人膳食营养教育 …………… 173
　　任务 4　痛风病人膳食营养教育 …………… 175
　　任务 5　肿瘤病人膳食营养教育 …………… 178

子情境 3　膳食与营养素缺乏病判断 …………………… **180**
　　任务 1　蛋白质-能量营养不良判断 …………… 181
　　任务 2　维生素缺乏症判断 …………… 183
　　任务 3　矿物质缺乏症判断 …………… 196

子情境 4　营养咨询与教育 …………………… **205**
　　任务 1　了解营养咨询与教育 …………… 205
　　任务 2　食品选购指导 …………… 212
　　任务 3　平衡膳食测评 …………… 215
　　任务 4　膳食纤维摄入量的评估 …………… 217
　　任务 5　健康生活方式的测评 …………… 219
　　任务 6　体力活动水平测评 …………… 224
　　任务 7　体重控制的营养教育 …………… 229
　　任务 8　科普文章的编写 …………… 231

复习思考题 ………………………… **238**

附录　　240

附录 1　中国居民能量、膳食营养素参考摄入量（DRIs 2013）…… **240**
附录 2　中国成人 BMI 与健康体重对应关系表 …………… **244**
附录 3　中国 7～18 岁儿童营养状况的 BMI 标准 …………… **245**
附录 4　常见身体活动强度和能量消耗表 …………… **245**
附录 5　膳食定性描述及食物定量定性描述 …………… **247**
附录 6　5～8 岁女孩、男孩的年龄体重、身高表 …………… **249**

参考文献　　257

学习情境 1

营养评价

> **学习目标**
>
> ◆ 知道中国居民膳食指南和平衡膳食宝塔的内容。
> ◆ 了解食物成分表的基本内容,掌握《中国食物成分表(标准版)》的使用方法,熟悉与营养成分相关的折算方法。
> ◆ 掌握可食部、废弃率及生熟比的计算方法。
> ◆ 会设计称重法、24h回顾法、记账法及食物频率法膳食调查表。
> ◆ 会用称重法、24h回顾法、记账法及食物频率法进行膳食调查并对膳食调查结果进行评价。
> ◆ 能够选择成人、儿童、婴幼儿体格指标的测量器械,掌握体格指标的测量方法及注意事项。
> ◆ 会对体格测量结果进行评价。
> ◆ 掌握头发、尿液、粪便、血液等样品的收集和保存方法。
> ◆ 掌握能量密度和营养质量指数的概念,能利用营养质量指数评价食品的营养价值,用于食品营养咨询和指导。

营养调查与评价是运用科学手段准确地了解某一人群或个体的膳食和营养水平,以此来判断其膳食结构是否合理以及营养状况是否良好。营养调查的目的是调研特定人群或个体的膳食摄入量、膳食组成、营养状态、体质与健康、生活消费以及经济水平,为改善人群营养和健康状况、进行营养检测、制定营养政策提供基础资料,也为食物的生产消费、营养缺乏病或营养过剩的防治提供科学依据。

子情境1 中国居民膳食指南

膳食指南(dietary guidelines,DG)是根据营养科学原则和人体营养需要,结合当地食物生产供应情况及人群生活实践,提出的食物选择和身体活动的指导意见。膳食指南是健康教育和公共政策的基础性文件,是国家实施健康中国行动和推动国民营养计划的一个重要组成部分。

《中国居民膳食指南(2022)》是在《中国居民膳食指南(2016)》的基础上,根据营养学原理,紧密结合我国居民膳食消费和营养状况的实际情况制定。其目标是指导生命全周期的各类人群，对健康人群和有疾病风险的人群提出健康膳食准则，包括鼓励科学选择食物，追求终身平衡膳食和合理运动，以保持良好健康生活状态，维持适宜体重，预防或减少膳食相关慢性病的发生，从而提高我国居民整体健康素质。

《中国居民膳食指南（2022）》由一般人群膳食指南、特定人群膳食指南、平衡膳食模式和膳食指南编写说明组成。一般人群膳食指南包含八条平衡膳食准则。特定人群膳食指南是根据不同年龄阶段人群的生理特点及其膳食营养素需要而制定的，包括孕妇乳母膳食指南、婴幼儿喂养指南、儿童膳食指南、老年人膳食指南和素食人群膳食指南，其中特定人群的膳食指南是在一般人群膳食指南的基础上形成建议和指导。

与《中国居民膳食指南（2016）》相比，新版指南增加了"高龄老年人"指导准则，突出了食物量化概念和营养的结合，更加强调了膳食模式、食物份量、分餐、不浪费等启迪新饮食方式变革的倡导。

一、一般人群膳食指南

一般人群膳食指南是以食物为基础的膳食指南（food based dietary guidelines, FBDGs），适用于2岁以上的健康人群，提供有关食物、食物类别和平衡膳食模式的建议，健康/合理的膳食指导，以促进全民健康和慢性疾病预防。

一般人群膳食指南共有8条指导准则，分别为：食物多样，合理搭配；吃动平衡，健康体重；多吃蔬果、奶类、全谷、大豆；适量吃鱼、禽、蛋、瘦肉；少盐少油，控糖限酒；规律进餐，足量饮水；会烹会选，会看标签；公筷分餐，杜绝浪费。

准则一：食物多样，合理搭配

平衡膳食模式是最大程度上保障人类营养需要和健康的基础，食物多样是平衡膳食模式的基本原则。多样的食物应包括谷薯类、蔬菜水果类、畜禽鱼蛋奶类、大豆坚果类等。建议平均每天摄入12种以上食物，每周25种以上。谷类为主是平衡膳食模式的重要特征，建议平均每天摄入谷类食物200～300g，其中全谷物和杂豆类50～150g；薯类50～100g。合理搭配是平衡膳食的保障，平衡膳食模式中碳水化合物供能占膳食总能量的50%～65%，蛋白质占10%～15%，脂肪占20%～30%。

准则二：吃动平衡，健康体重

体重是评价人体营养和健康状况的重要指标，运动和膳食平衡是保持健康体重的关键。各个年龄段人群都应该坚持每天运动、维持能量平衡、保持健康体重。体重过低和过高均易增加疾病的发生风险。推荐每周应至少进行5d中等强度身体活动，累计150min以上；坚持日常身体活动，主动身体活动最好每天6000步；注意减少久坐时间，每小时起来动一动，动则有益。

准则三：多吃蔬果、奶类、全谷、大豆

蔬菜、水果、奶类和大豆及其制品是平衡膳食的重要组成部分，坚果是膳食的有益补充。蔬菜和水果是维生素、矿物质、膳食纤维和植物化学物的重要来源，奶类和大豆类富含钙、优质蛋白质和B族维生素，对降低慢性病的发病风险具有重要作用。推荐餐餐有蔬菜，每天摄入不少于300g蔬菜，深色蔬菜应占1/2。推荐天天吃水果，每天摄入200～350g新鲜水果，果汁不能代替鲜果。吃各种各样的奶制品，摄入量相当于每天300mL以上液态奶。经常吃全谷物、豆制品，适量吃坚果。

准则四：适量吃鱼、禽、蛋、瘦肉

鱼、禽、蛋和瘦肉可提供人体所需的优质蛋白质、维生素A、B族维生素等，有些也含有较高的脂肪和胆固醇。目前我国畜肉消费量高，过多摄入对健康不利，应当适量食用。动物性食物优选鱼和禽类，鱼和禽类脂肪含量相对较低，鱼类含有较多的不饱和脂肪酸。蛋类各种营养成分齐全，瘦肉脂肪含量较低。过多食用烟熏和腌制肉类可增加部分肿瘤的发生风险，应当少吃。

推荐成年人平均每天摄入动物性食物总量120～200g，相当于每周摄入鱼类2次或300～500g，畜禽肉300～500g，蛋类300～350g。

准则五：少盐少油，控糖限酒

我国多数居民食盐、烹调油和脂肪摄入过多，是目前肥胖、心脑血管疾病等慢性病发病率居高不下的重要因素，因此应当培养清淡饮食习惯。推荐成年人每天摄入食盐不超过5g、烹调油25～30g，避免过多动物性油脂和饱和脂肪酸的摄入。

过多摄入添加糖可增加龋齿和超重的发生风险，建议不喝或少喝含糖饮料，推荐每天摄入糖不超过50g，最好控制在25g以下。儿童青少年、孕妇、乳母不应饮酒，成年人如饮酒，一天饮酒的酒精量不超过15g。

准则六：规律进餐，足量饮水

规律进餐是实现合理膳食的前提，应合理安排一日三餐，定时定量、饮食有度，不暴饮暴食。早餐提供的能量应占全天总能量的25%～30%，午餐占30%～40%，晚餐占30%～35%。水是构成人体成分的重要物质并发挥着多种生理作用。水摄入和排出的平衡可以维持机体适宜水合状态和健康。建议低身体活动水平的成年人每天饮7～8杯水，相当于男性每天饮水1700mL，女性每天饮水1500mL。每天主动、足量饮水，推荐喝白水或茶水，不喝或少喝含糖饮料。

准则七：会烹会选，会看标签

食物是人类获取营养、赖以生存和发展的物质基础，在生命的每一个阶段都应该规划好膳食。了解各类食物营养特点，挑选新鲜的、营养素密度高的食物，学会通过食品营养标签的比较，选择购买较健康的包装食品。烹饪是合理膳食的重要组成部分，学习烹饪和掌握新工具，传承当地美味佳肴，做好一日三餐，家家实践平衡膳食，享受营养与美味。如在外就餐或选择外卖食品，按需购买，注意适宜份量和荤素搭配，并主动提出健康诉求。

准则八：公筷分餐，杜绝浪费

日常饮食卫生应首先注意选择当地的、新鲜卫生的食物，不食用野生动物。食物制备生熟分开，储存得当。多人同桌，应使用公筷公勺、采用分餐或份餐等卫生措施。勤俭节约是中华民族的文化传统，人人都应尊重和珍惜食物，在家在外按需备餐，不铺张不浪费。从每个家庭做起，传承健康生活方式，树立饮食文明新风。社会餐饮应多措并举，倡导文明用餐方式，促进公众健康和食物系统可持续发展。

二、特定人群膳食指南

特定人群包括孕期妇女、哺乳期妇女、婴幼儿、儿童、老年人及素食人群。除一般人群膳食指南外，考虑到这些人群生理和营养需要的特殊性，特制定孕期妇女、哺乳期妇女、6月龄内婴儿、7～24月龄婴幼儿、学龄前儿童、学龄儿童、一般老年人、高龄老年人及素食人群共9个特定人群膳食指南。

1. 孕妇、乳母膳食指南

（1）备孕、孕期妇女膳食指南核心推荐

① 调整孕前体重至正常范围，保证孕期体重适宜增长。

② 常吃含铁丰富的食物，选用碘盐，合理补充叶酸和维生素 D。
③ 孕吐严重者，可少量多餐，保证摄入含必需量碳水化合物的食物。
④ 孕中晚期适量增加奶、鱼、禽、蛋、瘦肉的摄入。
⑤ 经常户外活动，禁烟酒，保持健康生活方式。
⑥ 愉快孕育新生命，积极准备母乳喂养。

(2) 哺乳期妇女膳食指南核心推荐
① 产褥期食物多样不过量，坚持整个哺乳期营养均衡。
② 适量增加富含优质蛋白质及维生素 A 的动物性食物和海产品，选用碘盐，合理补充维生素 D。
③ 家庭支持，愉悦心情，充足睡眠，坚持母乳喂养。
④ 增加身体活动，促进产后恢复健康体重。
⑤ 多喝汤和水，限制浓茶和咖啡，忌烟酒。

2. 婴幼儿喂养指南

(1) 0～6 月龄内婴儿母乳喂养指南
① 母乳是婴儿最理想的食物，坚持 6 月龄内纯母乳喂养。
② 产后 1h 内开奶，重视尽早吸吮。
③ 回应式喂养，建立良好的生活规律。
④ 适当补充维生素 D，母乳喂养无需补钙。
⑤ 一旦有任何动摇母乳喂养的想法和举动，都必须咨询医生或其他专业人员，并由他们帮助做出决定。
⑥ 定期监测婴儿体格指标，保持健康生长。

(2) 7～24 月龄婴幼儿喂养指南
① 继续母乳喂养，满 6 月龄起必须添加辅食，从富含铁的泥糊状食物开始。
② 及时引入多样化食物，重视动物性食物的添加。
③ 尽量少加糖盐，油脂适当，保持食物原味。
④ 提倡回应式喂养，鼓励但不强迫进食。
⑤ 注重饮食卫生和进食安全。
⑥ 定期监测体格指标，追求健康生长。

3. 儿童膳食指南

(1) 学龄前儿童膳食指南核心推荐　适用于满 2 周岁至满 6 周岁前（2～5 岁）儿童。
① 食物多样，规律就餐，自主进食，培养健康饮食行为。
② 每天饮奶，足量饮水，合理选择零食。
③ 合理烹调，少调料少油炸。
④ 参与食物选择与制作，增进对食物的认知和喜爱。
⑤ 经常户外活动，定期体格测量，保障健康成长。

(2) 学龄儿童膳食指南核心推荐
① 主动参与食物选择和制作，提高营养素养。
② 吃好早餐，合理选择零食，培养健康饮食行为。
③ 天天喝奶，足量饮水，不喝含糖饮料，禁止饮酒。
④ 多户外活动，少视屏时间，每天 60min 以上的中高强度身体活动。
⑤ 定期监测体格发育，保持体重适宜增长。

4. 老年人膳食指南

适用于年龄在 65 岁及以上的老年人，分为 65～79 岁的一般老年人和 80 岁及以上的高龄老年人两部分。

（1）一般老年人膳食指南核心推荐

① 食物品种丰富，动物性食物充足，常吃大豆制品。

② 鼓励共同进餐，保持良好食欲，享受食物美味。

③ 积极户外活动，延缓肌肉衰减，保持适宜体重。

④ 定期健康体检，测评营养状况，预防营养缺乏。

（2）高龄老年人膳食指南核心推荐

① 食物多样，鼓励多种方式进食。

② 选择质地细软，能量和营养素密度高的食物。

③ 多吃鱼禽肉蛋奶和豆，适量蔬菜配水果。

④ 关注体重丢失，定期营养筛查评估，预防营养不良。

⑤ 适时合理补充营养，提高生活质量。

⑥ 坚持健身与益智活动，促进身心健康。

5. 素食人群膳食指南核心推荐

① 食物多样，谷类为主；适量增加全谷物。

② 增加大豆及其制品的摄入，选用发酵豆制品。

③ 常吃坚果、海藻和菌菇。

④ 蔬菜、水果应充足。

⑤ 合理选择烹调油。

⑥ 定期监测营养状况。

三、中国居民平衡膳食宝塔

如图 1-1 所示。

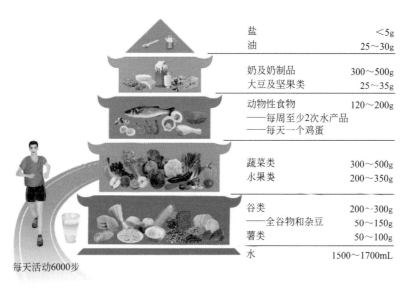

图 1-1　中国居民平衡膳食宝塔（2022）

四、中国居民平衡膳食餐盘

如图 1-2 所示。

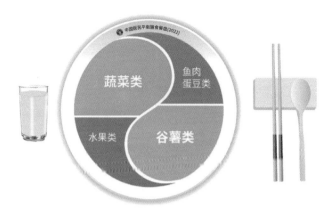

图 1-2　中国居民平衡膳食餐盘（2022）

子情境 2　膳食调查

　　膳食调查是营养状况评估的第一步，只有了解了膳食状况，才能对被评估者给出合适的营养状况判断。膳食调查的目的是了解不同地区、不同生活条件下某人群或某个体的饮食习惯以及膳食存在的主要问题，在一定时间内调查群体或个体通过膳食所摄取的能量和营养素的数量以及质量，根据食物成分表计算出每人每日各种营养素的平均摄入量，借此来判定正常营养需要得到满足的程度。

膳食调查

　　膳食调查的方法有称重法、询问法（24h 回顾法和膳食史回顾法）、记账法、食物频率法及化学分析法，营养工作者必须选择一个能正确反映个体或人群当时食物摄入量的适宜方法，这些方法可单独进行，也可联合进行。可根据调查研究的目的、研究人群、对结果的精确性要求、经费以及研究时间的长短来确定适当的调查方法。无论采用哪种膳食调查方法，都是对食物摄入量的一个估计。准确地认识食品和估计食物的质量是提高膳食调查准确度的重要方面，而合适和正确的方法无疑更是对结果正确性的保障。

任务 1　食物成分表的应用

　　食物成分表，就是记录食物成分数据的表格。营养工作者常用的工具书有《中国食物成分表 2004》《中国食物成分表 2009》《中国食物成分表（标准版）》。《中国食物成分表（标准版）》，以植物性食物为主，共收集了各种食物的营养成分数据 3300 余条。本单元主要介绍《中国食物成分表（标准版）》的主要内容和使用范围，以及如何利用食物成分表进行相关数据的查询。

一、《中国食物成分表（标准版）》的基本内容

　　我国常用的国家食物成分表出版物共有以下几种：一种是标准版本，如《中国食物成分表

2002》《中国食物成分表 2004》《中国食物成分表 2009》《中国食物成分表（标准版）》，它是一种数据的记载形式，是专门给研究人员或政府人员应用的标准版本；另一种是加工后的应用版本，如《食物营养成分速查》，它是经过编辑、挑选和计算机处理的文字表达形式，查找和应用更加方便；另外，还有一种百姓普及知识的简要本。

以《中国食物成分表（标准版）》为例，其内容分为使用说明、食物成分表和附录 3 个部分。食物成分表又分为食物一般营养成分表、食物氨基酸含量表和脂肪酸含量表。书中所列食物以植物性为主，共包括 1100 余条食物。一般性营养成分数据包括能量、水分、灰分、膳食纤维和宏量营养素 10 种。

书中食物的分类、编码、食物成分的表达等方面均参照国际统一的方式，结合食物分类的规则和方法对食物进行编码。编码采取 6 位数字，前 2 位数字是食物的类别编码，第 3 位数字是食物的亚类编码，最后 3 位数字是食物在亚类中的排列序号。

关于食物亚类编码的规定：在一个食物类中，其亚类的编码范围为 1~9。如果一个食物类中有名称为"其他"的亚类，规定其编码为"9"；若一食物类中不分任何亚类，其食物亚类编码为"0"。

例如，编码为"06-1-101"的食物（苹果），即：

$$\underbrace{06}_{\text{第06类食物}}\quad\underbrace{1}_{\text{第1亚类}}\quad\underbrace{101}_{\text{第101条食物}}$$

一条食物成分数据的编码在食物成分表中具有唯一性。在食物一般营养成分表、氨基酸含量表和脂肪酸含量表中，相同的食物采用同一编码。

食物成分采用中文名称、英文名称或缩写两种方式来表示，各种食物成分数据均为每 100 g 可食用部分食物中的成分含量（各种单体脂肪酸除外）。在进行食用和查询之前，必须明确《中国食物成分表（标准版）》中的符号、计量单位的意义与说明。

二、食物的分类

《中国食物成分表（标准版）》所列的食物采用了"食物类和亚类"的双级分类法。它参照 INFOODS（International Network of Food Data System，国际食品数据系统网络）的分类原则，结合我国营养学界以往的食物分类方法和食品行业的分类标准，将所有食物分为 21 个食物类；对于一个食物类中的食物，根据其某一属性的不同又分成不同的亚类，并将那些难以分配到某一具体亚类的食物一律归入相应食物类中的名为"其他"的亚类中。明确食物归类是很重要的，为查找方便，表 1-1 给出了各类食物分类和食物条数。

表 1-1 食物分类一览表

食物类编码	食物类名称	食物条数	亚类编码	亚类名称	食物条数
01	谷类及制品	112	1	小麦	37
			2	稻米	41
			3	玉米	10
			4	大麦	4
			5	小米、黄米	6
			6	其他	14
02	薯类淀粉及制品	26	1	薯类	11
			2	淀粉类	15

续表

食物类编码	食物类名称	食物条数	亚类编码	亚类名称	食物条数
03	干豆类及制品	81	1	大豆	48
			2	绿豆	3
			3	赤豆	4
			4	芸豆	6
			5	蚕豆	8
			6	其他	12
04	蔬菜类及制品	313	1	根菜类	21
			2	鲜豆类	27
			3	茄果、瓜菜类	47
			4	葱蒜类	20
			5	嫩茎、叶、花菜类	92
			6	水生蔬菜类	10
			7	薯芋类	12
			8	野生蔬菜类	84
05	菌藻类	66	1	菌类	55
			2	藻类	11
06	水果类及制品	182	1	仁果类	57
			2	核果类	37
			3	浆果类	27
			4	柑橘类	15
			5	热带、亚热带水果	32
			6	瓜果类	14
07	坚果、种子类	64	1	树坚果	38
			2	种子	26
08	植物油	18			

注：摘自《中国食物成分表（标准版）》。

三、数据表达

能量和营养成分的定义与科学发展和分析方法有关，详细可查食物成分表的使用说明。现以维生素 A、维生素 E 为例，说明营养素的表达方式和单位转换。

1. 维生素 A 的表达方式和单位转换

食物中的维生素 A 有多种化学式，每种有不同的生物活性。在植物性食物中只有胡萝卜素，没有视黄醇；而绝大多数动物体内仅有视黄醇，没有胡萝卜素。因此，在制定食品成分表以及在工作中常常需要把胡萝卜素转化为维生素 A，维生素 A 的生物活性通常用视黄醇活性当量（retinol activity equivalent，RAE）来表示。计算总的维生素 A 的生物活性推荐使用下述公式：

$$\text{维生素 A 活性当量 (RAE, μg)} = \text{视黄醇 (μg)} + \beta\text{-胡萝卜素 (μg)} \div 12 + \text{其他类型的胡萝卜素 (μg)} \div 24$$

这里的意思是 β-胡萝卜素生物活性是维生素 A 的 1/12，其他类型的胡萝卜素生物活性是维生素 A 的 1/24。即为：

$$1\mu g \text{ 维生素 A 活性当量 (RAE)} = 1\mu g \text{ 全反式视黄醇的生物活性} = 12\mu g\ \beta\text{-胡萝卜素的生物活性} = 24\mu g \text{ 其他类型胡萝卜素的生物活性}$$

2. 维生素 E 的表达方式和单位转换

同维生素 A 一样，维生素 E 在食物中有多种存在形式，如 α-生育酚、β-生育酚、γ-生育酚、δ-生育酚和α-三烯生育酚等。其中，α-生育酚的生物活性最高。膳食中的天然维生素E即为α-生育酚，其活性以α-生育酚当量（α-tocopherol equivalent，α-TE）表示。1mg α-TE相当于1 mg的α-生育酚的活性。由于不同形式的维生素E的利用率不同，因此，估计膳食中天然维生素E的总α-生育酚当量使用下述公式：

$$总 \alpha\text{-TE} 当量(mg) = 1.0 \times \alpha\text{-生育酚}(mg) + 0.5 \times \beta\text{-生育酚}(mg) + 0.1 \times \gamma\text{-生育酚}(mg) + 0.02 \times \delta\text{-生育酚}(mg) + 0.3 \times \alpha\text{-三烯生育酚}(mg)$$

维生素E的生理活性还可以表达为国际单位（IU），与α-生育酚的当量间的转换关系为：

$$1\ \alpha\text{-TE(mg)} = 1.49\ \text{IU 维生素 E}$$

四、注意事项

① 认真按《中国食物成分表（标准版）》食物编码和分类，查询食物的成分。

② 有的食物有科学名称和地方俗名之分，要做到认真区分和查询，避免混淆。

③ 设计表格时，可以根据需要来查询全部或几种营养成分，相应地设计所需表格。熟悉查询工作后，可不用表格。

④ 由于《中国食物成分表（标准版）》是以食物原料为基础的，因而在称重记录时，许多被调查的食物要利用生熟比值换算成原料量，来计算各种营养素摄入量。这就要求调查者能够准确掌握各种食物的生熟比值，并且了解被调查地区的食物供应情况，以便准确记录食物的重量。

⑤ 食物成分表中数据的获得主要是采集有代表性的食物或食品，所检测的食物样品不一定是居民所消费的同种食品。因此，表中的数据与消费食物的营养素含量之间可能有一定的差距。通过食物成分表中的数据计算出来的膳食营养素含量只能当作一个较为准确的估计值。

任务2　家庭3日膳食调查（称重法）

为评定某家庭成员能量和各种营养素能否达到供给量标准，必须准确了解该家庭3日的食物摄入情况。称重法是一种常用的膳食调查方法，是将被调查者每日每餐各种食物的消耗量都逐项称重记录，统计每餐的就餐人数，一日各餐的结果之和即为每人每日总摄入量，再按《中国食物成分表》中每100g食物可食部所含各种营养素折算加在一起即为每人每日营养素摄入量。

称重法可以了解调查对象每人每日对各种主副食的摄入量，通过食物成分计算摄取的能量以及各种营养素的种类和数量，借此来评定能量和各种营养素是否能达到供给量标准的要求，以及是否能满足人体正常营养需要。称重法能测定食物份额的大小或质量，比其他方法准确、细致，更能准确反映被调查对象的食物摄取情况。

一、称重法调查步骤

（1）准确记录每餐各种食物及调味品的名称

（2）准确称量

① 从市场采购的样品为市品。

② 食品去掉不可食部分之后的剩余物为可食部（EP）；食物的可食部和食物的废弃率是一个相对的概念，可食部的数值表示每100g食物中可以食用部分占该食物的比例。食品烹调后的质量为熟重。常见食物的重量及大小见图1-3。

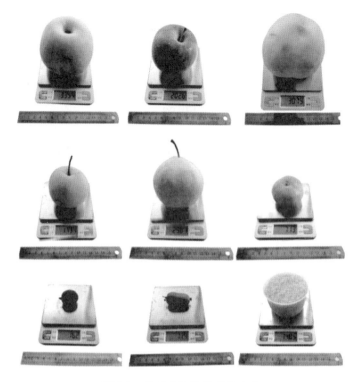

图 1-3 常见食物的重量及大小

$$可食部（EP）= \frac{食物质量（W）-废弃部分质量（W_1）}{食物质量（W）}$$

吃剩饭菜的质量为剩余量；对其生重、熟重和剩余量都要称量准确。

（3）计算生熟比和每日实际消耗的食物量

生熟比＝生食物质量/熟食物质量

根据生熟质量比值可以算出生食进食量，即原料质量，原料质量＝食物的熟重×生熟比。

（4）记录每餐的就餐人数

（5）计算每人每日的生食物消耗量

（6）按《中国食物成分表》计算平均每人每日的营养素摄入量

二、称重记录表的设计

称重法是运用日常的各种测量工具对食物进行称重，从而了解调查对象对当前食物消耗情况的一种膳食调查方法。称重法得到的数据都记录在称重记录表中，通过称重记录表计算食物和营养素的摄入量。称重记录表的设计是开展称重法膳食调查的重要部分，一份好的称重记录表能够引导调查顺利进行，方便调查数据的录入和分析。设计记录表是做好膳食调查的基础。

1. 称重记录表的设计原则

（1）餐次分开　通过称重记录表能够准确得出每种食物，包括调味品和三餐以外的零食的摄入量。

（2）项目完整、清晰　记录的食物可以及时编码，与食物成分表的营养素成分相对应，从而能够计算出营养素摄入量。

(3) 足够的记录空间　设计的表格应便于调查时使用，并利于计算机录入和计算。

2. 称重记录表的设计方法

(1) 确定要记录的是"谁"的信息　是针对个体还是群组。如果是收集群组的信息，通常还要计算人均食物消耗量。因此，除了要记录食物量，还要记录实际消耗这些食物的人数，以及这些人的年龄、性别、体力活动水平等可能影响食物摄入量的基本情况。

(2) 确定要得到的是"什么"信息　是关于食物的还是营养素的。对于食物，有哪些对研究比较重要但又相对容易忽略的，如调味品，可以在表格后面加上提示，强调要称量这些食物的量。根据研究目的考虑需要记录的详细程度，是否需要记录食物的商品名称、制作方法和食谱等。如果要计算营养素，还需要填各种食物对应的食物编码。

(3) 确定膳食记录的天数　实际调查时，进行膳食记录的天数要根据研究目的，以及研究所关注的营养素摄入在个体与个体间的变异来决定。实际上，很少有调查能超过3~4天，随着时间的延长，应答者会因疲倦而放弃。

(4) 确定要称重的是在哪里消耗的食物　是在家里还是在食堂。

(5) 确定使用非开放式记录表还是开放式记录表　非开放式记录表对所有通常食用的食物以特定份额大小单位分组，成为一系列事先进行编码的食物表。这种表考虑到快速编码，但是可能并不充分，因为它要求被调查者按照已定义的单位来描述吃过的食物，而被调查者对这种已定义的单位并不熟悉。开放式记录表的使用更为频繁，它可以提供一些食用频率不是很高的食物信息。

3. 称重记录表的设计程序

(1) 设计表头　表头要尽可能简单明确。以设计某家庭3日称重记录表为例，名为家庭3日食物消耗量即可。

(2) 设计家庭编号和家庭地址　这是找到调查对象的标识，是调查和分析必需的ID号。通常把这些信息放到表格的起始位置。

(3) 设计食物编码和食物名称　由于一次调查要称量的食物有多种，因此食物名称项要留出足够多的空格供调查者填写。食物编码的填写项与食物名称应相对应，以便于查找编码和进行录入。

(4) 设计要记录的食物的数量　包括第一天的结存数量、3日的购进量或自产量和废弃量，以及最后一日的剩余总量。在每个量后面要加上单位，通常以克（g）为单位。

(5) 设计通过计算得到的3日实际消耗量　最好与前面通过称重得到的量在同一行或同一列，以便于计算和数据录入。

(6) 给设计的每个变量加上编码　加上编码，以便计算机录入和分析时使用。编码通常由字母和数字组成。

(7) 检查设计的表格　确定表格简单易懂，不漏项、缺项，并且易于填写和录入。

(8) 注意事项

① 称重记录表可有多种形式，根据调查目的的不同而不同。以上学习的仅是家庭或集体用购进和剩余量记录消耗的一种形式。

② 由于我国的食物成分表是以食物原料为基础的，因而在称重记录时，调查中多数食物要利用生熟质量比值换算成原料量，以便计算各种营养素摄入量。这就要求调查者能够准确掌握各种食物的生熟质量比值，并且了解被调查地区的食物供应情况，以帮助准确记录食物的质量。

设计表格如表1-2、表1-3所示。

表 1-2 称重记录表（家庭 3 日食物消耗量）

食物编码	食物名称	结存量	第一日		第二日		第三日		3 日合计		剩余总量	实际消耗量
			购进量或自产量	废弃量	购进量或自产量	废弃量	购进量或自产量	废弃量	3 日购进量或自产量	3 日废弃总量		

注：此表中包括油和调味品（如盐、糖、酱油等）的消耗量，并且请先记录油和调味品的消耗量。

表 1-3 称重法食物摄入量记录表

餐别	食物名称	原料名称	生重/g	熟重/g	生熟比	熟食剩余量/g	实际摄入量		就餐人数/人
							熟重/g	生重/g	
早餐	米饭	粳米	114.0	309.0	0.369	57.0	252.0	93.0	1
	肉炒豆芽	绿豆芽	150.25	160.0	1.125	20.0	140.0	131.25	
		猪肉	30.25					26.25	
午餐									
晚餐									

4. 称重记录表的使用方法

（1）每次称重时要记录在称重记录表上 如家庭称重记录表，将每种食物的结存量、购进量、废弃量和剩余量清楚、准确地填在表格相应的位置。

（2）根据记录的食物量计算实际消耗量 公式如下：

实际消耗量＝结存量＋购进量－废弃量－剩余量

（3）称重结束后，对照食物成分表完成各种食物的食物编码 根据食物成分表中各种食物的营养素含量计算营养素摄入量。

5. 相关概念

实际消耗量：指某种食物在 3 日调查中实际消耗的量。

结存量：调查开始时家里现存的某种食物的量。

购进总量或自产量：每日购进某种食物的量或自产食物的量。

剩余量：该家庭中剩余某种食物的量。

任务 3 教师 3 日膳食摄入情况调查（询问法）

询问法是比较常用的膳食调查方法，用询问法调查某教师 3 日的膳食摄入情况，是根据询问该教师所提供的膳食情况，对其食物摄入量进行计算和评价的一种方法。询问法包括

24h回顾法和膳食史回顾法，两种方法也可以结合使用。

一、24h回顾法

24h回顾法是通过访谈的形式收集膳食信息的一种回顾性膳食调查方法，通过询问被调查对象过去24h实际的膳食情况，可对其食物摄入量进行计算和评价，是获得个人膳食摄入量资料最常用的一种调查方法。无论是大型的全国膳食调查，还是小型的研究课题，都可以采用这种方法来评估个体的膳食摄入情况。近年来，我国全国性的入户调查中个体食物摄入状况的调查均采用此方法，即采用24h法对所有家庭成员进行连续3天个人食物摄入量调查，记录消耗的所有食物，借此分析被调查对象的膳食摄入量及其与营养状况的关系。

1. 24h回顾法的原理

24h回顾法是通过询问的方法，使被调查对象回顾和描述在调查时刻以前24h内摄入的所有食物的数量和种类，借助食物模型、家用量具或食物图谱对其食物摄入进行计算和评价。

2. 24h回顾法的特点

24h回顾法是通过询问被调查对象过去24h实际的膳食情况，对其食物摄入量进行计算和评价的一种方法。24h回顾法的主要优点是所用时间短、应答者不需要较高文化，能得到个体的膳食营养素摄入状况，便于与其他相关因素进行分析比较，这种膳食调查结果对于人群营养状况的原因分析也是非常有价值的；缺点是应答者的回顾依赖于短期记忆，对调查者要严格培训，不然调查者之间的差别很难标准化。

3. 24h回顾法的技术要点

24h回顾法可用于家庭中个体的食物消耗状况调查，也适用于描述不同人群个体的食物摄入情况，包括一些散居的特殊人群调查。在实际工作中一般选用3天连续调查方法（每天入户调查24h进餐情况，连续进行3天）。具体询问获得信息的方式也有很多种，包括面对面询问，使用开放式表格或事先编码好的调查表通过电话、录音机等进行询问。其中最典型的方法是使用开放式调查表进行面对面的询问。

由于24h回顾法的信息是通过调查员引导性提问获得的，因此调查员一定要经过认真培训，要掌握某些引导方法以帮助应答者回忆起一天内消耗的所有食物。在询问过程中，要求调查员不但要有熟练的专业技巧，还要有诚恳的态度，才能获得准确的食物消耗资料。食物量通常参照家用量具、食物模型或食物图谱进行估计。有时在回顾后可用一个食物清单进行核对，因为一些食物或零食很容易被遗忘。

24h回顾法一般要求在15~40 min完成，以面对面进行调查的应答率较高；对于所摄入的食物可进行量化估计；一年中可以进行多次回顾，以提供个体日常食物的消耗情况，便于结合个体健康状况、职业、教育水平来进行比较。对于回忆不清楚的老人和儿童，可以询问其看护人。在调查中，家庭主妇和其他家庭成员可以帮助提供每个人摄入的食物种类和实际食物消耗量的数据。24h回顾法常用来评价全人群的膳食摄入量，也适合描述不同组个体的膳食平均摄入量。

设计相应合理的调查表是关系到膳食调查质量的关键因素。

4. 设计24 h回顾法的调查表

调查表的设计首先要明确调查对象、时间、地区等基本信息。调查表主要包括以下六方面内容。

（1）食物名称　食物名称是指调查对象在过去的24h内进食的所有食物的名称，可以是主食，如米饭、馒头、面条、大米粥等；可以是菜名，如宫保鸡丁、冬笋炒肉等；也可以是水果、小吃等的名称。食物标准份示意图如图1-4～图1-6所示。

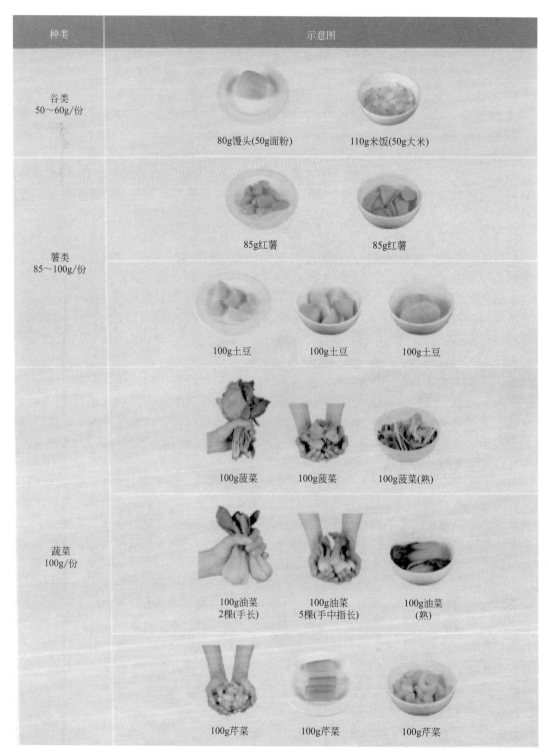

图1-4　食物标准份示意图1［摘自中国居民膳食指南（2022）］

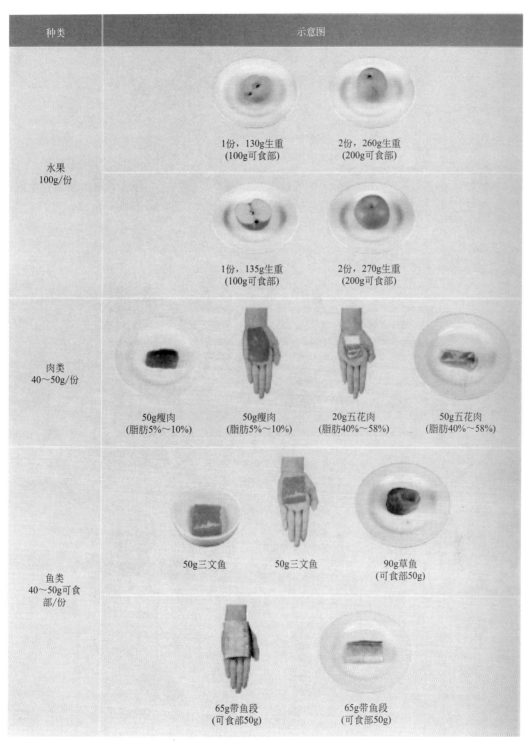

图1-5 食物标准份示意图2［摘自中国居民膳食指南（2022）］

（2）原料名称 原料名称是指前述"食物名称"中所列食物的各种原料名称，如馒头的

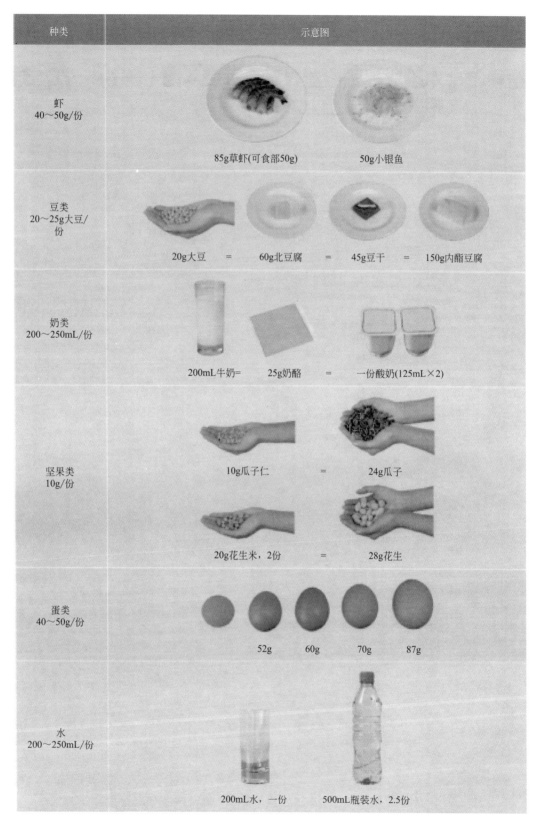

图 1-6　食物标准份示意图 3〔摘自中国居民膳食指南（2022）〕

图 1-4、图 1-5、图 1-6 均以成年女性的手为参照

原料是面粉、冬笋炒肉的原料是冬笋和猪肉。应当注意原料名称是计算各种营养素摄入量的依据，各种食物中所含的营养素可以通过食物成分表查得。

（3）原料编码　原料编码是指食物成分表中各种原料的编码。每种食物的原料应和唯一的编码一一对应。

（4）原料质量　原料质量是指各种原料的实际摄入量（g）。由被调查对象回忆过去24h内进食各种食物的原料质量。

（5）进餐时间　进餐时间通常分为早餐、午餐、晚餐以及上午小吃、下午小吃和晚上小吃。

（6）进餐地点　进餐地点是指进食每餐以及各种小吃的地点。如在家、单位、学校、饭馆、摊点等。

设计表格如表1-4所示。

表1-4　24h回顾调查表

序号：　　　　　　　　　　　　　　　　调查日期：

姓名：		性别：		住址：		电话：
餐次	食物名称	原料名称	原料编码	原料质量	进餐时间	进餐地点
早						
中						
晚						

注：进餐地点选择为①在家；②单位/学校；③饭馆/摊点；④亲戚/朋友家；⑤幼儿园。

5. 24h回顾法个人人日数换算

一个人24h为一个人日，习惯上每日只吃两餐，或者由于特殊情况，如重体力劳动、夜班生产等，每日少于或多于三餐者也为一个人日。个人人日数计算在家庭和集体就餐单位调查中很重要，24h回顾法在外就餐也要询问，并计算在餐次总数内。其公式为：

个人人日数＝早餐餐次总数×早餐餐次比＋午餐餐次总数×午餐餐次比＋晚餐餐次总数×晚餐餐次比

全家总人日数＝所有在家用餐个人的人日数之和

在做集体膳食调查时，例如在某托儿所调查，早餐有30名儿童进餐、午餐有40名、晚餐有29名。人日数计算如下。

（1）确定餐次比　餐次比的确定一般为早餐30%、午餐40%、晚餐30%左右为宜，也可按照儿童的三餐能量比各占1/3计算，儿童餐次比例不是一成不变的数值。

（2）计算群体总人日数　若以三餐各占总能量的1/3为例，则总人日数：$(30+40+29) \times \frac{1}{3} = 33$人日。若该托儿所三餐能量分配比例为早餐20%、午餐40%、晚餐40%，则总人日数计算为$30 \times 20\% + 40 \times 40\% + 29 \times 40\% = 33.6$人日。

6. 注意事项

① 调查员一般从询问调查对象前一天所吃或喝第一种食物开始，按时间向前推进。这种按时间顺序调查某一天食物摄入量的方法是人们通常采用的方法。但是，如果调查对象很

难回忆起前一天吃的是什么时，也可以从现在开始回忆，再往前回忆过去的 24h。

② 用于估计食物量的工具要能够代表调查对象居住社区中通常使用的测量用具。

③ 由于调查主要依靠应答者的记忆能力来回忆、描述他们的膳食，因此不适合年龄在 7 岁以下的儿童和年龄在 75 岁及以上的老人。

④ 传统的 24h 回顾法中包括调味品的摄入量统计。但由于对调味品的回顾误差较大，我国于 1992 年进行第三次全国营养调查时对 24h 回顾法进行了改进，调味品的资料采用了称重法获得的调味品的数据，即采用称重法修正的 24h 回顾法。由于在膳食调查中常采用多种调查方法相结合，故 24h 回顾法也多为修正的调查方法。

⑤ 3 天 24h 回顾法的调查时间原则上是从周一到周日随机抽选 3 天，但是在实际生活中，工作日和休息日的膳食常常有很大差异。因此，为了使调查结果能更好地反映被调查对象的一般膳食情况，3 天回顾法调查通常选择两个工作日和一个休息日进行。

⑥ 24h 回顾法多用于家庭中个体的食物消耗状况调查，对调查员的要求比较高，需要掌握一定的调查技巧，并加上诚恳的态度，才能获得准确的食物消耗资料。

连续进行 3 天的 24h 回顾调查是简便易行的，且可获得被调查者的饮食变化数据。而 1 天的 24h 回顾调查结果作为评价被调查者膳食营养状况的时候常变化较大。

二、膳食史回顾法

1. 膳食史回顾法的原理和特点

膳食史回顾法为 Bruke 所创立，他鉴于人体生长发育受到长期饮食习惯的影响，认为采用膳食史回顾法可获得调查对象通常的膳食模式和食物摄入的详细情况，得到的数据可以用来对个体食物与营养素摄入量特征进行描述，并按照摄入量进行分类，还可以用来评价不同群组人们的相对平均摄入量或组内摄入量的分布情况。它与 24h 回顾法的不同之处在于不只是询问昨天或前几天的食物消耗情况，而是询问过去一段时间一般的膳食模式，即长时期的膳食习惯。如果膳食有系统性的季节性变化，可以分季节进行调查询问。

膳食史回顾法已广泛用于营养流行病学调查研究，当食物消耗种类多、随季节变化大时，采用膳食史回顾法可以更加全面地了解居民膳食的摄入情况。对于许多慢性疾病（如心血管疾病、糖尿病、肿瘤及慢性营养不良等），研究过去的膳食状况比研究现在的更有意义。

膳食史回顾法的优点是可以进行具有代表性膳食模式的调查，并且样本量大，费用低，使用人力少，一般不影响被调查者的膳食习惯和进餐方式。与 24h 回顾法相比，膳食史回顾法是一种抽象的方法，进行这样的调查需要营养专家的指导。另外，该方法想要得到人们习惯性的膳食模式，所以对被调查者也提出了更高的要求。两种调查方法结合使用能较全面地反映出人群膳食调查的结果，并发挥询问调查法的优势。

24h 回顾法和膳食史回顾法都是开放式的调查，可以容纳被调查对象所提到的任何一种食物或食物组合，并对有关食物的种类、来源、加工方法、处理方法以及对食物的详细描述和食物量等反映食物特性的信息都没有限定。另外，这种调查方法表现食物和饮食习惯的范围非常广泛，因此特别适合于对不同文化群体的摄入量估计。当调查不同的个体时，也易于看到文化差异的影响。

2. 表格设计要求

膳食史回顾法由三部分组成：第一部分是询问历史，询问调查对象通常的每日膳食摄入模式，可以用一些家用量具、食物模型或食物图谱估计食物量；第二部分是反复核对，用一份包含各种食物的详细食物清单来反复核对，以确证、阐明其总的饮食模式；最后一部分是被调查者记录当前 3 天的食物摄入量，可以用 24 h 回顾法。

在设计膳食调查表方面，专家建议用一种数据库的方法，即利用以前从目标人群中收集到的资料来构造食物种类表、食物份额大小。

3. 注意事项

膳食史回顾法是调查被调查者在过去一段时间的习惯性膳食模式和摄入量，因此，对那些在饮食中每天有较大变异的个体是不适宜的。而且该方法对被调查者的要求较高，要求调查结果能反映出调查对象在较长一段时间内的饮食特点。

任务4　学校食堂食物消耗量调查（记账法）

学校属于集体单位，学校食堂一般建有伙食账目，对某学校食堂食物消耗量进行调查，简便的方法是使用记账法，也可使用称重记账法。

记账法是根据账目的记录得到调查对象的膳食情况从而来进行营养评价的一种膳食调查方法，它是最早、最常用的膳食调查方法，是其他膳食调查方法的发展基础，常和称重法一起应用。它是由调查对象或研究者称量记录一定时期内的食物消耗总量，研究者通过这些记录并根据同一时期进餐人数，就能计算出每人每天各种食物的平均摄入量。

在集体就餐的伙食单位（如幼儿园、学校和部队），如果不需要个人食物摄入量的数据，只要平均值，则可以不称量每人每天摄入的熟重，只称量总的熟食量，然后减去剩余量，再被进餐人数平均，即可得出平均每人每天的食物摄入量。

一、记账法

1. 记账法的原理和优缺点

记账法多用于建有伙食账目的集体食堂等单位，根据该单位每日购买食物的发票和账目、就餐人数的记录，得到在一定时期内的各种食物消耗总量和就餐者的人日数，从而计算出平均每人每日的食物消耗量，再按照食物成分表计算这些食物所供给的能量和营养素数量。

记账法的操作较简单，费用低，所需人力少，适用于大样本膳食调查，且易于为膳食管理人员掌握，使调查单位能定期地自行调查计算，并可作为改进膳食质量的参考。该法适合于家庭调查，也适合于幼儿园、中小学校或部队的调查。记账法可以调查较长时期的膳食，如1个月或更长时间。有些研究为了了解慢性病与饮食的关系，也可采用长达一年的膳食记录方法，时间长短根据研究项目的需求而定。与其他方法相比较，该方法不但可以调查长时期的膳食，而且适合于进行全年不同季节的调查；缺点是调查结果只能得到全家或集体中人均的膳食摄入量，难以分析个体膳食摄入情况。

2. 记账法调查的基本方法和要点

记账法的基础是膳食账目，所以要求被调查单位的伙食账目完善、数据可靠。对于没有食物消耗账目可查的单位，如用记账法进行调查时，可在调查开始前登记其所有储存的及新购进的食物种类和数量，记录调查期间购入的食物，在调查结束时再次称量全部剩余食物的质量，然后计算出调查期间消耗的食品总量，见表1-5。对进餐人数的统计要求按年龄、性别、工种和生理状态等分别进行准确登记，调查期间总人日数等于调查期间各天人日数总和。如果被调查单位用餐人员在年龄、劳动强度等方面参差不齐，则按照表1-6进行登记。

表 1-5　食物消耗量表

食物名称	大米	玉米	猪肉	虾	鱼类	白菜	萝卜	……
结存数量								
购入食物量 ××月××日 ××月××日								
剩余数量								
废弃数量								
实际总消耗量								
备注								

表 1-6　调查期间总人日数登记表

项　目	男 早 中 晚	女 早 中 晚	平均每日总人日数
成人 PAL 轻 中 重			
60 岁～ PAL 轻 中 重			

注：PAL 为身体活动水平，根据工作种类、站立或坐的时间比例分类，一般分 3 类，即：轻度，工作时有 75％ 时间坐或站立，25％ 时间站着活动，如办公室工作、修理电器钟表、售货员、酒店服务员、化学实验操作、讲课等；中度，有 40％ 时间坐或站立，60％ 时间从事特殊职业活动，如学生日常活动、机动车驾驶、电工安装、车床操作、金工切割等；重度，有 25％ 时间坐或站立，75％ 时间从事特殊职业活动，如非机械化农业、劳动、炼钢、舞蹈、体育运动、装卸、采矿等。

3. 注意事项

① 如果食物消耗量随季节变化较大，应在不同季节内开展多次短期调查，则结果比较可靠。

② 如果被调查单位人员的劳动强度、性别、年龄等组成不同，不能以人数的平均值作为每人每日营养素摄入水平，必须用混合系数的折算方法算出相应"标准人"的每人每日营养素摄入量，再做比较与评价。

③ 在调查过程中，要注意自制的食品也要分别登记原料、产品及其食用数量。

④ 记账法中注意要称量各种食物的可食部。如果调查的某种食物为市品重（毛重），计算食物营养成分应按市品重计算。根据需要也可以按食物成分表中各种食物可食部的百分比转换成可食部数量。

⑤ 在调查期间，不要疏忽各种小杂粮和零食的登记，如绿豆、蛋类、糖果等，否则调查期间若摄入这类食物，易被漏掉。

⑥ 记账法一般不能调查调味品包括油、盐、味精等的摄入量，通常可结合食物频率法来调查这些调味品的消耗种类和数量。

二、称重记账法

称重记账法是称重法和记账法相结合的一种膳食调查方法。这种膳食调查方法兼具称重法的准确和记账法的简便，是应用非常广泛的一种膳食调查方法。在我国开展的四次全国营养调查中，均采用了该种方法。由调查对象或研究者称量记录一定时期内的食物消耗总量，通常用于调查集体伙食单位或家庭中食物消耗。通过现场称重和询问可以搜集到一定时期的食物消耗量以及进餐人数登记情况，利用一些计算和分析方法可以获得平均食物摄入量以及营养素的摄入等信息。

1. 称重记账法的原理和优缺点

由调查对象或研究者称量记录一定时期内的食物消耗总量，研究者通过查阅这些记录，并根据同一时期进餐人数，计算每人每日各种食物的平均摄入量。

该法较称重法操作简单，所需费用低，人力少，适合于大样本调查。同时，记录较单纯记账法精确，能够得到较准确的结果。此法较少依赖记账人员的记忆，食物遗漏少。而且，伙食单位的工作人员经过短期培训即可掌握这种方法，能够定期自行调查。这种方法适合进行全年不同季节的调查。但是这种方法只能得到全家或集体中人均的摄入量，难以分析个体膳食摄入情况。

2. 称重记账法调查表的设计

由调查对象或研究者称量记录被调查家庭在一定时期内的食物消耗总量，研究者通过这些记录并根据同一时期进餐人数，计算出每人每日各种食物的平均摄入量。

(1) 食物消耗量的记录　开始调查前称量家庭结存的食物（包括库存、厨房、冰箱内所有的食物），然后详细记录每日购入的各种食物量和每日各种食物的废弃量，在调查周期结束后要称量剩余的食物量（包括库存、冰箱以及厨房内的食物）。然后将每种食物的最初结存或库存量，加上每日购入量，减去每种食物的废弃量和最后剩余量，即为调查阶段所摄入的该种食物质量。为了记录的准确性，调查中应对食物的名称及主要原料进行详细记录。如表 1-7 所示。

表 1-7　食物量登记表

食物编码							
食物种类	大米/g		标准面/g		猪肉/g		……
结存数量							
日期	购进量或自产量	废弃量	购进量或自产量	废弃量	购进量或自产量	废弃量	
14 日							
15 日							
16 日							
总量							
剩余总量							
实际消耗量							

(2) 进餐人数的登记　家庭调查时要记录每日每餐的进餐人数和进餐人的性别、年龄、劳动强度及生理状态，如孕妇、乳母等。记录表如表 1-8 所示。

表 1-8　每人每日用餐登记表

姓名												
年龄												
性别												
劳动强度												
生理状况												
时间	早	中	晚	早	中	晚	早	中	晚	早	中	晚
14 日												
15 日												
16 日												

续表

用餐人次总数				
餐次比				
折合人日数				
总人日数				

注：劳动强度为 1. 极轻体力劳动；2. 轻体力劳动；3. 中等体力劳动；4. 重体力劳动；5. 极重体力劳动；6. 其他。
生理状况为 0. 正常；1. 孕妇；2. 乳母。
用餐情况为 1. 在家用餐；0. 未在家用餐。填于"早、中、晚"下栏中。

3. 相关计算方法

（1）计算食物实际消耗量　根据记账法中统计 3 天内家庭的食物结存量、购进总量、废弃总量和剩余总量来计算。公式为：

家庭每种食物实际消耗量＝食物结存量＋购进食物总量－废弃食物总量－剩余总量

（2）计算每人每日各种食物的摄入量

家庭平均每人每日每种食物摄入量＝实际消耗量÷家庭总人日数

（3）计算每人每日各种营养素的摄入量　平均每人每日营养素摄入量是根据食物成分表中各种食物的能量及营养素的含量来计算的。公式有：

食物中某营养素含量＝食物量（g）×可食部分比例×每百克食物中营养素含量/100

家庭某种营养素的总摄入量＝家庭摄入所有食物中的营养素的量累加

平均每人每日某营养素摄入量＝家庭某种营养素摄入量/家庭总人日数

（4）标准人的概念及计算方法　由于调查对象的年龄、性别和劳动强度有很大的差别，所以无法用营养素的平均摄入量进行相互间的比较。因此，一般将各个人群都折合成标准人进行比较。折合的方法是以体重 60 kg 成年男子从事轻体力劳动者为标准人，以其能量供给量 9.41MJ（2250 kcal）作为 1，其他各类人员按其能量推荐量与 9.41MJ 之比得出各类人的折合系数。然后将一个群体各类人的折合系数乘以其人日数之和被其总人日数除即得出该人群折合标准人的系数（混合系数）。标准人日计算公式为：

标准人日＝标准人系数×人日数

总标准人日数为全家每个人标准人日之和。

$$混合系数 = \frac{总标准人日数}{总人日数}$$

人均食物或营养素摄入量除以混合系数即可得出该人群标准人的食物和营养素摄入量。计算出人群标准人的食物和营养素摄入量后，就能够在不同年龄、性别和劳动强度的人群之间进行比较。

$$标准人的平均每日某营养素摄入量 = \frac{平均每人每日某营养素摄入量}{混合系数}$$

任务 5　高血脂人群膳食摄入情况调查（食物频率法）

高血脂是脂肪代谢或运转异常使血浆中一种或多种脂质高于正常。该病对身体的损害是隐匿、逐渐进行性和全身性的。它的直接损害是加速全身动脉粥样硬化，因为全身的重要器官都要依靠动脉供血、供氧，一旦动脉被粥样斑块堵塞，就会导致严重后果。高血脂与个人的长期饮食习惯密切相关，通过询问该人群在一段时间内的某些食物（如猪肉、蔬菜）的摄入频率和数量，来分析一定时间内各种食物的日常摄入量，以研究膳食习惯与高血脂的关系。

食物频率法是膳食调查中的常用方法之一，此方法以问卷形式调查群体和个体经常性的食物摄入种类，依据调查得到的食物摄入量，结合食物成分表提供的100g各种食品含有的能量和营养素的量，可以推算出该群体或个体的膳食营养素摄入量，并依据中国居民膳食营养素参考摄入量（DRIs）对其个体或群体的营养素摄入量进行分析和评价。

食物频率法根据其调查表和目的不同，又分为定性调查和定量调查。定性研究的目的常常是一种探索性研究，或一项大规模研究前的预调查，或其他研究的补充等。对于膳食频率法的定性调查，同样具有这一种或几种目的。食物频率的定性调查常常是定量调查的补充或预调查，如当对一个地区知之甚少时，可以首先应用定性调查，提高发现其他问题的可能性，为大规模定量调查提供导向和反馈，它增加了定量调查研究的深度和针对性。

一、食物频率法的特点

食物频率法具有操作相对简便、结果基本可靠的优点，适用于群体膳食调查，也可用于了解个人的饮食情况。虽然在多数情况下食物频率法是为了了解人们的食物摄入种类和频率，但在结合其他调查方法后，也可估计和计算每日各种食物的摄入量和营养素摄入水平。

食物频率法经常使用在膳食与健康相关的流行病学调查研究中。根据每日、每周、每月甚至每年所食各种食物的次数和食物的种类来评价被调查者的膳食营养状况。与称重法比较，食物频率法不能得到准确的食物摄入量，而是得到过去相当长一段时间内大致的食物摄入状况，评价的时候应该从长期的平均摄入情况考虑。用定性频率法对个体进行调查能得到单个个体在较长时期内的不同种类食物摄入情况，它是群体定性频率法膳食调查分析的基础。

食物频率法与膳食史法相比，前者对调查员和被调查者的负担较小，工作量也较小。因为食物频率法调查表是标准化的，大大减少了不同调查员之间调查的偏移。该法的主要优点是能够迅速得到平时食物摄入的种类、频率及每次摄取的平均估计量，反映了长期营养素的摄取模式；另外，调查时调查者的饮食习惯不受影响，调查方法简单且费用低。因此，可以作为研究慢性病与膳食模式关系的依据。其结果也可以作为在群众中进行膳食指导和宣传教育的参考。在流行病学研究中还可以用来研究膳食与疾病之间的关系。食物频率法的缺点是需要对过去较长时期内的食物进行回忆，应答者的负担取决于所列食物的种类、复杂性以及量化过程等；与其他方法相比，对食物份额大小的量化准确度不高。较长的食物频率调查表和较长的回顾时间经常会导致摄入量估计偏高。另外，当前的膳食结构可能影响对过去膳食的回顾，从而产生偏移，准确性较差。

二、食物频率法的技术要点

① 编制、验证食物频率调查表的可行性和科学性十分重要，应该多次讨论和安排一定次数的验证，以保证被调查对象常食用的食物种类均包括其中。

② 使用食物频率法调查和分析出的信息只能反映一定时期内的饮食习惯，而不能提供每天饮食的变异信息，所以在选择该方法时要注意调查的目的。

③ 调查时应考虑具有特定文化习俗地区人群的食物具有的特殊性，包括特殊的食物品种和食用频率等。

④ 进行定量食物频率法调查时，研究者常常提供标准（或准确）的食物份额大小的参考品，供受试者在应答时作为估计食物量的参考。

三、食物频率法调查表的设计

1. 食物频率法调查表内容和原则要点

食物频率法调查表应包括两方面的内容：一是食物名单；二是食物的食用频率，即在一定时期内所食某种食物的次数。食物名单的确定要根据调查的目的，选择调查对象经常食用的食物，含有所要研究营养成分的食物或被调查者之间摄入状况差异较大的食物。如要进行综合性膳食摄入状况评价，则应采用被调查对象的常用食物；如研究与营养有关的疾病和膳食摄入的关系，则采用与相关疾病有关的几种食物或含有特殊营养素的食物。在实际应用中，可分为定性、定量和半定量的食物频率法。

2. 定性调查表

定性调查通常是指得到某种食物在特定时期内（例如过去的 1 年或 1 个月）所食用的次数资料，而不收集食物量、份额大小资料。调查表格设计内容应该包括食物名称和食物频率两个基本调查内容，食物名称的确定应根据调查目的而定，选择被调查对象经常食用的食物。表格可以由调查员或有文化的被调查者填写。如表 1-9 所示。

表 1-9 定性食物频率法调查表

食物种类	是否吃(①否；②是)	近一个月内进食的频率 (①＜1 次/月；②1～2 次/月；③3～4 次/月； ④1～2 次/周；⑤3～5 次/周；⑥每天)
谷类食物		
豆类及其制品		
蔬菜		
水果		
蛋类及其制品（蛋黄、鸡蛋羹等）		
畜禽肉类		
水产品		
奶类（动物奶、奶粉）		
食用油		
营养补充剂		

注：食物种类一列应有具体名称。

3. 定量调查表

定量调查通常是指得到某种食物在特定时期内（例如过去的 1 个月）所食用的平均估计量。调查表格设计内容除按照调查目的确定食物名称和食物频率外，还应按各种食物摄入频率的多少估计每日摄入量、每周摄入量、每月摄入量或每年摄入量，见表 1-10。可按不同食物的摄入量分析膳食因素与疾病的关系。

表 1-10 定量食物频率法调查表

姓名：		联系地址：				
食物类别	食物名称	进食次数				每次摄入食物量/g
		次/日	次/周	次/月	次/年	
谷类 （杂粮等）						
禽类						
肉类						
蛋类和鲜奶						
新鲜蔬菜						
水果						
其他						

注：食物名称一列可列出常吃的具体食物，为节省空间这里只以谷类为例进行说明。

4. 问卷的设计方法

食物频率法设计的关键步骤之一是开发出具有地区或（和）人群特异性的食物频率表。开发过程简单归结如下：首先选定被调查的地区和人群（性别和年龄），其后以传统的3天称重记录法为基础，通过严格的科学程序〔90％累加的营养素比例或（和）累加的决定系数〕筛选具有代表性的食物名单，将选出的食物名单分类列于相应的表中，每一种食物均对应有摄入频度（频度以年、月、周、日为单位计，从最少次到最多次，可分为5～6个等级）和食物摄入量。一般将一定量食物拍制实物照片或图片，标出其质量。调查时被调查人员按照问卷列出的食物名称，参照实物照片估计食用某种食物的频度和每次食用量。简易的食物频率问卷表，可以通过查阅文献，收集研究对象过去几年中的各类食物的食用频率，并参考近年出现的新食物品种确定食物种类，组织专家开展讨论，经预调查后修改，形成正式问卷。

5. 问卷的可靠性和有效性分析

当食物频率表制定以后，首先必须进行实用性的检验，即该问卷能否反映出被调查人员食物摄入情况的真实程度。根据检验结果对具体项目进行重新修订和调整（增加或删减），以提高调查质量，否则不能被用于实际调查研究。通常采用称重法来比较，调查对象先进行食物频率问卷调查，同时再进行3日膳食称量调查，比较二者结果的一致性。

膳食具有变动性的特点，所以当一种频率调查表的实用性得以检验的同时还要对该表的可重复性进行检验，以审核结果的重现性和稳定性。具体检验方法是间隔一定时间（1个月、3个月、6个月、1年等）先后2次用同一食物频率调查表对同一人群（普通人群或特殊人群）进行调查，将2次结果进行分析，比较二者的可靠性。

所有称量调查和问卷调查均由经过培训的调查员按统一标准实施，当天的调查记录由核查员进行核查，数据录入由2名录入员分别独立完成。原始数据录入Excel表格中保存，分别计算两种膳食调查方法和两次膳食频率法营养素摄入量的Pearson相关系数。不同方法得到的营养素摄入结果相关系数为正值，并具有显著相关性（$P<0.05$）的营养素，可认为评价结果相一致，还可用双侧检验比较营养素的平均摄入量。

任务6　膳食调查结果的计算与评价

膳食调查的目的是了解在一定时期内人群膳食摄入状况以及人们的膳食结构、饮食习惯，借此来评定正常营养需要得到满足的程度。膳食调查后，结果的计算分析评价是一项重要工作，是得到准确的食物消费数据，并且在此基础上对营养摄入做出客观评价的基本方法。

膳食调查结果计算与评价包括膳食结构分析、营养素摄入量分析、能量和营养素来源分析等。

一、膳食结构分析和评价

1. 膳食结构分析

膳食结构是指各类食物的品种和数量在膳食中所占的比重。根据膳食调查结果，计算五类食物，即谷类，蔬菜和水果类，鱼、禽、肉、蛋、奶类，豆类，以及油脂类食物的摄入量，然后与中国居民平衡膳食宝塔提出的理想模式进行比较，对被调查者的膳食结构进行分析评价。

2. 膳食结构评价的依据与方法

(1) 膳食结构评价的依据　中国居民平衡膳食宝塔。可使用表 1-11、表 1-12 类型的表格进行评价。

表 1-11　膳食结构评价表

食物种类	实际摄入品种	评价	食物种类	实际摄入品种	评价
谷类			豆类及其制品		
蔬菜类、水果类			奶类及其制品		
肉鱼蛋类			油脂类		

表 1-12　食物数量评价表

食物种类	实际摄入量	宝塔推荐量	食物种类	实际摄入量	宝塔推荐量
谷类			蛋类		
蔬菜类、水果类			豆类及其制品		
肉类			奶类及其制品		
鱼虾类			油脂类		

(2) 评价方法

① 根据膳食调查结果将食物按 9 类进行分类，分类时要注意奶制品和豆制品要按蛋白质含量分别折算成鲜奶和大豆。

$$鲜奶量 = 奶制品摄入量 \times 蛋白质含量 \div 3\%$$
$$黄豆量 = 豆制品摄入量 \times 蛋白质含量 \div 35.1\%$$

注：牛奶蛋白质含量为 3g/100g，黄豆蛋白质含量为 35.1g/100g。

② 统计各类食物的摄入总量。

③ 将被调查者的劳动强度按低、中、高的不同水平与平衡膳食宝塔建议的不同能量膳食的各类食物参考摄入量进行比较。

④ 分析判断各类食物摄入量是否满足人体需要。

3. 注意事项

① 在进行食物归类时应注意有些食物如奶制品和豆制品需要进行折算才能相加。

② 平衡膳食宝塔建议的各类食物摄入量是一个平均值和比例，每日生活无须每天都样样照此，但是要经常遵循宝塔各层各类食物的大体比例。

③ 平衡膳食宝塔给出了一天中各类食物的摄入建议，还要注意合理分配三餐食量。三餐食量的分配及间隔时间应与作息时间和劳动状况相匹配。特殊情况可以适当调整。

二、膳食能量和营养素摄入量的计算与评价

为了帮助个体和人群安全地摄入各种营养素，避免可能产生的营养不足或营养过多的危害，营养学家根据有关营养素需要量的知识提出了适用于各个年龄、不同性别及不同劳动强度、不同生理状态人群的膳食营养素参考摄入量（DRI），可以根据 DRI 对个体或群体的营养素摄入量进行分析和评价，并且提出建议。

1. 能量、蛋白质、脂肪食物来源分布的计算方法

(1) 能量的食物来源　将食物分为谷类、豆类、薯类、动物性食物、纯能量食物和其他六大类，按照六类食物分别计算各类食物提供的能量及能量总和后，可以计算各类食物提供能量占总能量的百分比。

(2) 能量的营养素来源　根据蛋白质、脂肪、碳水化合物的能量折算系数，可以分别计

算出蛋白质、脂肪、碳水化合物三种营养素提供的能量及占总能量的比例。

蛋白质供能比=(蛋白质摄入量×4)/总能量摄入量×100%

碳水化合物供能比=(碳水化合物摄入量×4)/总能量摄入量×100%

脂肪供能比=(脂肪摄入量×9)/总能量摄入量×100%

能量

(3) 三餐提供能量的比例　分别把早、中、晚餐摄入的食物所提供的能量除以一天总能量再乘以100%，就得到三餐各提供能量的比例。

(4) 蛋白质的食物来源

① 将食物分为谷类、豆类、薯类、动物性食物和其他几大类。

② 分别计算各类食物提供的蛋白质摄入量及蛋白质总量。

③ 各类食物提供蛋白质占总蛋白质的百分比，尤其是优质蛋白质（动物性及豆类蛋白质）占总蛋白质的比例。

(5) 脂肪的食物来源

① 将食物分为动物性食物和植物性食物两大类。

② 分别计算动物性食物和植物性食物提供的脂肪摄入量和脂肪总量。

③ 计算各类食物提供的脂肪占总脂肪的百分比。

2. 营养素摄入量的计算

根据调查结果计算各类食物的摄入量，根据各类食物的摄入量计算出每类食物中各种营养素的含量，再将不同种类食物中各种营养素的含量相加，就可得到摄入的各类食物中各种营养素的总含量。

3. 评价依据和方法

中国居民膳食营养素参考摄入量是膳食营养素摄入量结果分析和评价的主要依据，根据不同年龄、不同性别、不同体力活动下摄入的能量和营养素值与相应状况下的DRIs能量和营养素值进行比较，即可判断个体能量摄入是否达到了标准要求。对群体可以计算出达到能量参考摄入量（RNI）的人数百分比，并进行群体膳食结构评价。

子情境3　体质检测

体质检测是评定个体营养状况的常用方法，包括体重、身高、皮褶厚度及身体各个围度的测量。由于这些项目的测定方法简单易行，且可以较好地反映机体营养状况，所以是人体营养状况测定不可缺少的内容，是评价人体营养状况的一个重要方法。不同年龄所选用的指标侧重点不同，而且指标的测定方法也存在较大差异。在测量这些指标时，应注意年龄、性别的差异以及测量方法的准确性和记录的规范性等。

任务1　成人体质检测

一、成人身高、体重测量

1. 成人身高测量

身高在一天中会发生变化，波动幅度在1~2 cm。一天中，由于脊柱弯曲度的增大，脊柱、股关节、膝关节等软骨的压缩，上午减少急剧，下午减少缓慢，晚上变化很小。所以，测量身高一般在上午10时左右进行，此时身高为全天的中间值。

(1) 身高测量的意义　身高与遗传、环境因素有关。在生长发育阶段，身高与营养状况有关。对于成人来讲，身高发育已经完成，单纯的身高测量不能反映营养状况，必须和体重指标结合起来才能评价营养状况。成人身高测量的意义在于计算标准体重，或用于计算体质指数，进而反映能量和蛋白质的营养状况。

（2）身高测量方法　过去常采用软尺或立尺进行测量。现在使用较多的是身高计，包括电子身高计和机械身高计。下面以机械式身高计为例，介绍身高的测量方法。

身高的测量

被测者赤足，立正姿势（上肢自然下垂，足跟并拢，足尖分开成60°）站在身高计底板上，足跟、骶骨部及两肩胛间与立柱相接触，躯干自然挺直，头部正直，两眼平视前方，耳屏上缘与两眼眶下缘最低点呈水平位。测量者站在被测者右侧，将水平压板轻轻沿立柱下滑，轻压于被测者头顶。

测量者读数时双眼应与压板平面等高，记录以cm为单位，精确到小数点后1位。准确记录数字，并填入登记表中。

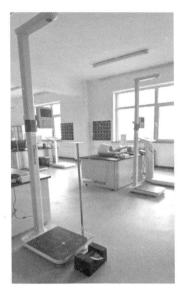

图1-7　身高体重仪（配备标准高度杆、砝码）

读数完毕，立即将水平压板轻轻推至安全高度，以防碰坏、伤人。

测量时要注意：严格遵守"三点靠立柱""两点呈水平"的测量姿势要求；测量者读数时两眼一定要与压板等高；两眼高于压板时要下蹲，低于压板时应垫高；水平压板与头部接触时，松紧要适度，头发蓬松者要压实，头顶的发辫、发结要解开，饰物要取下。测试身高前，被测者不应进行体育活动和重体力劳动，否则准确性会受影响。

2. 成人体重测量

体重在一年之中会发生变化，秋季显著增加；在一天内会随着饮食而增加，随着运动、排泄、出汗而降低。因此，个人体重测量宜在早晨空腹排便之后进行，群体也可在上午10时左右进行。

（1）体重的测量意义　在生长发育阶段，体重是反映蛋白质和能量营养状况的重要指标。对于成人来说，体重的变化主要反映能量的营养状况。

（2）体重的测量方法　成人体重测量的常用工具有身高体重仪（图1-7）、机械磅秤、电子磅秤、刻度式体重计、电子式体重计等。测量时，被测者脱去外衣、鞋袜和帽子，只穿背心和短裤，读数以kg为单位，记录至小数点后1位。

测量时要注意：被测者是否有水肿情况存在，如肝硬化、肾病、甲状腺机能减退等疾病，还要注意是否为肌肉发达者，如举重、健美运动员等，如有这些情况，必须在记录表的备注栏中加以说明；为保证性能，数显电子人体秤一定要放在水平结实的地面上，称重时避免猛烈撞击台面；长期不用人体秤时，应取出电池，拔掉电源插头，存放时必须保证称重方式开关置于"锁定方式"状态。

体重的测量

二、成人体格围度测量

1. 成人胸围测量

（1）胸围测量的意义　胸围是表示胸腔容积以及胸肌、背肌的发育和皮脂蓄积状况的重要指标之一，借此可了解呼吸器官的发育程度以及成人健康状况。

(2) 胸围测量的方法　一般使用衬有尼龙丝的塑料带尺（无伸缩性材料制成）测量胸围，在使用前，应仔细检查有无裂隙、变形等。

测量时需根据不同人群确定不同的固定点，男性通常以被测者胸前乳头下缘为固定点，乳腺已突起的女性以胸骨中线第四肋间高度为固定点。固定点确定后，用软尺使其绕经右侧后背以两肩胛下角（图1-8）下缘经左侧面回至零点，读取平静呼吸时的数据，精确至0.1cm。

胸围的测量

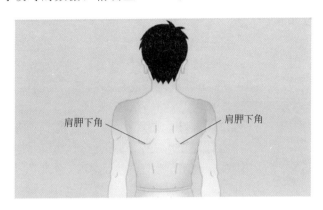

图1-8　肩胛下角位置示意图

测量时注意：被测者呼吸均匀，处于平静状态，在平静呼吸时读数。软尺轻轻与皮肤接触，过松、过紧都会影响结果。两名测量者应分工合作，站在被测者前面的测量者甲进行测量，被测者背面的测量者乙找好背部测量标准点，并注意被测者的姿势是否正确，有无低头、耸肩、挺胸、驼背等，如有应及时予以纠正。肩胛下角如摸不清，可令被测者挺胸，摸清后让其恢复正确姿势。

2. 成人腰围测量

(1) 腰围测量的意义　腰围测量对于成人超重和肥胖的判断尤为重要，特别是腹型肥胖。因为腰围可以很好地反映腹部脂肪是否堆积过多，所以是预测代谢综合征的有力指标。即使是对于体重正常者，腰围增加也同样是患病风险升高的一个标志。

(2) 腰围测量的方法　一般使用无伸缩性材料制成的塑料带尺测量腰围。测量时，让被测者站直，双手自然下垂，在其肋下缘与髂前上棘连线的中点做标记。测量者站在其前或右侧，用塑料带尺通过该中点测量腰围，要保证塑料带尺是水平位置，在呼气末测量，读取数据并记录，精确到0.1cm。

测量时注意：保证软尺水平，轻贴皮肤，不要用力挤压或远离皮肤。被测者处于平静状态，不要用力挺胸或收腹，保持自然呼吸状态，在呼气末测量，取3次测量的平均值。

腰围的测量

3. 成人臀围测量

(1) 臀围测量的意义　臀围反映髋部骨骼和肌肉的发育情况，与腰围一起可以很好地评价和判断腹型肥胖。因为脂肪无论堆积在腰腹或内脏都难以直接测量，所以腰臀围比值是间接反映腹型肥胖的最好指标，腰臀围比值越大，腹型肥胖程度越高。

(2) 臀围测量的方法　让被测者站直，双手自然下垂，臀部放松，平视前方。两名测量者配合，测量最大臀围，即耻骨联合和背后臀大肌最凸处。测量者甲将软尺置于臀部向后最突出部位，以水平围绕臀一周测量，测量者乙充分协助，观察软尺围绕臀部的水平面是否与身体垂直，并记录读数。刻度需读至0.1cm。

注意：被测者要放松臀部，保持自然呼吸状态。

三、成人上臂围与皮褶厚度的测量

上臂围可反映机体的营养状况，它与体重密切相关。皮褶厚度是衡量个体营养状况和肥胖程度较好的指标，测定部位有上臂肱二头肌、肱三头肌和肩胛下角皮褶厚度等，可分别代表肢体和躯干的皮下脂肪堆积情况，对判断肥胖和营养不良有重要价值。

臀围的测量

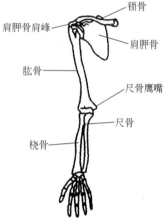

图1-9 上臂骨结构

1. 上臂的解剖学结构

上臂是指人上肢从肩关节到肘关节这一段。上臂骨结构见图1-9。上臂肌肉分前群和后群，前群主要有肱二头肌、喙肱肌、肱肌等，后群为肱三头肌。

（1）肩峰　肩关节由"肱骨头"及肩胛骨的"关节盂"构成，在肩关节上方有一突出性标志，是肩膀的最高点，叫肩峰。

（2）鹰嘴　肘关节由肱骨下端和尺、桡骨上端构成，肘部骨性突起是尺骨鹰嘴。

（3）肱二头肌　肱二头肌位于臂前部，两个头，长头自肩胛骨关节盂上方，穿关节囊，经大、小结节间下降；短头自喙突下端的腱止于桡骨粗隆，可屈肘关节及前臂旋后。

（4）肱三头肌　肱三头肌位于臂后部，三个头，长头自肩胛骨关节盂下方；外侧头自肱骨后面上部；内侧头自肱骨后面下部，止于尺骨鹰嘴，可伸肘关节。

2. 成人上臂围测量

（1）测量上臂围的意义　上臂围本身可反映营养状况，它与体重密切相关。上臂围的测量一般取上臂自肩峰至鹰嘴连线中点的臂围长。5岁以前儿童上臂围变化不大，我国1~5岁儿童上臂围13.5cm以上为营养良好，12.5~13.5cm为营养中等，12.5cm以下为营养不良。

（2）测量上臂围的方法　测量上臂围使用无伸缩性材料制成的卷尺，刻度可读至0.1cm。测量时，受试者自然站立，肌肉不要紧张，体重平均落在两腿上，充分裸露左上肢，手臂自然下垂，两眼平视前方。测试人员站在被测者身后，找到肩峰、尺骨鹰嘴（肘部骨性突起）部位，用软尺测量，并用油笔标记出左臂后面从肩峰到尺骨鹰嘴连线中点，用软尺起始端下缘压在标记的肩峰与尺骨鹰嘴连线中点，水平围绕一周，测量并读取周长。

注意：受试者要自然站立，手臂自然下垂，肌肉不要紧张，肌肉紧张结果会偏大；定位要准确，否则测量结果偏差较大。

3. 成人皮褶厚度测量

（1）测量皮褶厚度的意义

① 皮褶厚度是衡量个体营养状况和肥胖程度较好的指标，主要表示皮下脂肪厚度，可间接评价人体肥胖与否。WHO推荐选用肩胛下角、肱三头肌和脐旁三个测量点。瘦、中等和肥胖的界限，男性分别为小于10 mm、10~40 mm和大于40 mm，女性分别为小于20 mm、20~50 mm和大于50 mm。

② 皮褶厚度反映人体皮下脂肪含量，它与全身脂肪含量具有一定的线性关系，可以通过测量人体不同部位皮褶厚度推算全身的脂肪含量，相关系数在0.7~0.9。

由于皮下脂肪厚度随不同部位、性别、年龄而异，所以在计算体内总脂肪含量时应选择

皮褶厚度的测量

适当的推算公式。

根据皮褶厚度可推算人体密度（D）：

$$D = c - m \times (\lg 皮褶厚度)$$

c 和 m 是公式中的系数，由于性别和测量部位的不同，所采用的计算公式中系数有一定的差别，见表 1-13。

表 1-13　用不同性别和测量部位皮褶厚度计算体密度公式中的参数

皮褶厚度测量部位		男性	女性	皮褶厚度测量部位		男性	女性
肱二头肌	c	1.0997	1.0871	肱三头肌＋髂嵴上	c	1.1463	1.1367
	m	0.0659	0.0593		m	0.0656	0.0704
肱三头肌	c	1.1143	1.1278	肩胛下＋髂嵴上	c	1.1522	1.1234
	m	0.0618	0.0775		m	0.0671	0.0632
肩胛下	c	1.1369	1.1100	肱二头肌＋肱三头肌＋肩胛下	c	1.1689	1.1543
	m	0.0741	0.0669		m	0.0793	0.0756
髂嵴上	c	1.1171	1.0884	肱二头肌＋肱三头肌＋髂嵴上	c	1.1556	1.1432
	m	0.0530	0.0514		m	0.0683	0.0696
肱二头肌＋肱三头肌	c	1.1356	1.1362	肱二头肌＋肩胛下＋髂嵴上	c	1.1605	1.1530
	m	0.0700	0.0740		m	0.0694	0.0727
肱二头肌＋肩胛下	c	1.1498	1.1245	肱三头肌＋肩胛下＋髂嵴上	c	1.1704	1.1327
	m	0.0759	0.0674		m	0.0731	0.0643
肱二头肌＋髂嵴上	c	1.1331	1.1090	肱二头肌＋肱三头肌＋肩胛下＋髂嵴上	c	1.1765	1.1567
	m	0.0601	0.0577		m	0.0744	0.0717
肱三头肌＋肩胛下	c	1.1625	1.1507				
	m	0.0797	0.0785				

再根据人体密度计算人体脂肪（BF）百分含量：

$$BF(\%) = (4.95/D - 4.50) \times 100\%$$

③ 通过测量不同部位的皮褶厚度，还可以反映人体皮下脂肪的分布情况。测定部位有上臂肱三头肌、肩胛下角、腹部、髂嵴上部等，其中前三个部位最重要，可分别代表个体肢体、躯干、腰腹等部分的皮下脂肪堆积情况。

④ 用上臂围和肱三头肌皮褶厚度可计算上臂肌围和上臂肌面积，反映机体肌肉的发育状况。

$$上臂肌围(cm) = 上臂围(cm) - 3.14 \times 肱三头肌皮褶厚度(cm)$$

$$上臂肌面积(cm^2) = [上臂围(cm) - 3.14 \times 肱三头肌皮褶厚度(cm)]^2 \div (4 \times 3.14)$$

（2）皮褶厚度计的使用方法

① 长时间未使用的皮褶厚度计在使用前必须校正（可参照使用说明书进行）。

② 皮褶厚度计的压力要求符合规定标准（10 g/cm²）。

③ 使用左手拇指和食指将特定解剖部位的皮肤连同皮下组织捏起，右手握皮褶计测量距左手拇指捏起部位 1 cm 处的皮褶厚度。

④ 右手拇指松开皮褶计卡钳钳柄，使钳尖部充分夹住皮褶。

⑤ 在皮褶计指针快速回落后立即读数。

⑥ 一般要求在同一部位测量 3 次，取平均值为测量结果。

（3）肱三头肌皮褶厚度测量方法

① 受试者自然站立，被测部位充分裸露。

② 测试人员站在被测人员的背面，找到肩峰、尺骨鹰嘴（肘部骨性突

肱三头肌皮褶厚度测量

起）部位，并用油笔标记出右臂后面从肩峰到尺骨鹰嘴连线中点处（经验丰富者，可省略此步）。

③ 在标记点上方约 2 cm 处，垂直方向用左手拇指和食指、中指将皮肤和皮下组织夹提起来。

④ 右手握皮褶计，在该皮褶提起点的下方 1 cm 处用皮褶计测量其厚度，测量时皮褶计应与上臂垂直，把右拇指松开皮褶计卡钳钳柄，使钳尖部充分夹住皮褶。

⑤ 在皮褶计指针快速回落后立即读数。记录以毫米为单位，精确到 0.1 mm。

⑥ 要连续测量 3 次，求平均值。

（4）肱二头肌皮褶厚度测量方法

① 受试者自然站立，被测部位充分裸露。测试人员站在被测人员的对面或侧面。

② 受试者上臂放松自然下垂，测试人员取肱二头肌肌腹中点处（基本与乳头水平，在肱三头肌的对面），为肩峰与肘鹰嘴连线中点上 1cm，并用油笔标记出该点。

肱二头肌皮褶厚度的测量

③ 顺自然皮褶方向（垂直方向），用左手拇指和食指、中指将被测部位皮肤和皮下组织夹提起来。

其余操作同肱三头肌皮褶厚度测量方法。

（5）肩胛下角皮褶厚度测量方法

① 受试者自然站立，被测部位充分裸露。测试人员站在被测人员的背面。

② 测试人员用油笔标出右肩胛下角位置。

③ 在右肩胛骨下角下方 1cm 处，顺自然皮褶方向（即皮褶走向与脊柱成 45°），用左手拇指和食指、中指将被测部位皮肤和皮下组织夹提起来。

肩胛下角皮褶厚度的测量

其余操作同肱三头肌皮褶厚度测量方法。

任务 2　儿童体质检测

生长发育是儿童时期的重要特点，主要表现为组织、器官、身体各部及全身大小、长短和质量的增加以及身体化学组成成分的变化，这些变化可以通过身高、体重等体格测量指标得到反映。体格测量的数据越来越被认为是评价群体或个体营养状况的有用指标，特别是学龄前儿童的测定结果，常用来评价一个地区人群的营养状况。因为儿童在整个人群中最敏感，具有代表性，能反映本地区人群营养状况，而且所需费用相对较低。儿童生长发育测量常用的指标有体重、身高、坐高、头围、胸围、上臂围等，其中身高、体重、头围和胸围是儿童体格测量的主要指标。

一、儿童身高、坐高及体重的测量

1. 儿童身高、坐高测量

（1）儿童身高测量的方法及其意义

① 儿童身高测量的意义。身高是生长发育最具有代表性的一项指标，但是短期膳食对儿童身高的影响不如对体重的影响明显，所以身高指标不适合用于对最近营养状况的评价，而只能反映儿童较长时间的营养状况。

② 儿童身高测量的方法。儿童身高测量时间的选择同成人一样，一般在上午 10 时左右进

行。儿童身高测量的方法与成人相同,可以采用立位身高计。

儿童身高的测量方法为:被测儿童应赤脚,在身高计或软尺前站好,背靠立柱或软尺,两臂自然下垂,足跟并拢,足跟、骶部、两肩胛间与立柱或软尺相接触,躯干自然挺直,头正直,两眼平视前方,耳屏上缘与眼眶下缘的连接线应与立柱垂直。测量者立于被测儿童右侧,将活动压板轻压被测儿童头顶。测量者两眼与活动压板呈水平位时进行读数,以 cm 为单位,记录到小数点后 1 位。测量 2 次,误差不得超过 0.5 cm。

儿童群体生长评价指标

注意:身高坐高计应放置在平坦靠墙的地面上。测量时,要特别注意足跟、骶骨和两肩胛间是否紧靠支柱。活动压板与头顶皮肤接触要松紧适度,读数完毕应立即将活动压板推到安全高度,并检查记录是否正确。

(2) 儿童坐高测量的方法及其意义

① 儿童坐高测量的意义。坐高可反映躯干的生长情况。与身高比较时,可说明下肢与躯干的比例关系。

② 儿童坐高测量的方法。儿童坐高测量时间的选择同身高测量一样,一般在上午 10 时左右进行。坐高测量采用专门的坐高计来进行。

让被测者坐在坐盘或有一定高度的矮凳上,骶骨靠墙壁或量板,上身后靠成直坐姿势,然后两大腿面与躯体成直角,膝关节屈曲成直角,足尖向前,两脚平放在地面上,头及肩部位置与身高测量时的要求相同。让被测者挺身,测量者向下移动头板使其与头顶接触,读刻度至 0.1 cm。

注意:同身高测量的注意事项。如无身高坐高计,可用普通身高计,另备不同高度的小椅子。身高计要靠墙放置,小椅子的靠背要紧靠身高计立柱。

2. 儿童体重测量

(1) 儿童体重测量的意义 体重测量是跟踪儿童生长状况的常规方法,在一定程度上可反映儿童的营养状况和骨骼、肌肉、皮下脂肪及内脏质量的综合情况。低体重不仅表示营养补充不足,而且能反映新近的疾病,如腹泻、麻疹或其他使体重减轻的疾病发生频度。准确地测量儿童的体重可及时发现儿童生长发育速度改变的有关问题,如是否出现肥胖趋势等。

(2) 儿童体重测量的方法 儿童体重测量时间的选择同成人一样,一般在早晨空腹排便后或上午 10 时左右进行。7 岁以下的儿童用杠杆式体重计,最大载重量为 50 kg,精确度读数不得超过 50 g;8 岁以上儿童所用工具可以和成人一样,采用最大载重量为 100kg 的秤,精确度读数不得超过 100 g。

根据不同年龄段的儿童选择合适的秤。被测者在测量之前 1h 内应禁食,排空尿液、粪便,测量时脱去衣服、帽子等,只穿背心(或短袖衫)和短裤。尽量使被测者安静地站(坐或卧)在秤盘中央。读数以 kg 为单位,记录读数至小数点后两位。测量 2 次,取平均值。

注意:观察杠杆秤是否有螺丝松动。使用前需校正杠杆秤,测量者每次读数前都应校对砝码重量,避免差错。被测者站在秤台中央,上、下杠杆秤动作要轻。测量体重前,被测者不得进行体育活动和体力劳动。

二、儿童体格围度测量

身高和体重综合反映儿童生长发育的整体情况,但是,要获得儿童局部生长发育的情况,还需进一步了解其胸围和头围的资料,这样才能对儿童的生长发育情况作出全面的了解和评价。通过胸围和头围还可以及时发现佝偻病、巨脑畸形及脑积水等疾病。

1. 儿童胸围测量

（1）儿童胸围测量的意义　胸围是表示胸腔容积以及胸肌、背肌的发育和皮下脂肪蓄积状况的重要指标之一，借此还可了解儿童呼吸器官的发育程度。

（2）胸围测量的方法　胸围是指从两乳头线到后面两肩胛骨下角下缘绕胸一周的长度。胸围测量的方法根据年龄稍有区别，3岁以下儿童取卧位，3岁以上儿童取立位。在平静呼吸状态下，采用软尺进行测量。

男孩及乳腺尚未突起的女孩以胸前乳头下缘为固定点，乳腺已突起的女孩以胸骨中线第四肋间高度为固定点。

让被测儿童处于平静状态，可取卧位或立位。卧位时要求自然躺平；若取立位，则让其自然下垂两手，两眼平视。

测量者立于被测儿童前方或右方，用左手拇指将软尺零点固定于被测者胸前乳头下缘，右手拉软尺，使其绕经右侧后背，以两肩胛骨下角下缘为准，经左侧回至零点。读取软尺与零点重合处的读数，以cm为单位，保留小数点后1位。

注意：测试时要及时提醒并纠正被测儿童耸肩、低头、挺胸、驼背等不正确姿势。各处软尺要轻轻接触皮肤。应取平静呼吸时的中间读数。软尺要平整、无折叠，前经左右乳头，后经两肩胛骨下角下缘，左右对称。

2. 儿童头围测量

（1）头围测量的意义　头围主要反映颅脑发育情况。如果儿童的头围值明显超出正常范围，则可能患脑积水、巨脑畸形及佝偻病等疾病；如果头围值过小，则可能是脑发育不全、小头畸形等。测量儿童头围对营养状况评价有一定意义，是学龄前儿童（婴幼儿）生长发育的重要指标。

（2）头围测量的方法　头围是经眉弓上方突出部，绕经枕后结节一周的长度。测量头围的方法是取立位、坐位或仰卧位。使用器材一般为软尺，使用前要用标准钢尺校正，1m误差不得超过0.2cm，软尺刻度至0.1cm。测量者面对儿童，将卷尺的始端固定于眉间最突出点，然后环绕头围，经过枕骨粗隆，再向眉间围拢，卷尺重叠处的值即为头围。卷尺在头两侧的水平要求一致。

去掉儿童帽子、围巾或发辫等。被测儿童取坐位、立位或仰卧位。测量者位于儿童右侧或前方，用左手拇指将软尺零点固定于头部右侧眉弓上缘处，软尺经枕骨粗隆（后脑勺最突出的一点）及左侧眉弓上缘回至零点。读取软尺与零点重合处的读数，保留小数点后1位。

注意：测量时软尺应紧贴皮肤，不能打折。长发或梳辫者，应先将头发在软尺经过处向上、下分开，使软尺紧贴头皮。测量时儿童可能会产生惧怕心理，所以要尽量分散其注意力，使其保持安静，以保证测量的顺利进行。

任务3　婴幼儿体质检测

一、婴幼儿身长、头顶至臀长测量

1. 婴幼儿身长、头顶至臀长测量意义

纵向测量指标主要与骨骼的生长有关。在全身各个系统中，骨骼是最稳定的系统之一，受遗传因素控制作用较强,后天因素的影响需要有一个长期的过程才能够得到体现。所以,纵向测量指标主要用来反映长期营养、疾病和其他不良环境因素的影响。

婴幼儿由于不能站立或站立时不能保持正确的身高测量姿势,也不能自主端坐保持正确的坐高测量姿势,故需采用卧位,分别测量头顶至臀部和足底的距离,即头顶至臀长和身长,作为对应于儿童的坐高和身高的测量指标来反映婴幼儿体格纵向发育情况。

2. 婴幼儿身长、头顶至臀长测量方法

测量婴幼儿头顶至臀长和身长时用软尺或标准量床。软尺要仔细检查有无裂缝,制作材料是否合乎要求,用2m长的刻度钢尺检查软尺的刻度是否准确,若2m相差0.5cm则不能使用,需要更换;标准量床应选择平坦的地方放置,围板刻度尺应面向光源(便于读数),仔细检查两端头板有无松动现象、围板刻度零点是否与头板的头顶面重合,并以钢尺检查围板上的刻度是否准确,一般为10.0 cm,误差不得大于0.1 cm。

(1) 身长测量　进行身长测定时,被测婴幼儿脱去帽、鞋、袜,穿单衣仰卧于标准量床底板中线上,由一名助手将婴幼儿头扶正,头顶接触头板。测量者位于婴幼儿右侧,左手握住其双膝,使腿伸直,右手移动滑板使其接触婴幼儿双侧足跟。读取围板上的刻度读数,以cm为记录单位,保留小数点后1位。

在身长测量过程中应确保婴幼儿头顶至足跟呈一条直线,同时要防止婴幼儿出现身体扭动等现象。

(2) 头顶至臀长测量　进行头顶至臀长测量时,被测婴幼儿脱去帽、鞋、袜,穿单衣仰卧于标准量床底板中线上,由一名助手将婴幼儿头扶正,头顶接触头板,滑板紧贴婴幼儿骶骨。测量者位于婴幼儿右侧,左手提婴幼儿下肢,使膝关节屈曲,大腿与底板垂直,右手移动滑板使其接触婴幼儿臀部,读取围板上的刻度读数,以cm为记录单位,保留小数点后1位。

二、婴幼儿体重测量

1. 婴幼儿体重测量的意义

体重是指身体各部分的质量总和,主要反映构成体重成分的骨骼、肌肉、内脏、体质和水分等的变化情况。婴幼儿体重对营养状况较为敏感,而且婴幼儿体重测量的误差小于身长测量的误差,故体重是婴幼儿营养状况评价的常用指标。

2. 婴幼儿体重测量的方法

婴幼儿体重测量一般采用专门的体重磅秤,其最大载重为50kg。如没有婴幼儿体重秤,也可采用成人体重计测量,但测量时需采用减差法,即先测量一名大人抱起婴幼儿的总重量,再单独测量大人的体重,二者之差即为婴幼儿的体重。

婴幼儿体重的测量

婴幼儿专门体重秤或成人体重计应放置于平坦地面上,要求无晃动。仔细检查零点是否准确,若不准确应旋转调节螺母进行校正。用标准砝码检测体重计的测量准确度,要求误差不得超过0.1%。其方法是:以备用的10 kg、20 kg、30 kg标准砝码(或用等重标定重物代替)分别进行称量,检查体重计读数与标准砝码误差是否在允许范围。

被测婴幼儿按年龄不同,取不同体位进行体重测量,1岁以下取卧位,1~3岁取坐位。被测婴幼儿事先排空大小便,测量时脱去外衣、鞋袜和帽子,只着背心和短裤,按不同测试体位要求使婴幼儿安定地位于体重计中央。读数以kg为单位,记录至小数点后2位。

如被测婴幼儿哭闹厉害,无法独立配合完成体重测量,可采用减差法进行测量。脱去婴幼儿外衣、鞋袜和帽子,只着背心和短裤,由一名大人抱着在成人体重计上测量总体重,然后单独测量大人的体重,二者之差即为婴幼儿的体重。

测量读数过程中不能手扶婴幼儿,同时注意防止婴幼儿身体剧烈扭动。如有特殊原因,被测婴幼儿不能多脱衣物,应设法扣除衣物重量。

三、婴幼儿体格围度测量

1. 婴幼儿体格围度测量的意义

头围和胸围是婴幼儿体格测量常用的横向测量指标。头围是指从双侧眉弓上缘经后脑勺枕骨粗隆绕头一周的长度,表示头颅的围长,间接反映颅内容量的大小。胸围是指从两乳头连线到后面两肩胛骨下角下缘绕胸一周的长度。

通过婴幼儿头围和胸围的测量数据观察其头围和胸围的交叉年龄,并与实际年龄比较,对于评价婴幼儿的营养状况有一定意义。出生时胸围比头围小1~2 cm,随着年龄的增长胸廓的横径增长迅速,1岁左右胸围与头围大致相等,12~21个月时胸围超过头围。胸围赶上头围的时间与小儿营养状况有密切的关系。正常情况下,一个营养状况良好的儿童胸围赶上头围的时间往往提前。而营养不良的小儿,由于胸部肌肉和脂肪发育较差,胸围超过头围的时间较迟。若到2岁半时胸围还比头围小,则要考虑营养不良或胸廓、肺发育不良。

2. 婴幼儿体格围度测量的方法

婴幼儿头围、胸围的测量都是采用软尺测量,仔细检查软尺有无裂缝、制作材料是否符合要求。用2m长的刻度钢尺检查软尺的刻度是否准确,若2m相差0.5cm则不能使用,需更换。头围测量时婴幼儿可取坐位或仰卧位,胸围测量时婴幼儿取仰卧位,具体操作方法与儿童头围、胸围的测量方法相同。

(1)婴幼儿胸围测量方法 被测婴幼儿取仰卧位,自然躺平,使其处于平静状态。测量者立于婴幼儿右方,用左手拇指将软尺零点固定于被测婴幼儿胸前右侧乳头下缘,右手拉软尺,使其绕经右侧后背,以两肩胛骨下角下缘为准,经左侧回至零点。读取软尺与零点重合处的读数,以cm为记录单位,保留小数点后1位。

测试时应注意保持软尺在婴幼儿后背的位置准确,必要时可由一名助手帮助固定后背软尺位置;各处软尺轻轻接触皮肤,皮下脂肪较厚的婴幼儿软尺接触皮肤宜稍紧些。取婴幼儿平静呼吸时的中间读数。

(2)婴幼儿头围测量方法 被测婴幼儿取坐位或仰卧位,测量者位于婴幼儿右侧或前方,用左手拇指将软尺零点固定于头部右侧眉弓上缘处,软尺经枕骨粗隆(后脑勺最突出的一点)及左侧眉弓上缘回至零点。读取软尺与零点重合处的读数,以cm为记录单位,保留小数点后1位。

测量时,婴幼儿需脱帽,测量时软尺应紧贴皮肤,不能打折,长发或梳辫者应先将头发在软尺经过处向上、下分开,使软尺紧贴头皮。

任务4 体质-营养评价

一、成人体格测量评价

1. 体质指数

公式:体质指数(BMI)=体重(kg)/[身高(m)]^2

评价:参照《中国成人超重和肥胖症预防控制指南》提出的参考标准,见表1-14。

成人体格测量常用评价指标

表 1-14 中国成人体质指数评价表

评价	体质指数	评价	体质指数
正常	18.5～23.9	重度瘦弱	<16
轻度消瘦	17～18.4	超重	24～27.9
中度瘦弱	16～16.9	肥胖	≥28

2. 标准体重指数

公式：标准体重指数＝[实测体重（kg）－标准体重（kg）]/标准体重（kg）×100%

其中，标准体重可根据 Broca 改良公式计算：

标准体重（kg）＝身高（cm）－105

评价：参照成人标准体重分级，见表 1-15。

表 1-15 成人标准体重分级表

评价	体重指数	评价	体重指数
正常	±10%	超重	>10%
瘦弱	<-10%	肥胖	≥20%
重度瘦弱	<-20%		

3. 腰臀比值

公式：腰臀比值（WHR）＝腰围（cm）/臀围（cm）

评价：成年男性＜0.9、成年女性＜0.85。

若成年男性≥0.9、成年女性≥0.85，则表明该被检测对象属腹型肥胖，比外周性（四肢型）肥胖更易患高脂血症、高血压、冠心病等慢性病。

4. Vervaeck 指数

Vervaeck 指数用于衡量青年的体格发育情况。它是体重与身高之比和胸围与身高之比的总和，充分反映了人体纵轴、横轴和组织密度，与心肺和呼吸机能关系密切，是一个很好的评价体质、体格状况的指数。

公式：Vervaeck 指数＝[体重（kg）＋胸围（cm）]/身高（cm）×100

评价标准见表 1-16。

电子肺活量计的使用

表 1-16 我国青年 Vervaeck 指数营养评价标准

营养评价	男	17 岁	18 岁	19 岁	20 岁	20 岁以上
	女		17 岁	18 岁	19 岁	20 岁以上
优		>85.5	>87.5	>89.0	>89.5	>90.0
良		>80.5	>82.5	>84.0	>84.5	>85.0
中		>75.5	>77.5	>79.0	>79.0	>80.0
营养不良		>70.5	>72.5	>74.0	>74.0	>75.0
重度营养不良		<70.5	<72.5	<74.0	<74.0	<75.0

二、儿童体格发育评价

1. 儿童个体生长发育状况常用的评价标准

（1）体质指数　常用 BMI 判断儿童和青少年的超重和肥胖。儿童和青少年的身高和体重在不同人群或不同时期差异较大，因此对儿童和青少年超重和肥胖的判断要考虑年龄、性别因素。评价标准见表1-17。

表1-17 中国肥胖问题工作组推荐的BMI超重和肥胖标准

年龄/岁	男		女	
	超重	肥胖	超重	肥胖
7	17.4～19.1	≥19.2	17.2～18.8	≥18.9
8	18.1～20.2	≥20.3	18.1～19.8	≥19.9
9	18.9～21.3	≥21.4	19.0～20.9	≥21.0
10	19.6～22.4	≥22.5	20.0～22.0	≥22.1
11	20.3～23.5	≥23.6	21.1～23.2	≥23.3
12	21.0～24.6	≥24.7	21.9～24.4	≥24.5
13	21.9～25.6	≥25.7	22.6～25.5	≥25.6
14	22.6～26.3	≥26.4	23.0～26.3	≥26.3
15	23.1～26.8	≥26.9	23.4～26.8	≥26.9
16	23.5～27.3	≥27.4	23.7～27.3	≥27.4
17	23.8～27.7	≥27.8	23.8～27.6	≥27.7
18	24.0～27.9	≥28.0	24.0～27.9	≥28.0

（2）身高体质指数 计算公式如下。

身高体质指数＝体重（kg）/身高（cm）×1000

身高体质指数表示每厘米身高的体重值，该值受身高影响较大。同年龄组同性别的人群中，身材越高，其评价准确性相对越低。中国城市青少年身高体质指数均数见表1-18。

表1-18 中国城市青少年身高体质指数均数表

年龄/岁	身高体质指数		年龄/岁	身高体质指数	
	男	女		男	女
7	176	171	13	254	262
8	184	180	14	278	281
9	195	191	15	299	296
10	207	205	16	314	306
11	213	219	17	325	311
12	234	241	18～25	394	324

（3）Rohrer指数 计算公式如下。

Rohrer指数＝体重(kg)/[身高(cm)]^3×10^7

可用来评价学龄期儿童和青少年的体格发育状况。Rohrer指数评价见表1-19。

表1-19 Rohrer指数评价表

营养评价	Rohrer指数	营养评价	Rohrer指数
过度肥胖	＞156	瘦弱	109～92
肥胖	156～140	过度瘦弱	＜92
中等	140～109		

（4）比胸围 计算公式如下。

比胸围＝胸围（cm）/身高（cm）×100

中国城市青少年比胸围均数见表1-20。

标准值：50～55。

表 1-20 中国城市青少年比胸围均数表

年龄/岁	比胸围		年龄/岁	比胸围	
	男	女		男	女
7	47.6	46.3	13	46.4	46.8
8	47.2	45.9	14	46.9	47.6
9	46.8	45.6	15	47.5	48.3
10	46.6	45.4	16	48.2	48.9
11	46.3	45.5	17	48.8	49.1
12	46.3	45.9	18～25	50.3	49.6

（5）Kaup 指数 计算公式如下。

$$\text{Kaup 指数} = 体重（kg）/[身高(cm)]^2 \times 10^4$$

Kaup 指数评价见表 1-21。

表 1-21 Kaup 指数评价表

评价	Kaup 指数	评价	Kaup 指数
肥胖	>22.0	消瘦	15～13
优良	22～19	营养不良	13～10
正常	19～15	消耗性疾病	<10

2. 儿童群体生长发育状况评价

（1）儿童群体生长发育状况评价方法

① 标准差法。即将所用的评价参考数据按平均值加减 1 个标准差、加减 2 个标准差分成 6 个等级范围，然后看要评价的对象属于哪个等级范围。

② 标准差评分法（又称 Z 评分法）。它是根据标准差法提出的，即调查数据与其相应性别及年龄组儿童参考标准的中位数差值相当于该组儿童参考标准的标准差的倍数，公式为：

标准差评分或 Z 评分＝（儿童测量数据－参考标准的中位数）/参考标准的标准差

③ 百分位数法。百分位数法是将不同性别年龄参考标准的原始数据从小到大分成 100 份，第 1 份的数据即第 1 百分位（以 $P=1$ 表示，后同），第 25 份的数据即第 25 百分位，然后和标准差法相同，根据需要将其分成不同等级范围。评价时，将所测量的数值与相应性别年龄段的参考标准百分位数相比较，根据所属的等级范围判断生长发育情况。

④ 中位数百分比法。即调查儿童的身高或体重的数值达到同年龄、性别参考标准中位数的百分比，以此来评价儿童的生长情况。一般在儿科常用此方法，例如常用的 GOMEZ 评价法为：

Ⅰ°营养不良——参考标准体重中位数的 75%～90%；

Ⅱ°营养不良——参考标准体重中位数的 60%～75%；

Ⅲ°营养不良——参考标准体重中位数的 60% 以下。

（2）儿童群体生长发育状况评价标准 人群资料可直接将身高、体重值与参考值比较，进行评价。

① 根据等级范围判断营养状况。具体见表 1-22。

表 1-22　标准差法、Z 评分法和百分位数法评价人体营养状况的等级范围

等级	标准差法	Z 评分法	百分位数法	等级	标准差法	Z 评分法	百分位数法
上等	$>x+2SD$	>2	$>P97$	中下等	$x-2SD \sim x-SD$	$-2 \sim -1$	$P3 \sim P25$
中上等	$x+SD \sim x+2SD$	$1 \sim 2$	$P75 \sim P97$	下等	$<x-2SD$	<-2	$<P3$
中等	$x-SD \sim x+SD$	$-1 \sim 1$	$P25 \sim P75$				

② 根据标准差或 Z 评分，判断儿童营养状况。

体重不足：儿童按"年龄的体重（WT/A）"低于参考标准体重中位数减 2 个标准差（或者 Z 评分<-2），为中度体重不足；低于参考标准体重中位数减 3 个标准差（或者 Z 评分<-3），为重度体重不足。

发育迟缓：儿童按"年龄的身高（HT/A）"低于参考标准身高中位数减 2 个标准差（或者 Z 评分<-2），为中度发育迟缓；低于参考标准身高中位数减 3 个标准差（或者 Z 评分<-3），为重度发育迟缓。

消瘦：儿童按"身高的体重（WT/HT）"低于参考标准中位数减 2 个标准差（或者 Z 评分<-2），为中度消瘦；低于参考标准中位数减 3 个标准差（或者 Z 评分<-3），为重度消瘦。

③ 将某个体的调查数据与该人群的中位数进行比较，用比值（%）大小来判断营养状况。表 1-23 为中国学生体质调研中按"身高的体重中位数百分比"对营养状况进行评价。

表 1-23　中国学生体质调研中按"身高的体重中位数百分比"对营养状况的评价

身高的体重中位数百分比/%	营养状况	身高的体重中位数百分比/%	营养状况
>120	肥胖	70～79	轻度营养不良
111～120	超重	60～69	中度营养不良
91～110	正常体重	<60	重度营养不良
80～90	较低体重		

（3）注意事项

① 对儿童营养状况的评价指标和评价标准尚没有完全统一。实际操作时，要根据儿童的具体年龄、性别情况选择不同的指标综合判断，并且对儿童营养状况做出更加合理的判断。

② 注意在体重增长正常时儿童的身高不一定正常，这时容易出现"生长迟缓型肥胖"。这样的儿童只看体重指标会被认为是正常的甚至是超重的，但是其实际上是身高发育滞后，所以要避免得出错误的判断，延误营养干预的时机。

③ 对 5 岁以下的儿童多采用 Z 评分法，计算 Z 评分的公式如下：

标准差评分或 Z 评分 =（儿童测量数据 - 参考标准的中位数）/参考标准的标准差

对 5 岁以上的儿童，采用标准差法或者百分位数法都可以。

子情境 4　实验室指标的收集和判断

任务 1　头发样品的收集

头发样本来源丰富，收集方法简单且对人体无直接伤害，是应用较多的评价人体营养状

况的生物学样品。人的头发存留着人的遗传信息、生理状态、营养状况乃至饮食习惯等全部信息，所以通过对它的分析可以获得人体一些基本营养信息，用作营养评价的参考指标。

一、头发的生理学知识

人的头发数量有 10 万～15 万根，头皮面积约 $600cm^2$，每平方厘米约有 200 根头发。头发的生长周期分为 3 个阶段，即生长期、休止期和脱落期。头发的生长期为 3～7 年，有的甚至长达 25 年，休止期为 3～4 个月。头发的生长速度是不一致的，并受到季节、年龄等因素的影响。头发的生长速度平均每月生长 1～2cm、每年生长 15cm。头发的生长受神经及内分泌系统的控制及调节，特别是受内分泌系统的影响较明显。

头发的主要成分是角蛋白，由多种氨基酸组成，其中以胱氨酸的含量最高，还含有黑色素和铁等无机元素，并能影响头发的颜色。

二、营养与头发

一方面，头发的生长与机体的营养状况有密切关系。氨基酸和一些维生素是头发生长的必需营养成分；而铜、铁、锌等微量元素和泛酸又能防治头发的脱落。芝麻、核桃、豆类等植物蛋白质，海带、贝类中的钙质对头发的乌黑光润有特殊功用。动物肝脏、红枣茶、首乌汁有改善头发色泽的作用。水果、瘦肉、鸡蛋、菠菜、卷心菜、芹菜、乳类、黑豆等食物能促进细胞再生，对治疗脱发有辅助作用。鸡肉、鱼、蛋、牛奶等含蛋白质丰富的食品能促进头发角蛋白的合成。

另一方面，检测头发中微量元素的含量可以用来评价机体的营养状况。头发是人体的有机组成部分，头发的微量元素与其在机体内的含量有密切关系，反映的是机体一段时间内的实际营养状况。

三、收集头发样品的目的和意义

① 采用头发样本检测其中无机元素的含量可以用来评价机体的营养状况和作为环境中某些元素污染的评价指标。测定头发中钙、铁、锌、铜、硒、镁、铬、铅、锰等元素，可反映机体内相应元素的水平。

② 头发的采集与其他生物样本的采集不同，不会对人体造成直接影响，容易被儿童和家长接受。

③ 样本保存和运送方便，需要量少，保存时间长，有利于大样本量的收集。

四、头发样本收集的部位

不同部位的头发中微量元素的含量不一样，头发生长时间不同，其无机元素含量也有差异。正确的方法应该是剪取被测者枕部发际处至耳后从发根部起 2～3cm 的头发，一方面是因为不影响美观，更重要的是因为脑后枕部头发不受激素水平的控制，生长慢，可以反映更长时间的营养状况。

五、头发样品的收集方法及注意事项

1. 头发样品的收集

准备不锈钢剪刀和干净塑料杯或塑料试管或者滤纸袋，不锈钢剪刀要用纱布或滤纸擦干净。被测者自然站立或坐在凳子上，梳辫子或盘发结的要解开辫子或松开发结，让头发披散着。收集者站在被测者身后，让被测者稍微低头。收集者左手戴上一次性手套，找到脑后枕部，在枕部发际至耳后处提起一小撮头发，右手握剪刀，从发根1~2cm处剪断。将头发放到干净的塑料杯或塑料袋或纸袋中。头发长的，需要将头发远端剪掉丢弃，只保留剪下的头发近端3~5cm。将盛有头发的容器密封好，登记编号和姓名，室温保存。

2. 注意事项

① 动作要轻柔，不能粗暴地将头发提起，以免被测者感到疼痛。剪头发时要小心，更不能剪到头皮。

② 一定要使用不锈钢剪刀，以防止头发被微量元素污染。

③ 位置要定位准确，不能只图方便，随便在某个位置剪一点头发。

④ 头发长的，只保留剪下的头皮近端3~5cm，丢弃远端头发。

⑤ 剪下的头发不需太多，以免影响被测者发型的美观，但要给前处理洗涤时留出损失量，一般收集1~2g样品。

⑥ 如遇到枕后没有头发的儿童，可剪取其他部位的头发。

六、采用头发标本评价机体营养状况的影响因素

微量元素检测属微量分析范畴，而且微量元素在自然界普遍存在，任何细微的内界、外界因素都可能影响其结果的可靠性，所以质量控制在微量元素分析过程中非常重要。

① 环境对头发的污染。人的头发长时间裸露在外，环境中的无机元素（如铅、锌、锶等）容易附着在头发上，导致检测结果与机体的实际水平不相符。如在金属焊接中会产生约 $3\mu g/m^3$ 的锶烟雾，人头发中的银含量可以反映出环境的污染状况。头发在保存、运送和实验过程中也可能受到污染。

② 洗发或护发剂在头发中的残留。洗发或护发剂中含有无机元素（铅、锰等），洗发或护发后容易残留在头发上。

③ 头发生长在人体末端，代谢活动低，只能反映检测前某一时间段的水平，而不能反映近期变化。

④ 采集头发的部位不正确，也会影响测定结果。

⑤ 头发中微量元素水平还与头发的处理（染、烫等）因素有关。

⑥ 头发中微量元素水平与当地环境中食物、水中微量元素水平有关，不同性别、年龄段的人群头发中微量元素含量也有差异，所以，用头发中的微量元素水平来评价机体的营养状况时，要选用当地的适当年龄段人群的正常参考值标准进行评价。

任务2 尿液样品的收集和保存

生物样品的收集是生化检查的前提，正确地收集适当的样品才能顺利进行人体营养水平鉴定，发现人体临床营养不足症、营养储备水平低下或营养过剩状况，以便较早掌握营养失调征兆和变化动态，及时采取必要的预防措施。

在营养学方面，检测尿液中的营养素及其代谢产物是重要的营养状况评价手段。它的应用主要有：

① 用于测定人体蛋白质和氨基酸代谢。

② 用于测定水溶性维生素的耐受实验和研究水溶性维生素的代谢。

③ 用于评价机体水溶性维生素的营养状况。

④ 用于研究人体矿物质（如钙、铁、锌等）的需要和代谢情况。
⑤ 研究评价尿糖、尿酸和药物等的代谢情况。

尿液收集根据目的和方法的不同可以分很多种类，收集不同种类尿液时具体操作方法和注意事项差别很大。

一、尿液的种类

1. 任意尿

任意尿又叫随机尿或随意一次尿，即留取任何时间的一次尿液，适用于门诊、急诊患者。本法留取尿液方便，但易受饮食、运动、用药等因素的影响，可致使病理临界浓度的物质和有形成分漏检，也可能出现饮食性糖尿或药物如维生素 C 等的干扰。

2. 晨尿

晨尿即清晨起床后的第一次尿标本，为较浓缩和酸化的标本，血细胞、上皮细胞及管型等有形成分相对集中且保存得较好。晨尿受前天膳食影响较小，其化学成分常较恒定，留取标本方便，尿液较为浓缩，故采用较多。

3. 餐后尿

通常于午餐后 2h 收集患者尿液。此标本对病理性糖尿和蛋白尿的检出更为敏感，因餐后增加了负载，使已降低阈值的肾不能承受。

4. 白昼尿及夜间尿

分别留取白天 12h（早 8 点至晚 8 点）和夜间 12h（晚 8 点至次晨 8 点）的尿液，进行尿量、尿比重等对比测量，对心脏和肾脏疾病的诊断有一定价值。

5. 3h 尿

为了便于留取标本，有人提倡把留尿时间缩短为 3h，即准确留取早晨 6 时至 9 时的全部尿液。

6. 负荷尿

服用某种药品或营养素后某段时间内收集的尿液。负荷尿的收集一般在早饭后开始，先要求被检者排空膀胱中的尿液，然后口服硫胺素 5mg、核黄素 5mg、烟酸 50mg、抗坏血酸 500mg（按测定需要选服或几种均服），最后将服药后 4h 内所排出尿液全部收集于棕色瓶中，量体积后取约 100mL 放入预先加有 100mg 草酸的小棕色瓶中。尿液混匀后调 pH 值至 4.0，即可测硫胺素、核黄素、抗坏血酸或 N^1-甲基烟酰胺的含量。

7. 24 h 尿

尿液中的一些溶质（如肌酐、蛋白质、糖、尿素、电解质及激素等）在一天的不同时间内排泄浓度不同，为了准确定量，必须收集 24h 尿液。多数化学定量分析也必须收集 24 h 混合尿，才能准确地代表每日从尿液中排出物质的量。24h 尿留取比较困难，一般在清晨 8 时嘱受检者排尿，并弃去。然后收集 24h 内的全部尿液，包括次晨 8 时整最后排出的尿液，量总体积。混合后取出约 60mL 于棕色瓶内，并在送检单上写明总尿量，从速送检。

二、尿液的收集

收集 24h 尿液需要能容纳 500 mL 的收集瓶或尿杯和盛装 2L 以上的容器。
① 在收集容器上贴上标签，写上被检者的姓名、性别、年龄。
② 要求被检者清晨 8 时排空小便但不收集，收集此后至第二天清晨 8 时的所有尿液，

包括排大便时排出的尿液也必须收集。

③ 盛装尿液的容器需放置在温度为4℃的冰箱保存。24h内每次收集在收集瓶或尿杯中的尿液需要及时倒进盛装尿液的容器中。

④ 收集完24h尿液后，测量总体积，并将尿液混匀。

⑤ 取出约60mL于棕色瓶内，并在送检单上写明总尿量，从速送检。

三、尿液的保存

1. 尿液的保存方法

尿液是一种良好的细菌培养基，如不冷藏或防腐，在室温下细菌繁殖很快，引起样品分解、腐败，尤其是夏天细菌的繁殖更快。因此，尿液留取后应即时检验。若必须推迟检验，或收集24h的样本，则应放冰箱冷藏或加防腐剂。尿液的一般检查应在收到标本后迅速进行，如需保存可采用以下方法。

（1）冷藏十4℃ 如果收集的尿液所要进行的检测不宜加防腐剂，最好放入4℃冰箱保存。在收集24h尿液样本过程中，每次留取尿后应立即冷藏。

（2）加入化学防腐剂 加入化学防腐剂的作用是抑制细菌生长和维持酸性。有不少化学防腐剂可用来抑制细菌生长，但要注意有些防腐剂可能对检验结果有影响，要选择合适的防腐剂。常用的化学防腐剂有以下几种。

① 福尔马林。40%（体积分数）或37%（质量分数）的甲醛溶液，每升尿中加入5 mL福尔马林溶液，用于尿管型、尿细胞防腐。但甲醛过量时可与尿素反应产生沉淀物，干扰显微镜检查。

② 甲苯。每升尿中加5~10 mL甲苯，充分振荡混合，或加在尿液表面，使其形成一薄层。甲苯为生化检验最合适的防腐剂，尤其适用于尿糖、尿蛋白等的定量检查。

③ 麝香草酚。每升尿中加小于1g麝香草酚，既能抑制细菌生长，又能较好地保存尿中的有形成分，可用于化学成分检查。

④ 浓盐酸。一些物质的定量检测，加酸降低尿液pH值是最好的保存方法。每升尿中加入10 mL浓盐酸，可用于尿中17-酮类固醇、17-羟类固醇、儿茶酚胺、肌酐、羟脯氨酸、尿钙、尿素、氨、总氮量等的定量测定。

⑤ 碳酸钠。卟啉在碱性尿中很稳定，加碳酸钠使尿碱化，可作为尿中卟啉测定的特殊保存剂。

⑥ 氯仿。尿液加少量氯仿，防腐效果比甲苯好。但能干扰尿糖测定，需煮沸驱除氯仿后才能做尿糖检测。

⑦ 混合防腐剂。称取磷酸二氢钾10.0 g，苯甲酸钠5.0 g，苯甲酸0.5 g，乌洛托品5.0 g，碳酸氢钠1.0 g，氧化汞0.1 g，研细混匀，即为混合防腐剂。每100 mL尿液加0.5 g混合防腐剂即有防腐作用。此混合防腐剂不影响蛋白质和糖的定性实验。

收集24 h尿液样品时，需及时将尿液保存在温度为4℃的冰箱中，无冰箱且气温高时需加入防腐剂。不管采取何种措施进行保存，在条件许可的情况下应尽快送检。

2. 注意事项

① 收集容器要求清洁、干燥、一次性使用，有较大开口以便于收集；无化学干扰物质（如表面活性剂、消毒剂）混入；容器上有明显标记，如被检者姓名、编号、收集日期等，必须粘贴在容器上。

② 应留有足够的标本，任意一次尿标本至少留取12 mL，其余项目最好超过50 mL。

如果收集的是定时尿，则容器应足够大，并加盖，必要时加防腐剂。并且还要将尿液放置在阴凉避光处，防止阳光照射。

③ 如需进行尿培养，应在无菌条件下用无菌容器收集中段尿液。

④ 要想获得准确的资料，必须掌握正确的收集方法，及时送检。标本不新鲜、受到污染、收集量不够等因素，都可以影响化验结果的准确性。尿标本收集后放置一段时间会发生细菌繁殖、蛋白质变性、细胞溶解等。

四、尿液用于营养评价的意义

① 用于测定人体蛋白质的需要量和氨基酸代谢实验。
② 用于测定水溶性维生素的耐受实验和研究水溶性维生素的需要量。
③ 用于评价矿物质的代谢。
④ 用于评价机体水溶性维生素的营养状况。
⑤ 用于研究人体矿物质（如钙、铁、锌等）的需要量。

任务3 粪便的收集和保存

正常粪便主要由消化后未被吸收的食物残渣、消化道分泌物、大量细菌和无机盐及水等组成。粪便检查的主要目的是了解消化道有无炎症、出血、寄生虫感染、恶性肿瘤等情况；根据粪便的性状、组成，可间接地判断胃肠、胰腺、肝胆系统的功能状况；了解肠道菌群分布是否合理，检查粪便中有无致病菌以协助诊断肠道传染病，进行营养代谢实验。如测定人体蛋白质、矿物质（如钙、铁、锌等）的需要量时常常要收集粪便，以便进行分析研究。

营养代谢实验常常要收集粪便，而且收集的时间较长，至少3天。每天的样品要称重和记录，最后将所有样品混匀，称总重量，根据测定指标的要求打碎或匀浆，取粪便的全部或部分送检。要注意，每天收集的样品要放在冰箱内，并做上标记，作为部分粪便样品取舍的依据。

一、粪便收集的种类

在检查中，由于检测项目不同，所需粪便的量也是不同的。一般来说，核桃大小（20～40g）的成形粪便或5～6汤匙的水样便对常规检查来说就足够了。如要做特殊检查（如离心或培养），则需要整次或整天甚至3天的粪便。因此，粪便收集可分为常规粪便标本和浓缩粪便标本的收集。

1. 常规粪便标本

通常采用自然排出的粪便，取1小块粪便放在纸盒内送检即可。标本不宜取得过少，以免干燥影响检验，一般取约拇指大小的一块即可。如为腹泻病人，应采取脓血或黏液部分送检。

2. 浓缩粪便标本

应将24h内排出的所有粪便收集于同一容器中送检，注意防止小便的混入。

二、粪便的收集

1. 粪便的收集方法

粪便标本应收集在干净的广口容器中。若用250mL的纸盒收集，则要有蜡纸外包装和紧密封口，以防漏和丧失水分。也可以用有盖的塑料容器、玻璃容器收集粪便。另外还应有棉签或竹签等辅助工具。

① 在收集容器上贴上标签，写上被检者的姓名、性别、年龄、编号和检测内容。

② 向被检者介绍收集粪便标本的注意事项：采集标本时应使用干净的竹签，选取含有黏液、脓血等病变成分的粪便；外观无异常的粪便须从表面、深处等多处取材。

③ 被检者解出粪便，用竹签或棉签挑选指头大小一块粪便，连同竹签或棉签一并放入收集容器内。也可戴手套直接从粪便上采集。

④ 从速送到检验部门。

2. 注意事项

① 粪便检验应取新鲜的标本，盛器应洁净，不得混有尿液，不可有消毒剂及污水的污染，以免破坏有形成分，使病原菌死亡和污染腐生性原虫。粪便最好是直接收集在容器中，不能从便池的水中或土壤以及草地上收集，防止标本被水、尿和无关的物质污染。

② 找寄生虫虫体及做虫卵计数时应采集 24 h 粪便。前者应从全部粪便中仔细搜查或过筛，然后鉴别其种属；后者应混匀后检查。做化学法隐血实验时，应于前 3 日禁食肉类及含动物血食物并禁服铁剂及维生素 C。做粪胆原定量时，应连续收集 3 天的粪便，每天将粪便混匀称重后取出 20 g 送检。做细菌学检查的粪便标本应采集于灭菌有盖的容器内，立即送检。做氮平衡或矿物质平衡实验收集粪便时应使用粪便标记物（如卡红），以区分不同代谢期间的粪便。

三、粪便的保存

粪便本身含有大量细菌、水分、食物残渣、消化道分泌物等，粪便中的有形成分、阿米巴滋养体等容易分解破坏，粪便中的致病菌也容易被优势菌群的过度繁殖所掩盖，因此，要求粪便标本应尽快送检，尤其是检查痢疾阿米巴原虫或滋养体时应于排便后立即检查，不要超过 10min，从脓血和稀软部分取材，寒冷季节标本传送及检查时均需保温。需要连续收集 1 天甚至几天的粪便标本，若地方偏远无条件立即检测时，需要根据不同的检测目的采取不同的保存措施。

1. 固定保存

适用于寄生虫及虫卵检测。粪便可在聚乙烯醇（PVA）、硫柳汞-碘-甲醛（MIF）或其他的固定液中保存数周。

2. 冷藏保存

纸盒装的粪便标本不应直接放入冰箱，否则容易失水干燥，用有盖玻璃容器可延长冷藏保存时间，但冷藏时间不能太长（2～3 天）。

3. 运送培养基保存

采集腹泻病人的粪便标本，用作致病菌检测时需保存于运送培养基中。

4. 0.05mol/L 硫酸保存

做氮平衡实验时实验期间收集的粪便应加入适量 0.05 mol/L 硫酸后保存。

5. 冷冻保存

用于矿物质代谢研究的粪便样品可冷冻保存。

四、粪便用于营养学研究的意义

① 用于测定人体蛋白质的需要量（氮平衡法）。

② 用于评价食物蛋白质的营养价值（氮平衡法）。

③ 用于研究人体矿物质（如钙、铁、锌等）的需要量。

④ 用于评价食物中矿物质的吸收率以及影响矿物元素吸收的因素。
⑤ 用于监测体内矿物质随粪便的排泄情况。

任务4 血液的收集和保存

血液中不少化学成分可受饮食、药物以及离体后物理和化学因素的影响，因此，应在早晨空腹或禁食6h以上时采取血液，其分析结果才具有真实的代表性。

抗凝剂的选用是否适当，会直接影响分析结果。同时，抗凝剂的用量是否合适也是十分重要的，用量不足达不到抗凝效果，用量过多又会妨碍测定。例如，用草酸钾抗凝时，若过量，可使应用苦味酸法测定的血糖结果偏低，测氮时加纳氏试剂后易发生浑浊。

一般用血量少的项目或分析项目不多，可从毛细血管取血（耳垂、手指尖或足跟部）。用血量较大或分析项目多时，则以采静脉血为宜。

一、血液样品的种类

血液样品包括指血、耳垂血、足跟血、静脉血、眼眶取血等。

二、血样的收集

1. 采血前准备

（1）采血容器　采耳垂血或指尖、足跟血可用150 mm长、1.5mm孔径的玻璃毛细管或聚乙烯管，每管以盛装2/3～3/4管为宜，以留作封口。采静脉血一般用注射器。采血器具及装血样的容器都必须经过严格清洗及消毒，以防污染而影响结果。

（2）抗凝剂　常用的抗凝剂有草酸盐、枸橼酸盐、EDTA钠盐、肝素等。

血液抗凝剂种类繁多，好的抗凝剂应该是用量少、溶解快、不带进干扰实验的杂质和不改变细胞的形态。草酸钾最为常用，通常先配成10%的溶液，分装在洁净小瓶或试管内，每瓶0.2mL（含草酸盐20mg），在80℃下烘干后加塞备用，可使10mL血液不凝。若血量减少，可按每毫升加2mg草酸钾抗凝。肝素也是较为常用的抗凝剂，一般1mL血液需用肝素0.1～0.2mg或20IU（1mg相当于126IU），可先配成1 mL含10mg的肝素水溶液，每瓶加0.1mL，在60℃下烘干，加塞备用，可使5～10mL血液不凝。

（3）其他　离心机、冰箱、试管或离心管、试管架等。

2. 血样的采集

不管是采末梢血还是静脉血，血样的采集都需要由专业人员进行操作。

（1）末梢采血　末梢血采集主要有耳垂取血和指尖取血两种方法，婴儿也可在脚后跟取血。一般选取左手无名指内侧采血，该部位应无冻疮、炎症、水肿、破损。如该部位不符合要求，则应以其他手指部位代替。对于烧伤病人，可选择皮肤完整处采血。由于部分血液常规检测（如白细胞计数、分类等）受生理因素影响波动过大，比较时宜使条件尽量一致。涉及体内出血、凝血功能的检测项目（如血小板计数、出血时间或凝血时间等）的检测，一定要注意了解患者是否用过抗凝、促凝药物，以便减少或避免干扰因素的影响。

先将采血手指充分按摩或浸于热水中片刻，使血流旺盛。用75%的酒精棉球消毒皮肤，取血者用左手紧捏采血手指的指端上部，用右手持消毒的直形三棱针或弹簧刺血针刺破指端，刺入深度一般为2mm左右，依皮肤厚薄而定。第一滴血用棉球拭去，然后用采血管吸取或用小试管盛接血液。

在冬季从寒冷的室外进到室内后不要立即取血,应待身体暖和后,特别是待采血的耳垂和手暖和起来。在采指血前不要用热水烫手,保持手指干燥。

采耳垂血时应将耳垂上的耳环等挂饰物取下,采血后不要立即挂上。采血后应用消毒棉块或其他消毒止血物品压紧针刺破处,不要触及脏物,不要立即浸水洗手。

（2）静脉采血　用血量较多时,多采用静脉采血。采血器材应用一次性注射器,应严格遵守无菌操作程序。对于采血部位,成人多用肘前静脉,肥胖者也可用腕背静脉。肘前或腕背静脉采血时,一般采取坐位,病人特别是重病人可躺在床上,手臂下面垫一枕头使前臂伸展,系好压脉带,请被采血者紧握拳头数次,按摩采血部位,使静脉扩张,用碘酒、乙醇消毒皮肤,采血者左手固定静脉,右手持注射器穿刺,见有血后,抽取所需血量。要注意,在拔针前放松压脉带,以免发生血肿。拔针后用消毒棉球轻压针眼,弯曲前臂2~3min。

3. 血清或血浆的分离

血液离开血管后,血液凝固系统即被激活,血液凝固并析出血清,因此采血后必须尽快加以处理,并尽快进行检验,否则将影响结果的准确性。

血清和血浆都需要采血后立即分离,不宜搁置,离心速度不应太高。如不能及时分离,应放于4℃的冰箱保存,切勿将全血冰冻。在4℃冰箱内保存不能超过72h。

常用的化学或生化方法大多用血清进行。若需血清标本,则直接将血液注入清洁的试管或小瓶内,待其凝固后取上层的血清即可。若用全血或血浆进行检验,应将血液注入含有抗凝剂的试管或小瓶内,盖塞后,立即轻轻混匀,并尽快分离出血浆和各成分,可用离心机于3000r/min下离心10~15min。血浆的分离比血清要快且量多,血清和血浆的区别在于血浆含有纤维蛋白原而血清没有,其他成分完全相同。

三、血样保存

温度对血样中某些成分的影响极大,如血清在38℃放置1h维生素C可受破坏,胡萝卜素在室温下也仅能保存数小时。在某些分析项目中,血清样品在4℃可保存数天,在−30℃以下的冰箱中可放置几周、几个月乃至数年,但在放置过程中应注意严密封口,严防水分逸出。

四、注意事项

① 在采血操作中应防止溶血。注射器及针头应干燥、清洁,抽血后应将针头取下,将血沿管壁慢慢注入试管,不可注入气泡。血液注入试管或小瓶后,不能用力摇动。

② 按所涉及检验目的需要,一般采用抗凝的静脉全血或血清。有些试验（如血糖、血脂等）受饮食及昼夜因素影响较大,一般以清晨空腹血标本为宜。有些指标因在血中衰变较快［血清酶活性测定,如酸性磷酸酶（ACP）活性等］,在0~4℃储存时活性减弱也不一,这些项目检测必须及时而快速。有些（如肌酸激酶等）受运动等因素影响较大。涉及血钾、乳酸脱氢酶（LDH）等的测定时要注意避免发生溶血。

子情境5　食物营养成分评价

任务1　食品能量密度和营养质量指数

能量能够维持机体生命,很多营养素的生理功能都体现在机体的能量代谢上。反过来,如果能量摄入过高而营养素摄入过低，则造成多余的能量负荷，导致肥胖、各种慢性病的发病率增加。因此，在综合评价一种食物时，需要在了解食物能量值的同时把食物中的营养素提供的能量结合在一起，以判断食物能量和营养素之间的供求关系。营养质量指数（INQ）就是这样一个指标，人们可以根据 INQ 值的大小直观地对食物营养质量进行判断，而且 INQ 最大的特点就是可以按照不同人群的营养需求分别进行计算。

一、能量密度

不同食物能量差别极大，一般按能量由高到低排列有油脂、油料种子、干果、肉类、淀粉类食物，这些都是高能量食品，而蔬菜水果能量较低。

为直观表示食品所提供的能量的多少，可采用能量密度进行评估。选用100g食物为计量单位，根据食物标签的能量数值或者计算的能量数值查询推荐的成人能量参考摄入量，根据公式求出能量密度。

$$能量密度 = 一定量食物提供的能量值/能量推荐摄入量$$

另外，评价能量密度还可根据食物能量与某营养素的含量比值计算，但应用不广泛。

不同种类食物的能量密度各不相同，这是了解不同食物能量高低、对人体满足程度的一个简单分析方法。长期食用低能量和能量密度低的食物，会影响儿童生长发育；长期食用高能量和能量密度高的食物，则容易造成成人体重过重或肥胖。

二、营养素密度

食物的营养价值不能以一种或两种营养素的含量来决定，而必须看它在膳食整体中对营养平衡的贡献。一种食物，无论其中某些营养素含量如何丰富，也不能代替由多种食品组成的营养平衡的膳食。

由于食物的营养素组成特点不同，在平衡膳食中所发挥的作用也不同。例如，蔬菜中蛋白质含量低而维生素 C 含量高，肉类中蛋白质含量高而不含维生素 C。平衡膳食需要用各种食物恰当配合以满足人体对所有营养物质的需要，因此膳食中各类食品均有其营养意义。

在评价各种食物的营养特点时，可以采用"营养素密度（nutrient density）"这个概念，即食物中某营养素满足人体需要的程度与该营养素的推荐摄入量之比值。计算公式为：

$$营养素密度 = 一定数量某食物中营养素含量/相应营养素的推荐摄入量$$

三、营养质量指数

营养质量指数（INQ）是一种结合能量和营养素对食物进行综合评价的简便实用指标，它能直观、综合地反映食物能量和营养素需求的情况。

1. 计算 INQ

INQ 的计算首先是在求出能量密度之后，同时求出某一个所关心的营养素密度，两者相除，得到 INQ。INQ 是评价食物营养的简明指标。

$$食物营养质量指数 = 营养素密度/能量密度$$

2. INQ 评价标准

INQ=1，表示食物提供营养素的能力与提供能量的能力相当，二者满足人体需要的程度相等，为"营养质量合格食物"。

INQ<1，表示该食物提供营养素的能力小于提供能量的能力，长期食用此食物会发生该营养素不足或供能过剩的危险，为"营养价值低的食物"。

INQ>1，表示该食物提供营养素的能力大于提供能量的能力，为"营养质量合格食物"，特别适合体重超重和肥胖者选择。

INQ 最大的特点就是根据不同人群的营养需求来分别计算。同一个食物，对一组正常人群可能是合格的，而对肥胖人群可能是不合格的，因此要做到因人而异。

【例1】 葡萄干面包的能量为 260kcal，维生素 B_1 含量为 0.05mg，维生素 B_2 含量为 0.06mg，与其他成分一起填入表1-24。按照中体力活动成年女性所需能量和营养素，100g 面包维生素 B_1 营养质量指数计算如下：

能量密度＝260/2300＝0.113

维生素 B_1 密度＝0.05/1.2＝0.042

100g 面包维生素 B_1 营养质量指数（INQ）＝0.042/0.113＝0.37

其他类推。

表 1-24　食物营养成分及营养质量指数比较

能量/营养素	RNI（或 AI）	面包 含量（每100g）	INQ	能量/营养素	RNI（或 AI）	面包 含量（每100g）	INQ
能量/kcal	2300	260	—	维生素 B_1/mg	1.2	0.05	0.37
蛋白质/g	55	6.6	1.06	维生素 B_2/mg	1.2	0.06	0.44
脂肪/g	51～77	3.7	0.53	钙/mg	800	42	0.46
碳水化合物/g	345	50.1	1.29	铁/mg	20	1.2	0.53
维生素 A/μg RAE	700	—	—				

注：表中数据的每日值。除特别指出，其他处同。

根据计算出的 INQ 值对产品进行评价。

本产品蛋白质、碳水化合物的 INQ 略高于 1，说明面包是富含蛋白质、碳水化合物的食品；而维生素 B_1、维生素 B_2 和钙、铁的 INQ 均较低，说明对于这些营养素而言面包的营养质量不高，不能满足需要，应及时从其他来源的食物补充。

【例2】 已知某牛肉干每100g 的能量为550kcal，蛋白质含量为45.6g，铁含量为15.6mg，请按照成年男子轻体力活动所需能量和营养素，计算蛋白质和铁的营养质量指数（保留2位小数），并进行评价。

能量密度＝550/2250＝0.24

蛋白质密度＝一定量食物提供的蛋白质/蛋白质推荐摄入量＝45.6/65＝0.70

蛋白质营养质量指数＝蛋白质密度/能量密度＝0.70/0.24＝2.92

铁密度＝一定量食物提供铁含量/铁推荐摄入量＝15.6/12＝1.30

铁营养质量指数＝铁密度/能量密度＝1.30/0.24＝5.42

评价：蛋白质和铁的营养质量指数大于1，表示该牛肉干提供蛋白质和铁的能力大于提供热能的能力，为营养质量合格食物，特别适合超重和肥胖者选择。

任务2　食物蛋白质质量评价——氨基酸评分法

氨基酸评分（AAS）也称为蛋白质化学评分，是用被测食物蛋白质的必需氨基酸与推荐的理想模式或参考蛋白质的氨基酸模式进行比较，计算出比值，比值低者为第一限制氨基酸。由于限制氨基酸的存在，使食物蛋白质的利用受到限制，所以第一限制氨基酸的评分即为该食物蛋白质的氨基酸评分。氨基酸评分可以明确哪种氨基酸是限制氨基酸，也可以发现其他氨基酸的不足，对于食物营养价值分析是非常有帮助的。氨基酸评分是广为应用的一种食物蛋白质营养价值评价方法，不仅适用于单一蛋白质的评价，还可以用于混合食物蛋白质评价，使用这种方法能够直观地对食物蛋白质进行质量评价。

一、食物氨基酸评分的计算

1. 氨基酸评分计算

以理想模式或参考蛋白质氨基酸模式为标准，按照下列公式计算被评价食物蛋白质 8 种必需氨基酸的评分值：

AAS＝被测食物蛋白质每克氮（或蛋白质）中氨基酸含量（mg）/理想模式中每克氮（或蛋白质）中氨基酸含量（mg）

一般来讲，可以采用 FAO/WHO 1973 年提出的人体氨基酸模式作为评分标准；如果针对某个年龄段的人群进行氨基酸评价，可以采用 1985 年的人体氨基酸模式作为标准。

根据必需氨基酸评分值计算结果，找出评分值最低的必需氨基酸，定为第一限制氨基酸，此氨基酸的评分值即为该食物蛋白质的氨基酸评分，具体可参见表 1-25。

表 1-25 鸡蛋、大豆必需氨基酸含量

必需氨基酸	鸡蛋氨基酸含量		大豆氨基酸含量	
	/(mg/100g)	/(mg/g 蛋白质)	/(mg/100g)	/(mg/g 蛋白质)
异亮氨酸	619	49	1853	53
亮氨酸	1030	81	2819	81
赖氨酸	837	66	2237	64
蛋氨酸＋胱氨酸	598	47	902	26
苯丙氨酸＋酪氨酸	1096	86	3013	86
苏氨酸	568	45	1435	41
色氨酸	219	17	455	13
缬氨酸	688	54	1726	49
总计	5655	445	14440	413

以鸡蛋和大豆为例。鸡蛋中异亮氨酸含量为 49mg/g 蛋白质，以 FAO/WHO 1973 年人体氨基酸模式为评分标准，异亮氨酸 AAS 为 49÷40＝1.23，也可表示为 123％。同理，计算其他必需氨基酸评分，分别将计算结果填于表 1-26。

表 1-26 氨基酸评分举例（鸡蛋和大豆）

必需氨基酸	FAO/WHO 1973 年人体氨基酸模式/(mg/g 蛋白质)	鸡蛋		大豆	
		氨基酸含量/(mg/g 蛋白质)	AAS	氨基酸含量/(mg/g 蛋白质)	AAS
异亮氨酸	40	49	1.23	53	1.33
亮氨酸	70	81	1.16	81	1.16
赖氨酸	55	66	1.20	64	1.16
蛋氨酸＋胱氨酸	35	47	1.34	26	0.74
苯丙氨酸＋酪氨酸	60	86	1.43	86	1.43
苏氨酸	40	45	1.13	41	1.03
色氨酸	10	17	1.70	13	1.30
缬氨酸	50	54	1.08	49	0.98
总计	360	445	—	413	—

结果表明鸡蛋蛋白质中8种必需氨基酸评分均高于人体氨基酸模式,其中以缬氨酸的AAS评分最低,为1.08,表明鸡蛋AAS为1.08;大豆蛋白质中含硫氨基酸(蛋氨酸＋胱氨酸)的AAS最低,为0.74,说明含硫氨基酸是第一限制氨基酸。

2. 经消化率校正后的氨基酸评分(PDCAAS)的计算

(1)查找蛋白质的真消化率 根据食品来源、蛋白质组成及其性质查找被测蛋白质的真消化率,根据真消化率表1-27,查出鸡蛋的真消化率(TD)为97%,大豆的真消化率为78%。

表1-27 部分食物中蛋白质的真消化率　　　　　　　　　　　　　　单位:%

食物名称	真消化率	食物名称	真消化率
酪蛋白	99	肉、鱼	94
鸡蛋	97	大豆	78
牛肉	98	大豆分离蛋白	95
牛奶、奶酪	95	花生	94
全麦	91	小麦	93

(2)计算PDCAAS 根据公式PDCAAS＝AAS×TD依次计算各氨基酸的PDCAAS,评分最低的为该食物最终的PDCAAS评分。

本例中根据表1-26确定的食物AAS,乘以真消化率,计算得出鸡蛋和大豆的PDCAAS分别为1.05和0.58。

3. 评价

根据以上计算结果评价出食物的蛋白质营养价值,并给出可能的建议。

本例中,鸡蛋含有较高的蛋白质,必需氨基酸模式与理想的人体氨基酸模式接近,蛋白质质量高且消化利用率较高,是非常好的蛋白质来源,AAS和PDCAAS分别为1.08和1.05。相比之下,大豆蛋白质含量和必需氨基酸的比例更为丰富,但含硫氨基酸相对较低,使得蛋白质质量低于鸡蛋,氨基酸评分为0.74;大豆蛋白质真消化率为78%,PDCAAS为0.58,建议和其他蛋白质配合食用,以提高利用率。

二、食物蛋白质互补作用评价

1. 蛋白质的互补作用

当食物蛋白质中必需氨基酸的含量与比值接近人体组织蛋白质氨基酸的组成和比值时,其利用率高,营养价值就大。但是有些蛋白质,因一种或几种必需氨基酸的含量过低或过高,比值与人体组织不接近,则利用率、生物学价值(BV)低。如果针对不同食物蛋白质的营养特点将两种或两种以上的食物蛋白质混合食用,其中所含的必需氨基酸取长补短、相互补充,使混合后蛋白质生物学价值大大提高,这种效果就称蛋白质的互补作用。例如小麦、大豆、玉米,单独食用生物学价值分别为67、64、60,如适量混合后生物学价值提高,即便与动物性食物混合,也可提高BV值,具体数据见表1-28。

表1-28 几种食物混合后蛋白质的生物学价值(BV)

食物名称	单独食用BV	混合食用所占的比例/%			食物名称	单独食用BV	混合食用所占的比例/%		
小麦	67	37	—	31	玉米	60	—	40	—
大米	57	32	40	46	牛肉干	76	—	—	15
大豆	64	16	20	8	混合食用BV		74	73	89
豌豆	48	15	—	—					

2. 食物蛋白质互补原则

为充分发挥食物蛋白质的互补作用，在调配膳食时，应遵循三个原则。

① 食物的生物学种属越远越好，如动物性和植物性食物之间的混合比单纯植物性食物之间的混合要好。

② 搭配的种类越多越好。如三种比两种好，体现食物多样化。

③ 同时食用最好，因为单个氨基酸在血液中的停留时间约为4h，然后到达组织器官，再合成组织器官的蛋白质，而合成组织器官蛋白质的氨基酸必须同时到达才能发挥互补作用。根据以上原则不难发现，合理的食物搭配以及食物多样化有助于提高食物营养价值。几种食物混合后蛋白质的氨基酸评分见表1-29。

表1-29 几种食物混合后蛋白质的氨基酸评分

蛋白质来源	蛋白质氨基酸含量/%				氨基酸评分（限制氨基酸）
	赖氨酸	含硫氨基酸	苏氨酸	色氨酸	
FAO/WHO标准	5.5	3.5	4.0	1.0	100
谷类	2.4	3.8	3.0	1.1	44（赖氨酸）
豆类	7.2	2.4	4.2	1.4	18（含硫氨基酸）
奶类	8.0	2.4	3.7	1.3	83（含硫氨基酸）
混合食用	5.1	3.2	3.5	1.2	88（苏氨酸）

3. 混合膳食蛋白质氨基酸评价

以某一份早餐为例，包括燕麦片30g、牛奶250g、面包150g，评价该早餐混合食物的营养价值。100g食物氨基酸含量见表1-30。

表1-30 100g食物氨基酸含量

食物名称	赖氨酸/mg	含硫氨基酸/mg	苏氨酸/mg	色氨酸/mg
燕麦片	523.5	649.5	481.5	253.5
牛奶	213.9	96	104.1	39
面包	150.9	335	202.2	83

方法一：

（1）确定混合膳食中蛋白质含量和质量比

① 通过查阅食物成分表，查出每种配料/食物的蛋白质含量（A）。

② 根据混合膳食中每种食物或配料的质量（B）计算每种食物或配料实际提供的蛋白质量（$C=A \times B/100$），以及混合膳食中的蛋白质总量（$\sum C$）。

③ 计算各配料提供的蛋白质质量百分比（$D=C/\sum C \times 100\%$），填入表1-31。

表1-31 混合食物蛋白质含量及质量比

配料/食物	蛋白质含量A/(g/100g)	质量B	$C=A \times B/100$	蛋白质质量比D/%
燕麦片	15.0	30g	4.5	18.8
牛奶	3.0	250g	7.5	31.4
面包	7.9	150g	11.9	49.8
			$\sum C=23.9$	

（2）混合膳食蛋白质氨基酸评价

① 通过查询食物氨基酸含量表列出每种食物必需氨基酸的含量，要求以mg/g蛋白质

表示（E）。为简便起见，可先列出一般含量较低的氨基酸，如赖氨酸、含硫氨基酸（蛋氨酸＋胱氨酸）、苏氨酸、色氨酸。

② 以 FAO/WHO 人体氨基酸模式（1973）为标准计算混合膳食中各配料的必需氨基酸评分，确定各自的限制氨基酸和食物蛋白质 AAS。

③ 将各食物氨基酸含量（E）乘以相应的蛋白质质量比（D），再加和计算出混合膳食中每种氨基酸总量（$F=E\times D$）；如上法计算混合膳食的 AAS。

本例中燕麦片、面包、牛奶的 AAS 分别为 0.63、0.35、0.87，燕麦片和面包的第一限制氨基酸均为赖氨酸，牛奶的限制氨基酸为苏氨酸，混合后（早餐）的 AAS 为 0.70，混合后膳食中各配料和膳食的蛋白质氨基酸评分见表 1-32 和表 1-33。

表 1-32　混合膳食中各配料的蛋白质氨基酸评分

食物	氨基酸含量/(mg/g 蛋白质)								氨基酸评分（限制氨基酸）
	赖氨酸		含硫氨基酸		苏氨酸		色氨酸		
	含量 E	AAS	含量 E	AAS	含量 E	AAS	含量 E	AAS	
燕麦片	34.9	0.63	43.3	1.24	32.1	0.80	16.9	1.69	0.63（赖氨酸）
牛奶	71.3	1.30	32.0	0.91	34.7	0.87	13.0	1.30	0.87（苏氨酸）
面包	19.1	0.35	42.4	1.21	25.6	0.64	10.5	1.05	0.35（赖氨酸）

表 1-33　混合后膳食蛋白质氨基酸评分

食物	混合后氨基酸含量 $F=E\times D$				氨基酸评分（限制氨基酸）
	赖氨酸	含硫氨基酸	苏氨酸	色氨酸	
燕麦片	6.6	8.2	6.1	3.2	
牛奶	22.4	10.1	10.9	4.1	
面包	9.5	21.1	12.7	5.2	
	38.5(0.70)	39.4(1.13)	29.7(0.74)	12.5(1.25)	0.70（赖氨酸）

注：括号内数字为 AAS。

(3) 比较各配料/食物蛋白质 AAS 和混合膳食的 AAS，给出评价和建议　某人早餐搭配包括谷类（燕麦片、面包）、牛奶，蛋白质 AAS 比单纯食用谷类食品有所提高，说明蛋白质营养价值有所提高，但赖氨酸、苏氨酸仍略显不足，建议可同时配以赖氨酸、苏氨酸含量丰富的食物，如豆奶、玉米、强化了赖氨酸的面包等，或调配食物比例减少面包的消费，改为粗粮。

方法二：

(1) 计算三种食物蛋白质总量

$30\times 15\% + 250\times 3\% + 150\times 7.9\% = 23.85g$

(2) 计算三种食物中氨基酸含量

赖氨酸 $= 30\times 523.5\% + 250\times 213.9\% + 150\times 150.9\% = 918.15mg$

含硫氨基酸 $= 30\times 649.5\% + 250\times 96\% + 150\times 335\% = 937.35mg$

苏氨酸 $= 30\times 481.5\% + 250\times 104.1\% + 150\times 202.2\% = 708mg$

色氨酸 $= 30\times 253.5\% + 250\times 39\% + 150\times 83\% = 298.05mg$

(3) 计算每克混合食物蛋白质中氨基酸的含量

赖氨酸 $= 918.15 \div 23.85 = 38.5mg/g$

含硫氨基酸 $= 937.35 \div 23.85 = 39.3mg/g$

苏氨酸＝708÷23.85＝29.7mg/g
色氨酸＝298.05÷23.85＝12.5mg/g
（4）计算氨基酸评分
赖氨酸 AAS＝38.5÷55＝0.70
含硫氨基酸 AAS＝39.3÷35＝1.12
苏氨酸 AAS＝29.7÷40＝0.74
色氨酸 AAS＝12.5÷10＝1.25
（5）比较各配料/食物蛋白质 AAS 和混合膳食的 AAS 给出评价和建议，具体同方法一。

任务3 食物碳水化合物评价——血糖生成指数

碳水化合物是人类膳食中最重要的能量物质，占能量的 50%～65%。根据组成、结构不同，FAO 将碳水化合物分为糖、寡糖和多糖。除为机体提供能量外，不同碳水化合物因代谢途径不同发挥着不同的生理作用，如碳水化合物的消化吸收与血糖、胰岛素调控以及大肠发酵与肠道健康等相关。因此，对碳水化合物进行分类学分析是食物碳水化合物评价的重要内容，其中碳水化合物与血糖的关系也是人们关注的重要内容。碳水化合物由于来源、结构、数量、加工方式等的不同，可能有不同的血糖应答，为评价碳水化合物的生理效应，国际上提出了食物血糖生成指数（GI）的概念。食物 GI 同时考虑了碳水化合物的含量和数量，而随后引入的血糖生成负荷（GL）的概念，更加强了碳水化合物数量对血糖的影响。将 GI 和 GL 有效地结合，有利于对食物碳水化合物的血糖应答效应进行很好的评价，从而有利于科学利用碳水化合物。

食物碳水化合物评价

一、食物的血糖生成指数

食物血糖生成指数（GI）是 1981 年一位名叫霍金斯（Jenkins）的医生在《美国临床营养学期刊》中首次提到的，根据 WHO/FAO 对血糖生成指数的定义，食物 GI 是指人体进食含 50g 可利用碳水化合物的待测食物后血糖应答曲线下的面积与食用含等量碳水化合物标准参考物后血糖应答曲线下面积之比。通常标准参考物选择葡萄糖或白面包。

$$GI = \frac{含 50g 可利用碳水化合物实验食物餐后 2h 血糖应答曲线下面积}{等量碳水化合物标准参考物餐后 2h 血糖应答曲线下面积} \times 100$$

不同来源的碳水化合物由于消化吸收速度不同可能有不同的 GI 值，消化吸收快的碳水化合物餐后血糖应答迅速，血糖升高幅度大，餐后 2h 的血糖动态曲线下面积大，GI 值高；相反地，消化分解慢的碳水化合物，向血液中释放葡萄糖的速度缓慢，血糖上升较慢，因此具有较低的 GI 值。

二、食物 GI 的影响因素

影响 GI 的因素很多，包括食物烹调加工方式、食物其他成分的含量等物化因素以及胃排空率、胰岛素反应强度、咀嚼程度、小肠中淀粉酶的含量等物理性因素，表 1-34 总结了影响食物 GI 的物化因素。

表 1-34 影响食物 GI 的物化因素

GI 的影响因素	使 GI 降低的因素	使 GI 升高的因素
淀粉组成	支链淀粉↓	直链淀粉↑
单糖成分的性质	果糖、半乳糖	葡萄糖
黏性纤维	胶体、β-葡聚糖含量↑	胶体、β-葡聚糖含量↓
其他成分	蛋白质、脂肪↑	蛋白质、脂肪↓
烹调/加工方式	半熟	压出水分、糊化
	冷冻压榨	晒干、膨化
颗粒大小	大颗粒	小颗粒
成熟度和食品储藏	未成熟的、生的、酸度	熟透
	冷冻储藏、时间长	新鲜
α-淀粉酶限制因子	凝集素、植酸盐↑	凝集素、植酸盐↓

三、食物 GI 的评价

同其他营养成分分析评价方法不同，食物 GI 的测定是在大量人体试食试验基础上完成的，因此 GI 更能反映人体的真实状况，但也因为受到试验者个体差异的影响，不同国家、地区的 GI 值有一定差异，但无论如何食物 GI 的大致趋势一致，根据食物 GI 值可以判断食物对血糖影响的差异。

GI 大于 70 的为高 GI 食物，GI 在 55～70 的为中 GI 食物，GI 小于 55 的为低 GI 食物。

四、食物的血糖生成负荷

食物 GI 是以受试者食用等量碳水化合物（一般为 50g）条件下测定的，而碳水化合物的受试量也同样可影响血糖应答。有些食物 GI 较低，但消费量较高，有些则反之，食物的血糖生成负荷（GL）的提出正是体现了碳水化合物数量对血糖的影响，其计算公式如下：

GL＝食物 GI×摄入该食物的实际可利用碳水化合物的含量(g)÷100

GL 的分级和评价：GL＞20 的为高 GL 食物；GL 在 10～20 的为中等 GL 食物；GL＜10 的为低 GL 食物。

五、混合膳食 GI 和 GL 的计算

每种食物都应测定其 GI 值，但由于实验方法限制，使用者都可以采用匹配的方法从 GI 表中查找相关数据，目前我国有 200 余种食物 GI 值，而对于混合食物，可以通过单一食物的 GI 和配比，来预测一餐（混合食物）的 GI。

以一早餐膳食为例，包括牛奶 200g、馒头 70g、面条 130g，计算该早餐的 GI。已知各食物碳水化合物含量及 GI 如表 1-35 所示。

表 1-35 各食物碳水化合物含量及 GI 值

食物/配料	碳水化合物含量/(g/100g)	食物 GI
牛奶	3.4	27.6
馒头	47.0	88
面条	24.3	37

1. 计算混合食物碳水化合物含量和质量比

具体见表 1-36。

表 1-36 混合食物碳水化合物含量和质量比计算

食物/配料	可利用碳水化合物含量/(g/100g)	质量	碳水化合物含量/g	占一餐碳水化合物质量比/%
牛奶	3.4	200g	6.8	9.5
馒头	47.0	70g	32.9	46.1
面条	24.3	130g	31.6	44.3
总计	—	—	71.3	—

2. 计算混合食物 GI

具体见表 1-37。

表 1-37 混合食物血糖生成指数（GI）的计算

食物/配料	食物 GI	占一餐碳水化合物质量比/%	对一餐总 GI 的贡献
牛奶	27.6	9.5	27.6×9.5％＝2.6
馒头	88	46.1	40.6
面条	37	44.3	16.4
总计	—	—	59.6

3. 计算混合食物的 GL

GL＝59.6×71.3÷100＝42.5

根据 GI、GL 分级评价标准，该早餐混合食物的血糖生成指数为 59.6，在 55～70 之间，属于中等 GI 的食物；血糖负荷为 42.5，大于 20，为高血糖负荷的食物；说明此餐为中等 GI 膳食，但也不能食用过量。

复习思考题

1. 食物成分表的食物分类和膳食结构分析中的分类有何异同？
2. 食物可食部、废弃率、生熟质量比值的概念和计算公式各是什么？
3. 怎样进行食物成分表查询？
4. 24h 回顾法、记账法、称重记账法、食物频率法各自的优缺点以及应用范围是什么？
5. 计算人日数、标准人系数的方法及其实际意义是什么？
6. 怎样应用中国居民膳食宝塔评价被调查者的膳食模式？
7. 膳食调查结果的评价包括哪些方面？
8. 测量身高时，要求测量姿势"三点靠立柱""两点呈水平"，具体是指什么内容？
9. 简述测量成年人胸围、腰围和臀围的方法。
10. 简述头发采集的部位和方法。
11. 怎样计算体质指数（BMI）？我国成年人 BMI 的正常范围是多少？
12. 评价儿童体格发育的常用指标和计算方法有哪些？
13. 怎样测量婴幼儿的头围和胸围？
14. 使用皮褶厚度计的注意事项有哪些？
15. 怎样收集和保存 24h 尿液？所用防腐剂主要有哪些？
16. 如何应用营养质量指数评价食物的营养价值？
17. 什么是氨基酸评分？如何计算食物蛋白质的氨基酸评分？

学习情境 2

食物选择

学习目标

◆掌握蛋白质、脂肪、碳水化合物、维生素、矿物质的生理功能。
◆根据人体营养需要、各类食物的主要营养成分选择食物。
◆根据常用食物营养价值、不同人群的饮食习惯选择食物。
◆根据烹调加工对食物营养素的影响指导合理烹调加工食物。

子情境1 普通人群的营养需要和食物选择

普通人群一般是指18~60岁的人群，此时机体比其他年龄组相对来讲要稳定得多。但是为了保持健康，人们还是必须从膳食中获取各种各样的营养物质。营养素长期供给不均衡就可能危害健康，所以必须科学地选择食物，合理安排每日膳食，以提供数量及质量适宜的各种营养素。

一、普通人群的营养需要

（一）蛋白质

蛋白质是化学结构复杂的一类有机化合物，是人体必需的营养素之一，蛋白质是组成人体一切细胞、组织的重要成分。

1. 蛋白质的元素组成及氮折算成蛋白质的折算系数

（1）蛋白质的元素组成 蛋白质是自然界中的一大类有机物质，从各种动植物组织中提取出的蛋白质，其元素组成为：碳（50%~55%）、氢（6.7%~7.3%）、氧（19%~24%）、氮（13%~19%）及硫（0~4%）；有些蛋白质还含有磷、铁、碘、锰及锌等其他元素。由于碳水化合物和脂肪中仅含碳、氢、氧，不含氮，所以蛋白质是人体氮的唯一来源，碳水化合物和脂肪不能代替。

（2）氮折算成蛋白质的折算系数 大多数蛋白质的含氮量相当接近，平均为16%。因此在大多数生物样品中，每克氮相当于6.25g蛋白质（即100÷16），其折算系数为6.25。只要测定生物样品中的含氮量，就可以算出其中蛋白质的大致含量，即

样品中蛋白质的百分含量(%)＝样品中含氮量(g)×6.25×100%

但不同蛋白质的含氮量是有差别的，故折算系数不尽相同，见表2-1。

表 2-1　氮折算成蛋白质的折算系数

食物	折算系数	食物	折算系数
大米	5.95	肉类和鱼类	6.25
全小麦	5.83	乳类及乳制品	6.38
燕麦	5.83	鸡蛋（全）	6.25
玉米	6.25	芝麻、葵花籽	5.30
小米	6.31	大豆	5.71
小麦胚芽	6.31	花生	5.46
大麦及黑麦	5.83	杏仁	5.18

2. 氨基酸

氨基酸是组成蛋白质的基本单位，是分子中具有氨基和羧基的一类含有复合官能团的化合物，具有共同的基本结构。由于它是羧酸分子的α-碳原子上的氢被一个氨基取代的化合物，故又称α-氨基酸。

氨基酸按化学结构式分类分为脂肪族氨基酸、芳香族氨基酸、杂环氨基酸。在营养学上，根据氨基酸的必需性，分为必需氨基酸、非必需氨基酸和条件必需氨基酸。

在人体和食物蛋白质的20余种氨基酸中，只有一部分可以在体内合成，其余的则不能合成或合成速度不够快。不能合成或合成速度不够快的氨基酸，必须由食物供给，故称为必需氨基酸；能在体内合成的则称为非必需氨基酸。非必需氨基酸并非体内不需要，只是可在体内合成，食物中缺少了也无妨。

条件必需氨基酸有两个特点：①在合成氨基酸中用其他氨基酸作为碳的前体，并且只限于某些特定器官，这是与非必需氨基酸在代谢上的重要区别。有些条件必需氨基酸（如酪氨酸）的前体是一种必需氨基酸（苯丙氨酸）；而其他条件必需氨基酸（如精氨酸、脯氨酸和甘氨酸）的前体则是一种非必需氨基酸；还有一些其他条件必需氨基酸（如半胱氨酸）需要必需氨基酸（蛋氨酸作为硫的前体）和非必需氨基酸（丝氨酸）两者作为前体。在代谢水平上，机体合成条件必需氨基酸的能力受适宜氨基酸前体的可利用性所限制。②条件必需氨基酸合成最高速度可能是有限的，并可能受发育和病理生理因素所限制。出生体重非常低的婴儿不仅不能合成半胱氨酸，并可能缺乏合成足够量甘氨酸的能力。后者是一种很重要的氨基酸，因为人乳蛋白质的甘氨酸含量很低。

半胱氨酸和酪氨酸在体内可分别由蛋氨酸和苯丙氨酸转变而成，如果膳食中能直接提供这两种氨基酸，则人体对蛋氨酸和苯丙氨酸的需要量可分别减少30%和50%。所以半胱氨酸和酪氨酸称为条件必需氨基酸或半必需氨基酸。在计算食物必需氨基酸组成时，常将蛋氨酸和半胱氨酸、苯丙氨酸和酪氨酸合并计算。

迄今，已知人体的必需氨基酸有9种，见表2-2。

表 2-2　人体需要的氨基酸

必需氨基酸	非必需氨基酸	条件必需氨基酸
异亮氨酸	天冬氨酸	半胱氨酸
亮氨酸	天冬酰胺	酪氨酸
赖氨酸	谷氨酸	
蛋氨酸	谷氨酰胺	
苯丙氨酸	甘氨酸	
苏氨酸	脯氨酸	
色氨酸	丝氨酸	
缬氨酸	精氨酸	
组氨酸（儿童）	胱氨酸	
	丙氨酸	

3. 蛋白质的分类

在营养学上常按营养价值分类，食物蛋白质的营养价值取决于所含氨基酸的种类和数量，所以在营养上尚可根据食物蛋白质的氨基酸组成分为完全蛋白质、半完全蛋白质和不完全蛋白质三类。

① 完全蛋白质所含必需氨基酸种类齐全、数量充足、比例适当，不但能维持成人的健康，并能促进儿童生长发育，如乳类中的酪蛋白、乳白蛋白，蛋类中的卵白蛋白、卵磷蛋白，肉类中的白蛋白、肌蛋白，大豆中的大豆蛋白，小麦中的麦谷蛋白，玉米中的谷蛋白等。

② 半完全蛋白质所含必需氨基酸种类齐全，但有的氨基酸数量不足、比例不适当，可以维持生命，但不能促进生长发育，如小麦中的麦胶蛋白等。

③ 不完全蛋白质所含必需氨基酸种类不全，既不能维持生命，也不能促进生长发育，如玉米中的玉米胶蛋白，动物结缔组织和肉皮中的胶质蛋白，豌豆中的豆球蛋白等。

4. 蛋白质生理功能

(1) 构成和修复组织　蛋白质是构成机体组织、器官的重要成分，人体各组织、器官无一不含蛋白质。在人体的瘦组织中，如肌肉组织和心、肝、肾等器官均含有大量蛋白质；骨骼、牙齿乃至指、趾也含有大量蛋白质；细胞中，除水分外，蛋白质约占细胞内物质的80%。因此，构成机体组织、器官的成分是蛋白质最重要的生理功能。身体的生长发育可视为蛋白质的不断积累过程。蛋白质对生长发育期的儿童尤为重要。

人体内各种组织细胞的蛋白质始终在不断更新。例如，人血浆蛋白质的半衰期约为10天，肝中大部分蛋白质的半衰期为1～8天，某些蛋白质的半衰期很短，只有数秒。只有摄入足够的蛋白质方能维持组织的更新。身体受伤后也需要蛋白质作为修复材料。

(2) 调节生理功能　机体生命活动之所以能够有条不紊地进行，有赖于多种生理活性物质的调节。而蛋白质在体内是构成多种重要生理活性物质的成分，参与调节生理功能。如核蛋白构成细胞核并影响细胞功能；酶蛋白具有促进食物消化、吸收和利用的作用；免疫蛋白具有维持机体免疫功能的作用；收缩蛋白，如肌球蛋白具有调节肌肉收缩的功能；血液中的脂蛋白、运铁蛋白、视黄醇结合蛋白具有运送营养素的作用；血红蛋白具有携带、运送氧的功能；白蛋白具有调节渗透压、维持体液平衡的功能；由蛋白质或蛋白质衍生物构成的某些激素，如垂体激素、甲状腺素、胰岛素及肾上腺素等都是机体的重要调节物质。

(3) 供给能量　蛋白质在体内降解成氨基酸后，经脱氨基作用生成的 α-酮酸，可以直接或间接经三羧酸循环氧化分解，同时释放能量，是人体能量来源之一。但是，蛋白质的这种功能可以由碳水化合物、脂肪所代替。因此，供给能量是蛋白质的次要功能。

5. 食物蛋白质的营养评价

食物蛋白质由于氨基酸组成的差别，其营养价值不完全相同，一般来说动物蛋白质的营养价值优于植物蛋白质。评价食物蛋白质营养价值主要从"量"和"质"两个方面进行。

(1) 食物蛋白质含量　食物蛋白质含量是评价食物蛋白质营养价值的一个重要方面。蛋白质含氮量比较恒定，故测定食物中的总氮含量乘以蛋白质折算系数6.25，即得蛋白质含量。

(2) 食物蛋白质消化率　食物蛋白质消化率是反映食物蛋白质在消化道内被分解和吸收程度的一项指标，是指在消化道内被吸收的蛋白质占摄入蛋白质的百分数。测定食物蛋白质消化率也是评价食物蛋白质营养价值的生物学方法之一。一般采用动物或人体实验测定，根据是否考虑内源粪代谢氮因素，可分为测定表观消化率和真消化率两种方法。

① 蛋白质表观消化率　即不计内源粪氮的蛋白质消化率。通常以动物或人体为实验对

象，在实验期内，测定实验对象摄入的食物氮（摄入氮）和从粪便中排出的氮（粪氮），然后按下式计算：

$$蛋白质表观消化率(\%) = \frac{摄入氮 - 粪氮}{摄入氮} \times 100\%$$

② 蛋白质真消化率　考虑粪代谢时的消化率。粪中排出的氮实际上有两个来源，一是来自未被消化吸收的食物蛋白质；二是来自脱落的肠黏膜细胞以及肠道细菌等所含的氮。通常以动物或人体为实验对象，首先设置无氮膳食期，即在实验期内给予无氮膳食，并收集无氮膳食期内的粪便，测定氮含量，无氮膳食期内的粪氮即粪代谢氮。成人24h内粪代谢氮一般为0.9~1.2g。然后再设置被测食物蛋白质实验期，实验期内摄取被测食物，再分别测定摄入氮和粪氮。从被测食物蛋白质实验期的粪氮中减去无氮膳食期的粪代谢氮，才是摄入食物蛋白质中真正未被消化吸收的部分，故称蛋白质（N）真消化率。计算公式如下：

$$蛋白质真消化率(\%) = \frac{摄入氮 - (粪氮 - 粪代谢氮)}{摄入氮} \times 100\%$$

由于粪代谢氮测定十分烦琐，且难以准确测定，故在实际工作中常不考虑粪代谢氮，特别是当膳食中的膳食纤维含量很少时，可不必计算粪代谢氮；当膳食中含有多量膳食纤维时，成年男子的粪代谢氮值，可按每天12mg/kg体重计算。

食物蛋白质消化率受到蛋白质性质、膳食纤维、多酚类物质和酶反应等因素影响。一般来说，动物性食物的消化率高于植物性食物。如鸡蛋、牛奶蛋白质的消化率分别为97%、95%，而玉米和大米蛋白质的消化率分别为85%和88%。

(3) 食物蛋白质的利用率　蛋白质的利用率是指食物蛋白质被消化吸收后在体内被利用的程度，测定该利用率是食物蛋白质营养评价常用的生物学方法之一。测定食物蛋白质利用率的方法很多，大体上可以分为两大类，一类是以体重增加为基础的方法；一类是以氮在体内储留为基础的方法。以下介绍这两种常用方法。

① 蛋白质功效比值　测定蛋白质功效比值（PER）是以体重增加为基础的方法，是指实验期内，动物平均每摄入1g蛋白质时所增加的体重（g）。例如，常作为参考蛋白质的酪蛋白的功效比值为2.8，即指每摄入1g酪蛋白，可使动物体重增加2.8g。一般选择初断乳的雄性大鼠，用含10%被测蛋白质饲料喂养28天，逐日记录进食量，每周称量体重，然后按下式计算蛋白质功效比值。

$$蛋白质功效比值 = \frac{实验期内动物体重增加量(g)}{实验期内蛋白质摄入量(g)}$$

由于同一种食物蛋白质，在不同实验室所测得的功效比值重复性常不佳，故通常设酪蛋白（参考蛋白质）对照组，并将酪蛋白对照组酪蛋白功效比值换算为2.5，然后校正被测蛋白质（实验组）功效比值。

$$被测蛋白质功效比值 = \frac{实验组蛋白质功效比值}{对照组蛋白质功效比值} \times 2.5$$

几种常见食物蛋白质功效比值为：全鸡蛋3.92、牛奶3.09、鱼4.55、牛肉2.30、大豆2.32、精制面粉0.60、大米2.16。

② 生物价　生物价（BV）是反映食物蛋白质消化吸收后被机体利用程度的一项指标；生物价越高，说明蛋白质被机体利用率越高，即蛋白质的营养价值越高，最高值为100。通常采用动物或人体实验，实验期内动物食用含被测蛋白质的合成饲料，收集实验期内动物饲料和粪、尿样品，测定氮含量；另在实验前给实验动物无氮饲料，收集无氮饲料期粪、尿样

品,测定氮含量,得粪代谢氮和尿内源氮数据(人体实验时可按成人全日尿内源氮2~2.5g,粪代谢氮0.91~1.2g计);然后按下式计算被测食物蛋白质的生物价。

$$生物价 = \frac{储留氮}{吸收氮} \times 100$$

储留氮 = 吸收氮 − (尿氮 − 尿内源氮)

吸收氮 = 摄入氮 − (粪氮 − 粪代谢氮)

测定生物价是评价食物蛋白质营养价值较常用的方法。常见食物蛋白质生物价见表2-3。

表2-3 常见食物蛋白质生物价

食物名称	生物价	食物名称	生物价
鸡蛋黄	96	扁豆	72
鸡蛋	94	红薯	72
鸡蛋白	83	马铃薯	67
脱脂牛奶	85	熟大豆	64
鱼	83	玉米	60
牛肉	76	花生	59
猪肉	74	蚕豆	58
大米	77	小米	57
白菜	76	生大豆	57
小麦	67	白面粉	52

6. 普通人群对蛋白质的需要

2013年,国家卫生和计划生育委员会发布了新版《中国居民膳食营养素参考摄入量》,规定蛋白质摄入量(RNIs),成年男、女分别为65g/d和55g/d。根据我国目前的膳食以植物性食物为主这一现状,以及人体研究显示,也可按照每人按每千克体重1.2g蛋白质作为膳食推荐摄入量计算依据。如果蛋白质的来源主要为优质蛋白质,估计可稍低于此量。按能量计算,蛋白质占总能量的10%~20%。

7. 蛋白质的食物来源

蛋白质的食物来源可分为植物性蛋白质和动物性蛋白质两大类。植物蛋白质中,谷类含蛋白质10%左右,蛋白质含量不算高,但由于是人们的主食,所以仍然是膳食蛋白质的主要来源。豆类含有丰富的蛋白质,特别是大豆含蛋白质高达35%~40%,氨基酸组成也比较合理,在体内的利用率较高,是植物蛋白质中非常好的蛋白质来源。

蛋类含蛋白质11%~14%,是优质蛋白质的重要来源。乳类(牛奶)一般含蛋白质3.0%~3.5%,是婴幼儿蛋白质的最佳来源。

肉类包括禽、畜和鱼的肌肉。新鲜肌肉含蛋白质15%~22%,肌肉蛋白质营养价值优于植物蛋白质,是人体蛋白质的重要来源。

为改善膳食蛋白质质量,在膳食中应保证有一定数量的优质蛋白质。一般要求动物性蛋白质和大豆蛋白质应占膳食蛋白质总量的30%~50%。

(二)脂肪

营养学上重要的脂类主要有脂肪、磷脂和固醇类物质。食物中的脂类95%是脂肪,5%是其他脂类。人体储存的脂类中脂肪高达99%。脂类是人体必需的一类营养素,是人体的重要成分,包括脂肪和类脂。通常所说的脂肪包括脂和油,常温下呈固体状态的称为"脂",

呈液体状态的叫做"油"。脂和油都是由碳、氢、氧三种元素组成的，先组成甘油和脂肪酸，再由甘油和脂肪酸组成甘油三酯，也称"中性脂肪"。日常食用的动、植物油，如猪油、菜油、豆油、芝麻油等均属于脂肪和油，也就是说，日常的食用油就是脂肪。类脂是与脂和油很类似的物质，种类很多，主要有卵磷脂、神经磷脂、胆固醇和脂蛋白等。

1. 脂肪的组成

脂肪又称甘油三酯，是由一分子甘油和三分子脂肪酸结合而成。膳食脂肪主要为甘油三酯。组成天然脂肪的脂肪酸种类很多，所以由不同脂肪酸组成的脂肪对人体的作用也有所不同。通常4～12碳的脂肪酸都是饱和脂肪酸，碳链更长时可出现1个甚至多个双键，称为不饱和脂肪酸。

不饱和脂肪酸中由于双键的存在可出现顺式及反式的立体异构体。天然的不饱和脂肪酸几乎都是以不稳定的顺式异构体形式存在。脂肪酸中顺反构型对熔点有一定的影响，如顺式油酸熔点为14℃，而反式则为44℃。

人体组织中的脂肪皆以软脂酸（棕榈酸$C_{16:0}$）和油酸（$C_{18:1}$）为其主要组成成分，其他动物也类似，但牛、羊脂肪中则硬脂酸（$C_{18:0}$）含量高，而油酸和亚油酸含量少。

2. 脂肪酸

（1）脂肪酸的分类　脂肪酸的化学式为R—COOH，式中的R为由碳原子所组成的烷基链。脂肪酸的分类方法之一是按其链的长短，即按链上所含碳原子数目来分类。碳原子数2～6为短链脂肪酸（SCT）；8～12为中链脂肪酸（MCT）；14以上为长链脂肪酸（LCT）。人体血液和组织中的脂肪酸大多数是各种长链脂肪酸。

自然界中的脂肪酸几乎都是含双数碳原子的脂肪酸。脂肪酸从结构形式上可分为饱和脂肪酸（SFA）和不饱和脂肪酸（USFA），不饱和脂肪酸又分为单不饱和脂肪酸（MUFA）和多不饱和脂肪酸（PUFA）。饱和脂肪酸不含双键，即每个碳原子价数是满的，不饱和脂肪酸含有一个或多个双键，含有一个不饱和键的称为单不饱和脂肪酸，具有两个或多个不饱和键的称为多不饱和脂肪酸。多不饱和脂肪酸的双键为每相隔三个碳原子一个双键，这使其对自动氧化作用或过氧化作用有较大的防护能力。一般植物和鱼类的脂肪含多不饱和脂肪酸比畜、禽类脂肪含量高。

（2）必需脂肪酸　人体除了从食物得到脂肪酸外，还能自身合成多种脂肪酸，包括饱和脂肪酸、单不饱和脂肪酸和多不饱和脂肪酸。有些脂肪酸是人体不能自身合成的，如亚油酸（$C_{18:2}$，n-6）和α-亚麻酸（$C_{18:3}$，n-3），而植物能合成。亚油酸是维持人体健康所必需的，它的衍生物是某些前列腺素的前体，而且只要能供给足够量的亚油酸，人体就能合成所需要的其他n-6类脂肪酸，但亚油酸必须通过食物供给人体，因此称为"必需脂肪酸"；α-亚麻酸也属必需脂肪酸，其可衍生为二十碳五烯酸（EPA，$C_{20:5}$，n-3）和二十二碳六烯酸（DHA，$C_{22:6}$，n-3）；花生四烯酸（AA，$C_{20:4}$，n-6）是由亚油酸衍生而来，但在合成数量不足时，也必须由食物供给，故花生四烯酸也曾被称为必需脂肪酸。

动物长期摄取不含必需脂肪酸的食物，就会发生必需脂肪酸缺乏症，在人体尚未发生过缺乏症的全部症候群，但婴儿缺乏亚油酸可出现湿疹，长期摄入不含脂肪膳食的人会发生皮炎和伤口难于愈合，通过口服或静脉滴注给予病人多不饱和脂肪酸，可使症状消失。某些由亚油酸衍生物合成的前列腺素由于缺乏亚油酸而合成不足会出现有关的临床表现。亚油酸缺乏对维持膜的正常功能和氧化磷酸化的正常偶联均会产生一定影响。

（3）多不饱和脂肪酸　n-3，n-6和n-9系都有不饱和脂肪酸，但有重要生物学意义的是n-3和n-6多不饱和脂肪酸（PUFA）。其中的亚油酸和α-亚麻酸是人类必需脂肪酸，它们分

别是 n-3 和 n-6 高不饱和脂肪酸的前体。20 世纪 30 年代以来对亚油酸降血脂等生物学功能研究甚多，直至 80 年代始对 n-3 PUFA 引起重视，研究进展飞速。20 世纪 90 年代对 PUFA 在体内平衡的重要生理意义研究进展很快并用于实践。

多不饱和脂肪酸的另一重要生理作用即形成类二十烷酸。($C_{20:3}$，n-6)、($C_{20:4}$，n-6) 和 ($C_{20:5}$，n-3) 脂肪酸经环氧化酶和脂氧合酶的酶代谢作用可生成一系列的类二十烷酸。这些类二十烷酸为很多生化过程的重要调节剂，在协调细胞间生理的相互作用中起着重要作用。

不饱和脂肪酸对人体健康虽然有很多益处，但易产生脂质过氧化反应，因而产生自由基和活性氧等物质，对细胞和组织造成一定的损伤；此外，n-3 多不饱和脂肪酸还有抑制免疫功能的作用。因此，在考虑脂肪需要量时，必须同时考虑饱和脂肪酸、多不饱和脂肪酸和单不饱和脂肪酸三者间的合适比例。

(4) 单不饱和脂肪酸　Keys 等在七国心血管病的流行病学调查中发现，在地中海地区的一些国家居民，其冠心病发病率和血胆固醇水平皆远低于欧美国家，但其每日摄入的脂肪量很高，供热比 40%。究其原因，主要是该地区居民以橄榄油为主要食用油脂，而橄榄油富含单不饱和脂肪酸 (MUFA)，由此引起了人们对单不饱和脂肪酸的重视。食用油脂中所含单不饱和脂肪酸主要为油酸 ($C_{18:1}$)，茶油和橄榄油油酸含量达 80% 以上，棕榈油中含量也较高，在 40% 以上。

据多数研究报道，单不饱和脂肪酸降低血胆固醇、甘油三酯和低密度脂蛋白胆固醇 (LDL-Ch) 的作用与多不饱和脂肪酸相近，但大量摄入亚油酸在降低 LDL-C 的同时，高密度脂蛋白胆固醇 (HDL-Ch) 也降低，而大量摄入油酸则无此种情况出现。同时单不饱和脂肪酸不具有多不饱和脂肪酸潜在的不良作用，如促进机体脂质过氧化、促进化学致癌作用和抑制机体的免疫功能等。所以在膳食中降低饱和脂肪酸的前提下，以单不饱和脂肪酸取代部分饱和脂肪酸有重要意义。

3. 生理功能

(1) 供给能量　一般合理膳食的总能量有 20%～30% 由脂肪提供。储存脂肪常处于分解（供能）与合成（储能）的动态平衡中。哺乳类动物一般含有两种脂肪组织，一种是含储存脂肪较多的白色脂肪组织，另一种是含线粒体、细胞色素较多的褐色脂肪组织，后者较前者更容易分解供能。初生婴儿上躯干和颈部含褐色脂肪组织较多，故呈褐色。由于婴儿体表面积与体脂之比值较高，体温散失较快，褐色脂肪组织即可及时分解生热以补偿体温的散失。在体脂逐渐增加后，白色脂肪组织也随之增多。1g 脂肪在体内氧化可产能 37.66kJ，相当于 9kcal 的能量。

(2) 构成身体成分　正常人按体重计算含脂类为 14%～19%，胖人约含 32%，过胖人可高达 60% 左右；绝大部分脂类是以甘油三酯形式储存于脂肪组织内。脂肪组织所含脂肪细胞多分布于腹腔、皮下、肌纤维间，这一部分脂肪常称为储存脂肪，因受营养状况和机体活动的影响而增减，故又称之为可变脂。一般储脂在正常体温下多为液态或半液态。皮下脂肪因含不饱和脂肪酸较多，故熔点低而流动度大，有利于在较冷的体表温度下仍能保持液态，从而进行各种代谢。机体深处储脂的熔点较高，常处于半固体状态，有利于保护内脏器官，防止体温丧失。类脂包括磷脂和固醇类物质，是组织结构的组成成分，约占总脂的 5%，这类脂类比较稳定、不太受营养和机体活动状况影响，故称为定脂。类脂的组成因组织不同而有差异。

人体脂类的分布受年龄和性别影响较显著。例如，中枢神经系统的脂类含量，由胚胎时期到成年时期可增加一倍以上。又如，女性的皮下脂类高于男性，而男性皮肤的总胆固醇含量则高于女性。

细胞膜、内质网膜、线粒体膜、核膜、神经髓鞘膜以及红细胞膜是机体主要的生物膜。脂类，特别是磷脂和胆固醇，是所有生物膜的重要组成成分。生物膜按重量计，一般含蛋白质约20%，含磷脂50%~70%，含胆固醇20%~30%，糖脂和甘油三酯的含量甚低或无。由于功能不同，各种膜的脂类含量也有显著差异。亚细胞结构的膜含磷脂较高，因而胆固醇与磷脂之比值较低，细胞膜及红细胞膜含胆固醇较高，故比值较高。神经髓鞘膜除含较多的胆固醇、磷脂和脑苷脂外，尚含一定量的糖脂。磷脂中的不饱和脂肪酸有利于膜的流动性，饱和脂肪酸和胆固醇则有利于膜的坚性。所有生物膜的结构和功能与所含脂类成分有密切关系，膜上许多酶蛋白均与脂类结合而存在并发挥作用。

（3）供给必需脂肪酸　必需脂肪酸是磷脂的重要成分，而磷脂又是细胞膜的主要结构成分，故必需脂肪酸与细胞的结构和功能密切相关；亚油酸是合成前列腺素的前体，前列腺素在体内有多种生理功能；必需脂肪酸还与胆固醇代谢有密切关系。必需脂肪酸缺乏，可引起生长迟缓、生殖障碍、皮肤受损（出现皮疹）等；另外，还可引起肝脏、肾脏、神经和视觉等多种疾病。

此外，脂肪还可提供脂溶性维生素并促进脂溶性维生素的吸收；保护脏器和维持体温；节约蛋白质。脂肪还可增加膳食的美味和增加饱腹感；脂肪具有内分泌作用，构成、参与某些内分泌激素。

4. 膳食参考摄入量

2013年中国营养学会在制订《中国居民膳食营养素参考摄入量》时，参考各国不同人群脂肪RDA，结合我国膳食结构的实际，提出普通人群膳食脂肪适宜摄入量（AI），见表2-4。

表2-4　中国普通人群膳食脂肪适宜摄入量（AI）

（脂肪能量占总能量的百分比，%）

年龄/岁	脂肪	SFA	MUFA	PUFA	n-6：n-3	胆固醇/mg
普通人群(18~)	20~30	<10	10	10	(4~6)：1	<300

注：SFA即饱和脂肪酸，MUFA即单不饱和脂肪酸，PUFA即多不饱和脂肪酸。

5. 食物来源

除食用油脂含约100%的脂肪外，含脂肪丰富的食品为动物性食物和坚果类。动物性食物以畜肉类含脂肪最丰富，且多为饱和脂肪酸，猪肉含脂肪量在30%~90%，仅腿肉和瘦猪肉脂肪含量在10%左右；牛、羊肉含脂肪量比猪肉低很多，如牛肉（瘦）脂肪含量仅为2%~5%，羊肉（瘦）多数为2%~4%。一般动物内脏除大肠外含脂肪量皆较低，但蛋白质的含量较高。禽肉一般含脂肪量较低，多数在10%以下，但北京烤鸭和肉鸡例外，其含量分别为38.4%和35.4%。鱼类脂肪含量基本在10%以下，多数在5%左右，且其脂肪含不饱和脂肪酸多，所以老年人宜多吃鱼少吃肉。蛋类以蛋黄含脂肪量高，约为30%，但全蛋仅为10%左右，其组成以单不饱和脂肪酸为多。

除动物性食物外，植物性食物中以坚果类（如花生、核桃、榛子、葵花子等）含脂肪量较高，最高可达50%以上，不过其脂肪组成多以亚油酸为主，所以是多不饱和脂肪酸的重要来源。

（三）碳水化合物

1. 碳水化合物的分类

根据FAO/WHO的最新报告，综合化学、生理和营养学的考虑，碳水化合物根据聚合度（DP）可分为糖、寡糖和多糖三类，见表2-5。

表 2-5 碳水化合物分类

分类（糖分子 DP）	亚 组	组 成
糖（1~2）	单糖	葡萄糖、半乳糖、果糖
	双糖	蔗糖、乳糖、麦芽糖、海藻糖
	糖醇	山梨醇、甘露糖醇
寡糖（3~9）	异麦芽低聚寡糖	麦芽糊精
	其他寡糖	棉籽糖、水苏糖、低聚果糖
多糖（≥10）	淀粉	直链淀粉、支链淀粉、变性淀粉
	非淀粉多糖	纤维素、半纤维素、果胶

注：引自FAO/WHO，1998。

（1）单糖 单糖是最简单的糖，通常条件下不能再被直接水解为分子更小的糖。单糖具有醛基或酮基，有醛基者称为醛糖，有酮基者称为酮糖。常见单糖有：

① D-葡萄糖 即通常所说的葡萄糖，又名右旋糖。D-葡萄糖不仅是最常见的糖，也是世界上最丰富的有机物之一。其在血液、脑脊液、淋巴液、水果、蜂蜜以及多种植物液中都以游离形式存在，是构成多种寡糖和多糖的基本单位。

② D-半乳糖 又名脑糖。此糖几乎全部以结合形式存在。它是乳糖、蜜二糖、水苏糖、棉籽糖等的组成成分之一。某些植物多糖例如琼脂、阿拉伯树胶、牧豆树树胶、落叶松树胶以及其他多种植物的树胶及黏浆液水解后都可得到D-半乳糖。

③ D-果糖 又称左旋糖，它是一种己酮糖。D-果糖通常与蔗糖共存于水果汁及蜂蜜中，苹果及番茄中含量亦较多。D-果糖是天然碳水化合物中甜味最高的糖。如以蔗糖甜度为100，D-果糖的相对甜度可达110。

（2）双糖 双糖是由两个相同或不相同的单糖分子上的羟基脱水生成的糖苷。自然界最常见的双糖是蔗糖及乳糖。此外还有麦芽糖、海藻糖、异麦芽糖、纤维二糖、壳二糖等。

① 蔗糖 蔗糖（sucrose）俗称白糖、砂糖或红糖。它是由一分子D-葡萄糖的半缩醛羟基与一分子D-果糖的半缩醛羟基彼此缩合脱水而成。蔗糖几乎普遍存在于植物界的叶、花、根、茎、种子及果实中，其在甘蔗、甜菜及槭树汁中含量尤为丰富。

② 乳糖 乳糖（lactose）是由一分子D-葡萄糖与一分子D-半乳糖以β-1,4-糖苷键相连而成。乳糖只存在于各种哺乳动物的乳汁中，其浓度约为5%。人体消化液中的乳糖酶可将乳糖水解为其相应的单糖。

③ 麦芽糖 麦芽糖（maltose）由两分子葡萄糖借α-1,4-糖苷键相连而成，大量存在于发芽的谷粒，特别是麦芽中。麦芽糖是淀粉和糖原的结构成分。

（3）糖醇 糖醇是单糖的重要衍生物，常见的有山梨醇、甘露醇、木糖醇、麦芽糖醇等。

① 山梨醇和甘露醇二者互为同分异构体。山梨醇存在于许多植物的果实中，甘露醇在海藻、蘑菇中含量丰富。山梨醇可氢化葡萄糖制得，由于它含有多个醇羟基，亲水性强，所以临床上常用20%或25%的山梨醇溶液作脱水剂，使周围组织及脑实质脱水，从而降低颅内压，消除水肿。

② 木糖醇是存在于多种水果、蔬菜中的五碳醇，其甜度与蔗糖相等。其代谢不受胰岛素调节，故木糖醇常作为甜味剂用于糖尿病人的专用食品及许多药品中。

③ 麦芽糖醇由麦芽糖氢化制得，可作为功能性甜味剂用于心血管病、糖尿病等患者的保健食品中。它不能被口腔中的微生物利用，有防龋齿的作用。

（4）寡糖 寡糖又称低聚糖。FAO根据专家建议，定义：3≤糖单位＜10 聚合度为寡糖和多糖的分界点。目前已知的几种重要寡糖有棉籽糖、水苏糖、异麦芽低聚糖、低聚果糖、低聚甘露糖、大豆低聚糖等。其甜度通常只有蔗糖的30%~60%。

① 低聚果糖　低聚果糖又称寡果糖或蔗果三糖族低聚糖，是由蔗糖分子的果糖残基上结合1~3个果糖而组成。低聚果糖主要存在于日常食用的水果、蔬菜中，如洋葱、大蒜、香蕉等。低聚果糖的甜度为蔗糖的30%~60%，难以被人体消化吸收，被认为是一种水溶性膳食纤维，但易被大肠双歧杆菌利用，是双歧杆菌的增殖因子。

② 大豆低聚糖　大豆低聚糖是存在于大豆中的可溶性糖的总称，主要成分是水苏糖、棉籽糖和蔗糖。大豆低聚糖也是肠道双歧杆菌的增殖因子，可作为功能性食品的基料，能部分代替蔗糖应用于清凉饮料、酸奶、乳酸菌饮料、冰激凌、面包、糕点、糖果和巧克力等食品中。

(5) 多糖　多糖是由≥10个单糖分子脱水缩合并借糖苷键彼此连接而成的高分子聚合物。多糖在性质上与单糖和低聚糖不同，一般不溶于水，无甜味，不形成结晶，无还原性；在酶或酸的作用下，水解成单糖残基不等的片段，最后成为单糖。根据营养学上新的分类方法，多糖可分为淀粉和非淀粉多糖。

① 淀粉　淀粉是人类的主要食物，存在于谷类、根茎类等植物中。淀粉由葡萄糖分子聚合而成，因聚合方式不同分为直链淀粉和支链淀粉。为了增加淀粉的用途，淀粉经改性处理后获得了各种各样的变性淀粉。

直链淀粉又称糖淀粉，是由几十个至几百个葡萄糖分子残基以 α-1,4-糖苷键相连而成的一条直链，并卷曲成螺旋状二级结构，分子量为1万至10万。直链淀粉在热水中可以溶解，与碘产生蓝色反应，一般不显还原性。天然食品中，直链淀粉含量较少，一般仅占淀粉成分的19%~35%。

支链淀粉又称胶淀粉，分子相对较大，一般由几千个葡萄糖残基组成，其中每25~30个葡萄糖残基以 α-1,4-糖苷键相连而形成许多个短链，每两个短链之间又以 α-1,6-糖苷键连接，如此则使整个支链淀粉分子形成许多分支再分支的树冠样的复杂结构。支链淀粉难溶于水，其分子中有许多个非还原性末端，但却只有一个还原性末端，故不显还原性。支链淀粉遇碘产生棕色反应。在食物淀粉中，支链淀粉含量较高，一般占65%~81%。

糖原是多聚 D-葡萄糖，几乎全部存在于动物组织，故又称动物淀粉。糖原结构与支链淀粉相似，分子中各葡萄糖残基间通过 α-1,4-糖苷键相连，链与链之间以 α-1,6-糖苷键连接。糖原的分支多，支链比较短，每个支链平均长度相当于12~18个葡萄糖分子。糖原的分子很大，一般由几千个至几万个葡萄糖残基组成。

② 非淀粉多糖　80%~90%的非淀粉多糖（NSP）由植物细胞壁成分组成，包括纤维素、半纤维素、果胶等，即以前概念中的膳食纤维。其他是非细胞壁物质如植物胶质、海藻胶类等。

a. 纤维素　纤维素（cellulose）一般由一千个至一万个葡萄糖残基借 β-1,4-糖苷键相连，形成一条线状长链。其分子量为20万~200万。纤维素在植物界无处不在，是各种植物细胞壁的主要成分。人体缺乏能水解纤维素的酶，故纤维素不能被人体消化吸收，但它可刺激和促进胃肠道的蠕动，有利于其他食物的消化吸收及粪便的排泄。

b. 半纤维素　绝大多数的半纤维素都是由2~4种不同的单糖或衍生单糖构成的杂多糖。半纤维素也是组成植物细胞壁的主要成分，一般与纤维素共存。半纤维素既不是纤维素的前体或衍生物，也不是其生物合成的中间产物。

c. 果胶类　果胶类亦称果胶物质，一般是指以 D-半乳糖醛酸为主要成分的复合多糖之总称。果胶类普遍存在于陆地植物的原始细胞壁和细胞间质层，在一些植物的软组织中含量特别丰富，例如在柑橘类水果的皮中约含30%、甜菜中约含25%、苹果中约含15%。

果胶物质均溶于水，与糖、酸在适当的条件下能形成凝冻，一般用作果酱、果冻及果胶糖果等的凝冻剂，也可用作果汁、饮料、冰激凌等食品的稳定剂。

因此，动物和植物中含有多种类型的多糖，有些多糖还具有调节生理功能的活性，如香菇多糖、茶多糖、银耳多糖、壳聚糖等。

2. 生理功能

（1）供给和储存能量　膳食碳水化合物是人类获取能量的最经济和最主要的来源，每克葡萄糖在体内氧化可以产生16.74kJ（4kcal）的能量。维持人体健康所需要的能量中，50%～65%由碳水化合物提供。糖原是肌肉和肝脏碳水化合物的储存形式，肝脏约储存机体内1/3的糖原。一旦机体需要，肝脏中的糖原即分解为葡萄糖以提供能量。碳水化合物在体内释放能量较快，供能也快，是神经系统和心肌的主要能源，也是肌肉活动时的主要燃料，对维持神经系统和心脏的正常供能、增强耐力、提高工作效率都有重要意义。

（2）构成组织及重要生命物质　碳水化合物是构成机体组织的重要物质，并参与细胞的组成和多种活动。每个细胞都有碳水化合物，其含量为2%～10%，主要以糖脂、糖蛋白和蛋白多糖的形式存在。核糖核酸和脱氧核糖核酸两种重要生命物质均含有D-核糖；一些具有重要生理功能的物质，如抗体、酶和激素的组成成分，也需碳水化合物参与。

（3）节约蛋白质作用　机体需要的能量主要由碳水化合物提供，当膳食中碳水化合物供应不足时，机体为了满足自身对葡萄糖的需要，则通过糖原异生作用动用蛋白质以产生葡萄糖，供给能量；而当摄入足够量的碳水化合物时则能预防体内或膳食蛋白质消耗，不需要动用蛋白质来供能，即碳水化合物具有节约蛋白质的作用。

（4）抗生酮作用　脂肪酸被分解所产生的乙酰基需要与草酰乙酸结合进入三羧酸循环，而最终被彻底氧化和分解产生能量。当膳食中碳水化合物供应不足时，草酰乙酸供应相应减少，体内脂肪或食物脂肪被动员并加速分解为脂肪酸来供应能量。这一代谢过程中，由于草酰乙酸不足，脂肪酸不能彻底氧化而产生过多的酮体，酮体不能及时被氧化而在体内蓄积，以致产生酮血症和酮尿症。膳食中充足的碳水化合物可以防止上述现象的发生，因此称为碳水化合物的抗生酮作用。

（5）解毒作用　经糖醛酸途径生成的葡萄糖醛酸，是体内一种重要的结合解毒剂，在肝脏中能与许多有害物质如细菌毒素、酒精、砷等结合，以消除或减轻这些物质的毒性或生物活性，从而起到解毒作用。

（6）增强肠道功能　非淀粉多糖类如纤维素和果胶、抗性淀粉、功能性低聚糖等抗消化的碳水化合物，虽不能在小肠消化吸收，但刺激肠道蠕动，增加了结肠内的发酵，发酵产生的短链脂肪酸和肠道菌群增殖，有助于正常的消化和增加排便量。

3. 膳食参考摄入量

根据目前我国膳食碳水化合物的实际摄入量和国家卫生和计划生育委员会的建议，于2013年制订的《中国居民膳食营养素参考摄入量》中的碳水化合物适宜摄入量（AI）为占总能量的50%～65%。对碳水化合物的来源也作出要求，即应包括复合碳水化合物淀粉、不消化的抗性淀粉、非淀粉多糖和低聚糖等；限制纯能量食物如糖的摄入量，提倡摄入营养素/能量密度高的食物，以保障人体能量和营养素的需要及改善胃肠道环境和预防龋齿。

4. 食物来源

膳食中淀粉的来源主要是粮谷类和薯类食物。粮谷类一般含碳水化合物60%～80%，薯类中含量为15%～29%，豆类中为40%～60%。单糖和双糖的来源主要是蔗糖、糖果、甜食、糕点、甜味水果、含糖饮料和蜂蜜等。

（四）矿物质

对普通人群来说，一般不会造成矿物质的缺乏，只有铁的膳食参考摄入量女性较男性为高，主要是因为成年妇女在月经周期的损失。

（五）维生素

硫胺素、核黄素、烟酸等随能量的摄入量改变而定，按每2250kcal计，前两者约为1.4mg，后者约为15mg。

二、普通人群的食物选择

1. 谷薯类

每天最好食用3个以上品种，摄入量在250～400g，其中全谷物和杂豆50～150g、薯类50～100g。市场上常见的全谷类食物有全麦、全燕麦、全黑麦、小米、玉米、荞麦、糙米、高粱、大麦、黑小麦等，以此增加B族维生素和其他营养素的供给。

2. 动物性食物

膳食中应有适当比例的动物性食物，动物蛋白与大豆蛋白的供给量应占蛋白质总供给量的1/3～1/2，其中动物蛋白要占优质蛋白的1/2以上。但动物性食物的比例也不能太高，否则会摄入过多的动物脂肪和胆固醇。每人每天需摄入肉类（包括畜肉和禽肉）、水产类、蛋类120～200g。此外，建议每天食用至少300mL脱脂或低脂牛奶。

3. 大豆及其制品

大豆是优质蛋白质，应适当多吃大豆及其制品，建议每人每天摄入大豆或相当量的豆制品和坚果25～35g。

4. 蔬菜和水果类

要食用足够量的蔬菜和水果，基本上每人每天需要300～500g的蔬菜、200～350g的水果，品种要多样化（至少5种），特别是深绿色蔬菜、橘黄色蔬菜，如甘蓝、菠菜、番茄、南瓜、马铃薯等，且叶菜类至少占1/2。由于蔬菜的维生素C在烹饪过程中损失比较严重，所以每天要食用一定量生的蔬菜、水果来加以补充，如杧果、香瓜、杏、柑橘、草莓、木瓜、猕猴桃等。

5. 烹调用油和食盐

油脂的摄入量控制在每天25～30g，应以优质植物油为主，才能保证必需脂肪酸的供给。食盐用量要尽量少，每人每天在6g以内。

子情境2　婴幼儿的营养需要和食物选择

出生1～12个月为婴儿期，包括新生儿期（断脐至生后28天）；1～3岁为幼儿期。前一时期是一生中生长发育最快的时期，也是婴儿完成从子宫内生活到子宫外生活的过渡期；后一时期是养成良好饮食习惯的关键时期，也是完成从以母乳为营养到以其他食物为营养的过渡期。婴幼儿期良好的营养是一生体格和智力发育的基础，亦是预防成年慢性疾病如动脉粥样硬化、冠心病等的保证。由于婴幼儿期的生长极为迅速，对营养素的需要极高，而各器官的发育尚未成熟，对食物的消化吸收能力有限，因此，如何科学喂养确保婴幼儿的生长发育就显得极为重要。

一、婴儿的营养需要

1. 蛋白质

婴儿生长迅速，不仅蛋白质的量按每单位体重计大于成人，而且需要更多优质蛋白质。婴儿比成人所需必需氨基酸的比例大。6个月的婴儿对必需氨基酸的需要量比成人多5～10倍。除成人的8种必需氨基酸外，婴儿早期肝脏功能还不成熟，还需要由食物提供组氨酸、半胱氨酸、酪氨酸以及牛磺酸。对于蛋白质的需要量，人乳喂哺的婴儿每日需要蛋白质2.0g/kg，牛乳喂养者为3.5g/kg，大豆或谷类蛋白供应时为4.0g/kg。如果蛋白质供给不足，则会引起虚胖和水肿，导致营养不良。

2. 脂肪

0～6个月的婴儿按每日摄入人乳800mL计，则可获得脂肪27.7g，占总能量的47%。中国营养学会推荐摄入量为总能量的48%。每100kcal婴儿食品含脂肪应不少于3.8g，不多于6g（能量比30%～54%）。6个月后虽然添加一些辅助食品，但还是以奶类食品为主，脂肪提供的能量比仍然较高，推荐的脂肪摄入量占总能量比约为40%。参照母乳中的含量，FAO/WHO于1994年推荐婴儿亚油酸提供的能量不低于膳食总能量的3%。

3. 碳水化合物

婴儿碳水化合物提供的能量未制定参考值。人乳喂养的婴儿平均每日摄入量约为12g/kg（供能比约37%）。人工喂养儿略高（40%～50%）。4个月以下的婴儿消化淀粉的能力尚未成熟，但乳糖酶的活性比成人高。4个月以后的婴儿能较好地消化淀粉食品。如果婴儿食物中含碳水化合物过多，则碳水化合物在肠内经细菌发酵产酸、产气并刺激肠蠕动引起腹泻。

4. 钙

钙是构成人体的重要组分，正常人体内含有1000～1200g的钙。其中99.3%集中于骨、齿组织，只有0.1%的钙存在于细胞外液，全身软组织含钙量总共占0.6%～0.9%（大部分被隔绝在细胞内的钙储存小囊内）。在骨骼和牙齿中的钙以矿物质形式存在，而在软组织和体液中的钙则以游离或结合的形式存在，这部分钙统称为混溶钙池。机体内的钙，一方面构成骨骼和牙齿，另一方面参与各种生理功能和代谢过程。

（1）婴儿对钙的需要　人乳中含钙量约为350mg/L。以一天800mL人乳计，能提供280mg左右的钙。由于人乳中钙吸收率高，出生后前6个月的全母乳喂养的婴儿并无明显的缺钙。尽管牛乳中钙量是母乳的2～3倍，但钙磷比例不适合婴儿需要，而且吸收率低。婴儿钙的适宜摄入量6个月前为200mg/d，6个月后为250mg/d。

（2）生理功能

① 构成机体的骨骼和牙齿　钙是构成骨骼的重要组分，骨骼中的钙占瘦体重的25%和总灰分的40%，钙对保证骨骼的正常生长发育和维持骨健康起着至关重要的作用。

钙在矿物质中以两种形式存在：一为晶状的羟磷灰石$Ca_{10}(PO_4)_6(OH)_2$，呈六角形管状；另一种为无定形的磷酸钙$Ca_3(PO_4)_2$，也是磷灰石的前体。在成熟骨中晶状羟磷灰石含量较多，而新沉积的骨矿物质中无定形磷酸钙含量较多。

骨骼通过成骨作用即新骨不断生成和溶骨作用即旧骨不断吸收，使其各种组分与血液间保持动态平衡，这一过程称为骨的重建。这种骨钙的更新速率因年龄而变化。妊娠早期，胎儿仅有少量钙沉积，以后钙浓度很快升高至胎儿体重的0.5%。妊娠后期，胎儿从母体约取得 20g 的钙，足月新生儿钙相当于其体重的 1%。1 岁以前婴儿每年转换 100%，以后逐渐降低，每年可转换 50%，即每 2 年骨钙可更新一次。

② 维持多种正常生理功能　分布在体液和其他组织中的钙，虽然还不到体内总钙量的 1%，但在机体内多方面的生理活动和生物化学过程中起着重要的调节作用。细胞外液的钙约 1g，占总钙的 0.1%；细胞内的钙约 7g，占总钙的 0.6%。血钙较稳定，正常浓度为 2.25~2.75mmol（90~110mg）/L，占总钙的 0.03%。血液中的钙可分为扩散性和非扩散性钙两部分。非扩散性钙是指与血浆蛋白（主要是白蛋白）结合的钙，它们不易透过毛细血管壁，也不具有生理活性。在扩散性钙中，一部分是与有机酸或无机酸结合的复合钙，另一部分则是游离状态的钙离子。只有离子钙才具有生理作用。

离子钙的生理功能涉及诸多方面：Ca^{2+} 参与调节神经、肌肉兴奋性，并介导和调节肌肉以及细胞内微丝、微管等的收缩；Ca^{2+} 影响毛细血管通透性，并参与调节生物膜的完整性和质膜的通透性及其转换过程；Ca^{2+} 参与调节多种激素和神经递质的释放，Ca^{2+} 的重要作用之一是作为细胞内第二信使，介导激素的调节作用；Ca^{2+} 能直接参与脂肪酶、ATP 酶等的活性调节，还能激活多种酶（腺苷酸环化酶、鸟苷酸环化酶及钙调蛋白等）调节代谢过程及一系列细胞内生命活动；Ca^{2+} 与细胞的吞噬、分泌、分裂等活动密切相关；Ca^{2+} 是血液凝固过程所必需的凝血因子，可使可溶性纤维蛋白原转变成纤维蛋白。

5. 铁

人体内铁总量为 4~5g，有两种存在形式：一为"功能性铁"，是铁的主要存在形式，其中血红蛋白含铁量占总铁量的 60%~75%，3% 在肌红蛋白，1% 为含铁酶类（细胞色素氧化酶、过氧化物酶与过氧化氢酶等），这些铁发挥着铁的功能作用，参与氧的转运和利用；另一为"贮存铁"，是以铁蛋白和含铁血黄素形式存在于血液、肝、脾与骨髓中，占体内总铁的 25%~30%。在人体器官组织中铁的含量，以肝、脾为最高，其次为肾、心、骨骼肌与脑。铁在体内的含量随年龄、性别、营养状况和健康状况而有很大的个体差异。

（1）婴儿对铁的需要　足月新生儿体内约有 300mg 的铁储备，通常可防止出生后 4 个月内的铁缺乏。早产儿及低出生体重儿的铁储备相对不足，在婴儿期容易出现铁缺乏。母乳 1~3 个月时的铁含量为 0.6~0.8mg/L，4~6 个月时为 0.5~0.7mg/L。牛乳中铁含量约 0.45mg/L，低于母乳，且吸收率亦远低于人乳。婴儿在 4~5 个月后急需从膳食中补充铁，如强化铁的配方奶、米粉、肝泥及蛋黄等。我国 6 月龄以上婴儿铁的每日适宜摄入量是 10mg。

（2）生理功能　铁为血红蛋白与肌红蛋白、细胞色素 a 以及一些呼吸酶的成分，参与体内氧与二氧化碳的转运、交换和组织呼吸过程。铁与红细胞形成和成熟有关，铁在骨髓造血组织中进入幼红细胞内，与卟啉结合形成正铁血红素，后者再与珠蛋白合成血红蛋白。缺铁时，新生的红细胞中血红蛋白量不足，甚至影响 DNA 的合成及幼红细胞的分裂增殖，还可使红细胞寿命缩短、自身溶血增加。

铁与免疫的关系，大多数人认为许多有关杀菌的酶成分、淋巴细胞转化率、吞噬细胞移动抑制因子、中性粒细胞吞噬功能等均与铁水平有关。当感染时，过量铁往往促进细菌的生长，对抵御感染不利。

铁还有催化促进 β-胡萝卜素转化为维生素 A、参与嘌呤与胶原的合成、抗体的产生、脂类从血液中转运以及药物在肝脏的解毒等功能。

6. 锌

锌作为人体必需的微量元素广泛分布在人体所有的组织和器官中。成人体内锌含量为 2.0~2.5g，以肝、肾、肌肉、视网膜、前列腺为高。血液中 75%~85% 的锌分布在红细胞，3%~

5%分布于白细胞,其余在血浆中。锌对生长发育、免疫功能、物质代谢和生殖功能等均有重要作用。

(1) 婴儿对锌的需要　足月新生儿体内也有较好的储备锌。人乳中锌含量相对不足,成熟乳约为 1.18mg/L。母乳喂养的婴儿在前几个月内因可以利用体内储存的锌而不会缺乏,但在 4~5 个月后也需要从膳食中补充。肝泥、蛋黄、婴儿配方食品是较好的锌的来源。我国推荐 0~6 月龄锌的 RNI 为 2.0mg/d,6 月龄以上为 3.5mg/d。

(2) 生理功能　锌的生理功能一般分为三个部分:催化、结构、调节功能。

① 催化功能　有近百种酶依赖锌的催化,如醇脱氢酶,失去锌此酶活性也将随时丢失,补充锌可以恢复活性。

在金属酶中锌结合在催化部位的酶蛋白上,造成围绕金属离子的一个扭曲和部分配位的球体。由这种扭曲键所造成张力或键能,正是锌发挥其催化功能的基础。锌也可能是通过结合在金属分子上的水分子形成氢氧化锌,共同起作用。

② 结构功能　锌在酶中也有结构方面的作用。在 1938 年分离和提纯的碳酸酐酶是人类认识的第一个含锌的金属酶。1954 年另一个含锌金属酶——牛胰羧肽酶 A 发现。随后,一些其他含锌酶和蛋白质的鉴定迅速发展,现有的包含所有鉴定出的含锌酶或其他蛋白质已超过 200 种。

在细胞质膜中,锌主要结合在细胞膜含硫、氮的配基上,少数结合在含氧的配基上,形成牢固的复合物,从而维持细胞膜稳定,减少毒素吸收和组织损伤。当食物锌摄入减少,一个重要的表现是细胞质膜丢失锌离子。锌从特异的亚细胞成分选择性地丢失,可能是引起原发病理学的关键。

③ 调节功能　锌作为一个调节基因表达的因子,在体内有广泛作用。金属硫蛋白(MT)或 MT 样蛋白质的表达,通过锌结合到金属转运因子(metal transcription factor,MTF)。锌是 MTF 及金属反应元素(metal response element,MRE)的调节系统组分,并可能以此机制来控制细胞内锌水平。

锌对蛋白质的合成和代谢的调节作用还表现在对机体免疫功能的调节方面。锌增加周围血单核细胞合成干扰素-γ、白细胞介素-1 和白细胞介素-6、肿瘤坏死因子-α 和白细胞介素-2 受体以及刀豆球蛋白 A 刺激的细胞增殖,生理水平的锌均可控制这些免疫调节因子的分泌和产生。

锌对激素的调节和影响有重要生理意义。现已证实结晶胰岛素中含有相当数量的锌,并证实锌在胰岛素释放中起调节作用。锌参与前列腺素的主动分泌过程,同时在生理条件下前列腺素合成的抑制剂也依赖锌的调节功能。锌除对激素受体的效能和靶器官的反应产生影响外,还在激素的产生、储存和分泌中起作用。

7. 碘

经过几个世纪的生活实践和对碘的研究,人类逐步认识到碘是人体的必需微量营养素之一。碘缺乏不仅会引起甲状腺肿和少数克汀病发生,还可引起更多的亚临床克汀病人和智力低下儿童的发生,故 1983 年提出了用 "碘缺乏病" 代替过去的 "地方性甲状腺肿" 的说法。

(1) 婴儿对碘的需要　婴儿期碘缺乏可引起以智力低下、体格发育迟缓为主要特征的不可逆性智力损害。我国大部分地区天然食品及水中含碘较低,如孕妇和乳母不使用碘强化食品,则新生儿及婴儿较容易出现碘缺乏病。

(2) 生理功能　碘在体内主要参与甲状腺激素的合成,其生理作用也是通过甲状腺激素的作用表现出来的。甲状腺激素在体内的作用是复杂的,尚不知其作用是否存在一个单独的机制。

① 参与能量代谢　在蛋白质、脂类与碳水化合物的代谢中,碘促进氧化和氧化磷酸化过程;促进分解代谢和能量转换、增加氧耗量、加强产热作用,这些均在心、肝、肾及骨骼肌中

进行，而对脑的作用不明显；碘参与维持与调节体温，保持正常的新陈代谢和生命活动。

膳食缺碘使甲状腺输出甲状腺激素受限，从而引起基础代谢率下降。反之，甲状腺功能亢进的人，机体的能量转换率和热的释放量相对提高。给哺乳动物甲状腺激素，可引起骨骼肌细胞内的线粒体的大小、数目和代谢活动均有增加，ATP的利用加大。给实验大鼠注射甲状腺激素后，其肝和肌肉内消耗的氧约增加90%。认为是由于甲状腺激素促使钠泵透过细胞膜时激发ATP的利用所增加的能量，也是甲状腺素促使产热的一种反应。

② 促进代谢和体格的生长发育　所有的哺乳类动物都必须有甲状腺激素，即需要碘维持其细胞的分化与生长。发育期儿童的身高、体重、肌肉、骨骼的增长和性发育都必须有甲状腺激素的参与，此时期碘缺乏可致儿童生长发育受阻，侏儒症的一个最主要病因就是缺碘。

已有的研究表明，甲状腺激素促进DNA及蛋白质合成、维生素的吸收和利用，并有活化许多重要的酶的作用，包括细胞色素酶系、琥珀酸氧化酶系等100多种，对生物氧化和代谢都有促进作用。用^{125}I标记的甲状腺激素出现在细胞的核仁中，与细胞核仁高度亲和，这被认为可能是核仁具有甲状腺激素受体样的功能，也表明甲状腺激素参与了对细胞基因表达的调控作用。

③ 促进神经系统发育　在脑发育阶段，神经元的迁移及分化，神经突起的分化和发育，尤其是树突、树突棘、触突、神经微管以及神经元联系的建立，髓鞘的形成和发育，都需要甲状腺激素的参与。

人体胚胎发育至16～17天出现甲状腺原基，11～12周甲状腺滤泡即有聚碘和形成碘化甲状腺原氨酸的能力。胚胎期及出生后早期缺碘或甲状腺激素不足均会影响神经细胞的增殖分化、髓鞘和触突的发育及功能。妊娠前及整个妊娠期缺碘或甲状腺激素缺乏均可导致脑蛋白合成障碍，使脑蛋白质含量减少，细胞体积缩小，脑重量减轻，直接影响智力发育。因此，在严重地方性甲状腺肿的地区，也可发生以神经肌肉功能障碍为主要表现的克汀病。

胚胎期及婴儿期缺碘的儿童在改善缺碘状态后，只能防止缺碘对大脑的进一步损害及防止碘缺乏病的发生，而不能明显改善智力发育。缺碘对大脑神经的损害是不可逆的，胎儿期母体合理营养，特别是微量营养素的充分摄取，对胎儿、对母体都是非常重要的。故长期、稳定地对碘缺乏地区供给碘强化的食盐是非常必要的。

④ 垂体激素作用　碘代谢与甲状腺激素合成、释放及功能作用受促甲状腺素（TSH）浓度的调节；TSH的分泌则受血浆甲状腺激素浓度的反馈影响。当血浆中甲状腺激素增多，垂体即受到抑制，促使甲状腺激素分泌减少；当血浆中甲状腺激素减少，垂体前叶TSH分泌即增多。这种反馈性的调节，对稳定甲状腺的功能很有必要，并对碘缺乏病的作用也大。TSH的分泌又受丘脑下部分泌的TSH释放因子所促进，丘脑下部则受中枢神经系统调节。由此可见，碘、甲状腺激素与中枢神经系统关系是十分密切的。

碘的生理功能是以甲状腺激素的功能作用表达的，至今尚未发现除甲状腺激素以外碘的其他独立的生理功能。

8. 其他矿物质

（1）婴儿对其他矿物质的需要　其他矿物质，如钾、钠、镁、氯、铜等，也为机体生长发育所必需，但母乳及牛乳喂养健康婴儿均不易缺乏。

（2）镁的生理功能

① 激活多种酶的活性　镁作为多种酶的激活剂，参与300余种酶促反应。镁能与细胞内许多重要成分如三磷酸腺苷等形成复合物而激活酶系，或直接作为酶的激活剂激活酶系。

② 维护骨骼生长和神经肌肉的兴奋性。

a. 对骨骼的作用：镁是骨细胞结构和功能所必需的元素，对促进骨骼生长和维持骨骼的正常功能具有重要作用。

b. 对神经肌肉的作用：镁与钙使神经肌肉兴奋和抑制作用相同，不论血中镁或钙过低，神经肌肉兴奋性均增高；反之则有镇静作用。但镁和钙又有拮抗作用，有与某些酶的结合竞争的作用，在神经肌肉功能方面表现出相反的作用。由镁引起的中枢神经和肌肉接点处的传导阻滞可被钙拮抗。

③ 维护胃肠道和激素的功能。

a. 对胃肠道的作用：低浓度硫酸镁溶液经十二指肠时，可使奥迪括约肌松弛，短期胆汁流出，促使胆囊排空，具有利胆作用。碱性镁盐可中和胃酸。镁离子在肠道中吸收缓慢，促使水分滞留，具有导泻作用。

b. 对激素的作用：血浆镁的变化直接影响甲状旁腺激素的分泌，但其作用仅为钙的30%～40%。在正常情况下，血浆镁增加时，可抑制甲状旁腺激素分泌；血浆镁水平下降时，可兴奋甲状旁腺，促使镁自骨骼、肾脏、肠道转移至血中，但其量甚微。当镁水平极端低下时，可使甲状旁腺功能反而低下，经补充镁后即可恢复。

甲状腺素过多可引起血清镁降低，尿镁增加，镁呈负平衡。甲状腺素又可提高镁的需要量，故可引起相对缺镁，因此对甲亢患者应补给镁盐。

(3) 钾的生理功能

① 参与碳水化合物、蛋白质的代谢　葡萄糖和氨基酸经过细胞膜进入细胞合成糖原和蛋白质时，必须有适量的钾离子参与。估计1g糖原的合成约需钾0.6mmol，合成蛋白质时每1g氮需要钾3mmol。三磷酸腺苷的生成过程中也需要一定量的钾，如果钾缺乏时，碳水化合物、蛋白质的代谢将受到影响。

② 维持细胞内正常渗透压　由于钾主要存在于细胞内，因此钾在细胞内渗透压的维持中起主要作用。

③ 维持神经肌肉的应激性和正常功能　细胞内的钾离子和细胞外的钠离子联合作用，可激活 Na^+,K^+-ATP酶，产生能量，维持细胞内外钾钠离子浓差梯度，发生膜电位，使膜有电信号能力，膜去极化时在轴突发生动作电位，激活肌肉纤维收缩并引起突触释放神经递质。当血钾降低时，膜电位上升，细胞膜极化过度，应激性降低，发生松弛性瘫痪。当血钾过高时，可使膜电位降低，可致细胞不能复极而应激性丧失，其结果也可发生肌肉麻痹。

④ 维持心肌的正常功能　心肌细胞内外的钾浓度与心肌的自律性、传导性和兴奋性有密切关系。钾缺乏时心肌兴奋性增高，钾过高时又使心肌自律性、传导性和兴奋性受抑制，两者均可引起心律失常。

⑤ 维持细胞内外正常的酸碱平衡　钾代谢紊乱时，可影响细胞内外酸碱平衡。当细胞失钾时，细胞外液中钠离子与氢离子可进入细胞内，引起细胞内酸中毒和细胞外碱中毒。反之，细胞外钾离子内移，氢离子外移，可引起细胞内碱中毒与细胞外酸中毒。

(4) 钠的生理功能

① 调节体内水分与渗透压　钠主要存在于细胞外液，是细胞外液中的主要阳离子，约占阳离子总量的90%，与对应的阴离子构成渗透压。钠对细胞外液渗透压的调节与维持体内水量的恒定是极其重要的。此外，钾在细胞内液中同样构成渗透压，维持细胞内水分的稳定。钠、钾含量的平衡，是维持细胞内外水分恒定的根本条件。

② 维持酸碱平衡　钠在肾小管重吸收时与 H^+ 交换，清除体内酸性代谢产物（如 CO_2），保持体液的酸碱平衡。钠离子总量影响着缓冲系统中碳酸氢盐的比例，因而对体液

的酸碱平衡也有重要作用。

③ 钠泵 钠离子的主动运转，由 Na^+,K^+-ATP 酶驱动，使钠离子主动从细胞内排出，以维持细胞内外液渗透压平衡。钠对 ATP 的生成和利用、肌肉运动、心血管功能、能量代谢都有关系，钠不足均可影响其作用。此外，糖代谢、氧的利用也需有钠的参与。

④ 增强神经肌肉兴奋性 钠、钾、钙、镁等离子的浓度平衡对于维持神经肌肉的应激性都是必需的，满足需要的钠可增强神经肌肉的兴奋性。

(5) 氯的生理功能

① 维持细胞外液的容量与渗透压 氯离子与钠离子是细胞外液中维持渗透压的主要离子，二者约占总离子数的80%，调节与控制着细胞外液的容量与渗透压。

② 维持体液酸碱平衡 氯是细胞外液中的主要阴离子。当氯离子发生变化时，细胞外液中的 HCO_3^- 的浓度也随之变化，以维持阴阳离子的平衡。反之，当 HCO_3^- 浓度改变时，Cl^- 也随着变化，以维持细胞外液的平衡。供应过量氯离子可以校正由疾病或利尿剂引起的代谢性碱中毒。

③ 参与血液 CO_2 运输 当 CO_2 进入红细胞后，即在红细胞内碳酸酐酶参与下与水结合成碳酸，再离解为 H^+ 与 HCO_3^-，被移出红细胞，进入血浆，但正离子不能同样扩散出红细胞，血浆中的氯离子即等量进入红细胞内，以保持正负离子平衡。反之，红细胞内的 HCO_3^- 浓度低于血浆时，氯离子由红细胞移入血浆，HCO_3^- 转入红细胞，而使血液中大量的 CO_2 得以输送至肺部排出体外。

④ 其他氯离子还参与胃液中胃酸形成，胃酸促进维生素 B_{12} 和铁的吸收；激活唾液淀粉酶，分解淀粉，促进食物消化；刺激肝脏功能，促使肝中代谢废物排出。氯还有稳定神经细胞膜电位的作用等。

(6) 铜的生理功能

① 构成含铜酶和铜结合蛋白的成分 已知含铜酶主要有胺氧化酶、单胺氧化酶、组胺氧化酶、二胺氧化酶、赖氨酰氧化酶、亚铁氧化酶Ⅰ（即铜蓝蛋白）、亚铁氧化酶Ⅱ、细胞色素 c 氧化酶、多巴胺 β-羟化酶、超氧化物歧化酶、细胞外超氧化物歧化酶等。

铜结合蛋白有铜硫蛋白、白蛋白、转铜蛋白、凝血因子Ⅴ、低分子量配合体（包括氨基酸和多肽）等。

② 维持正常造血功能 铜参与铁的代谢和红细胞生成。铜蓝蛋白和亚铁氧化酶Ⅱ可氧化铁离子，使铁离子结合到运铁蛋白，对生成运铁蛋白起主要作用，并可将铁从小肠腔和储存点运送到红细胞生成点，促进血红蛋白的形成。此外，正常骨髓细胞的形成也需要铜。

③ 促进结缔组织形成 铜主要是通过赖氨酰氧化酶促进结缔组织中胶原蛋白和弹性蛋白的交联，是形成强壮、柔软的结缔组织所必需的。因此，它在皮肤和骨骼的形成、骨矿化、心脏和血管系统的结缔组织完善中起着重要的作用。

④ 维护中枢神经系统的健康 铜在神经系统中起着多种作用。细胞色素氧化酶能促进髓鞘的形成。在脑组织中多巴胺 β-羟化酶催化多巴胺转变成神经递质去甲肾上腺素，该酶与儿茶酚胺的生物合成有关。此外，铜在中枢神经系统中的一些遗传性和偶发性神经紊乱的发病中有着重要作用。

⑤ 促进正常黑色素形成及维护毛发正常结构 酪氨酸酶能催化酪氨酸羟基化转变为多巴，并进而转变为黑色素，为皮肤、毛发和眼睛所必需。先天性缺酪氨酸酶，引起毛发脱色，称为白化病。

⑥ 保护机体细胞免受超氧阴离子的损伤　广泛分布的超氧化物歧化酶（SOD）、细胞外的铜蓝蛋白和主要在细胞内的铜硫蛋白等含铜酶具有抗氧化作用。SOD能催化超氧阴离子转变为过氧化物，过氧化物又通过过氧化氢酶或谷胱甘肽过氧化物酶作用进一步转变为水。

铜对脂质和糖代谢有一定影响，缺铜动物可使血中胆固醇水平升高，但过量铜又能引起脂质代谢紊乱。铜对血糖的调节也有重要作用。缺铜后葡萄糖耐量降低，对某些用常规疗法无效的糖尿病患者给以小剂量铜离子治疗，常可使病情明显改善，血糖降低。此外，铜对免疫功能、激素分泌等也有影响，缺铜虽对免疫功能指标有影响，但补充铜并不能使之逆转。

9. 维生素A

婴儿维生素A推荐摄入量为300～350μg/d。母乳中含有较丰富的维生素A，用母乳喂养的婴儿一般不需额外补充。牛乳中的维生素A仅为母乳含量的一半，用牛乳喂养的婴儿需要额外补充大约150～200μg/d维生素A。用浓缩鱼肝油补充维生素A时应适量，过量补充会导致维生素A、维生素D中毒，出现呕吐、昏睡、头痛、骨痛、皮疹等症状。

10. 维生素D

人乳及牛乳中的维生素D含量均较低，从出生2周到1岁半之内都应添加维生素D。婴儿每天维生素D的参考摄入量为10μg（400IU）。富含维生素D的食物较少，肝、乳类及蛋含量亦不高。因此，给婴儿适量补充富含维生素A、维生素D的鱼肝油或维生素D制剂及适当晒太阳，可以预防维生素D缺乏所致的佝偻病。

11. 维生素E

早产儿和低出生体重儿容易发生维生素E缺乏，引起溶血性贫血、血小板增加及硬肿症。我国2013年修订的膳食营养素参考摄入量中婴儿的维生素E适宜摄入量为3～4mg α-TE/d。人乳初乳维生素E含量为14.8mg/L，过渡乳和成熟乳分别含8.9mg/L和2.6mg/L。牛乳中维生素E含量远低于人乳，约为0.6mg/L。

12. 维生素K

新生儿肠道内正常菌群尚未建立，肠道细菌合成维生素K较少，容易发生维生素K缺乏症（出血）。母乳约含维生素K 15μg/L，牛乳及婴儿配方奶约为母乳的4倍，母乳喂养的新生儿较牛乳或配方食品喂养者更易出现出血性疾病。因此，对新生儿尤其是早产儿出生初期要注射补充维生素K。出生1个月以后，一般不容易出现维生素K缺乏。但长期使用抗生素时，则应注意补充维生素K。

13. 维生素C

母乳喂养的婴儿可从乳汁获得足量的维生素C。牛乳中维生素C的含量仅为母乳的1/4（约11mg/L），又在煮沸过程中有所损失，因此，纯牛乳喂养儿应及时补充富含维生素C的果汁，如橙汁、深绿色叶菜汁或维生素C制剂等。我国2013年制定的婴儿维生素C的推荐摄入量为40mg/d。

二、幼儿的营养需要

1. 蛋白质

幼儿对蛋白质的需要不仅量相对比成人多，而且质量要求也比成人高。一般要求蛋白质所供能量应占膳食总能量的12%～20%，其中有一半应是优质蛋白质。我国2013年新修订的1～2岁和3～4岁幼儿蛋白质推荐摄入量为25g/d和30g/d。蛋白质虽分布很广，但以动物性食物、豆类和硬果类食物含量较高，且质量较好。如肉类、鱼类、禽类含蛋白质为

15%~20%，鲜奶约 3%，奶粉 20%~28%，蛋类 11%~14%，干豆类 20%~40%，谷类 6%~10%，硬果类 15%~30%。

2. 脂肪

对于 1~3 岁的幼儿，由脂肪提供的能量在 35% 为宜，幼儿膳食中含有适量的脂肪也有助于增加食欲。幼儿膳食脂肪中必需脂肪酸应占总能量的 1%，才能保证正常生长，预防发生脱屑性皮炎。必需脂肪酸中，亚油酸富含于所有植物油，较少出现缺乏，而含 α-亚麻酸的油仅限于大豆油、低芥酸菜籽油等少数油，应注意补充。补充时还应注意二者的适宜比例。

3. 碳水化合物

活动量大的幼儿，因身体消耗的能量多，对碳水化合物的需要量也多，所以提供的量也较多。尽管幼儿已能产生消化各种碳水化合物的消化酶，但对于 2 岁以下的幼儿，较多的能量来自淀粉和糖是不合适的，因为富含碳水化合物的食物占体积较大，可能不适当地降低了食物的营养密度及总能量的摄入。2 岁以后，要逐渐增加来自淀粉类食物的能量，供能为总能量的 50%~65%，同时相应地减少来自脂肪的能量。美国对于 2 岁以上幼儿，推荐每天膳食纤维最低摄入量应该是其年龄加 5g。例如，一个 3 岁的幼儿每天应该摄入 8g，4 岁的儿童应该是 9g。由于过高膳食纤维和植酸盐对营养素吸收利用的影响，应该尽量避免选择含有太多膳食纤维和植酸盐的食物，特别是 2 岁以下的幼儿。

4. 钙

从 1 岁到 10 岁，据估计平均每日用于骨骼生长需要的储留钙从 70mg 上升到 150mg，膳食中钙吸收率仅有 35%。奶及其制品是膳食钙的最好来源。1~3 岁幼儿的钙 AI 为 600mg/d。

5. 铁

幼儿期每天从各种途径损失的铁不超过 1mg，加上生长需要，每天平均需要 1mg 的铁。因我国儿童（尤其是农村）膳食铁主要以植物性铁为主，吸收率低，幼儿期缺铁性贫血成为常见和多发病。1~3 岁幼儿铁的 AI 为 9mg/d。膳食中良好的食物来源是动物的肝脏和血，其中禽类的肝脏和血含量达 40mg/100g 以上。牛乳含铁很少。蛋黄中虽含铁较高，但因含有干扰因素，吸收率仅有 3%。

6. 锌

婴幼儿缺锌时会出现生长发育缓慢、味觉减退、食欲不振、贫血、创伤愈合不良、免疫功能低下等表现。1~3 岁幼儿锌的 RNI 为 4.0mg/d。锌最好的食物来源是蛤贝类，如牡蛎、扇贝等，每 100g 可达 10mg 以上的锌。其次是动物的内脏（尤其是肝）、蘑菇、坚果类（如花生、核桃、松子等）和豆类，肉类和蛋也含有一定量的锌，其他食物含量低。

7. 碘

碘对婴幼儿的生长发育影响很大，幼儿期缺碘会影响生长发育，1~3 岁幼儿碘的 RNI 为 90μg/d。

8. 维生素 A

维生素 A 与机体的生长、骨骼的发育、生殖、视觉及抗感染有关。1~3 岁幼儿每日维生素 A 的 RNI 为 310μg 视黄醇活性当量。由于维生素 A 可在肝内蓄积，过量时可出现中毒，不可盲目给小儿服用。

9. 维生素 D

幼儿也是特别容易发生维生素 D 缺乏的易感人群，维生素 D 缺乏可引起佝偻病。维生素 D 的膳食来源较少，主要来源是户外活动时由紫外线照射皮肤，使 7-脱氢胆固醇转变成维生素 D。我国 1～3 岁幼儿的 RNI 为 $10\mu g/d$，幼儿也可适量补充含维生素 D 的鱼肝油。

10. 维生素 B_1

维生素 B_1 为水溶性维生素，在体内储存极少，需每日从膳食中补充。幼儿维生素 B_1 的 RNI 为 $0.6mg/d$。

11. 维生素 B_2

中国营养学会推荐的膳食维生素 B_2 参考摄入量（RNI）为幼儿 $0.6mg/d$。

12. 维生素 C

中国营养学会推荐的膳食维生素 C 参考摄入量（RNI）为幼儿 $40mg/d$。

任务 1 婴儿食物选择

1. 母乳喂养

母乳是婴儿最自然、最本能、最理想、最佳的食品，母乳中营养素全面、丰富、比例合适、易吸收利用，可增强婴儿免疫力；母乳中还含有激素和生长因子，这些激素对于维持、调节和促进婴儿的各器官的生长、发育与成熟有重要作用；母乳喂养也有利于亲子间情感交流，这种交流对孩子智力发育及人格形成非常重要。此外，母乳喂养既安全、方便、经济，又有利于母亲产后康复。

2. 人工喂养

因各种原因不能用母乳喂养婴儿时，可采用牛乳、羊乳等动物乳或其他代乳品喂养婴儿，这种非母乳喂养婴儿的方法即为人工喂养。由于不同种动物的乳严格来讲只适合相应种类动物的幼子，并不适宜人类婴儿的生长发育，同时亦不适宜直接喂养婴儿，因此，特别是对 0～4 个月的婴儿，只有在实在无法用母乳喂养时才采用人工喂养。

（1）配方奶粉　在没有母乳或无法进行母乳喂养的情况下，配方奶粉是第一选择。因为配方奶粉的营养素含量与母乳比较接近，其营养价值高于普通的牛乳、羊乳以及普通奶粉。配方奶粉的成分、加工、销售等有着严格的法律规定。

婴儿配方奶粉主要分为三类，即起始婴儿配方：主要适用于 1～6 个月的婴儿；后继配方或较大婴儿配方：适用于 6 个月以后的婴儿，作为他们混合食物中的组成部分；医学配方：用于特殊生理上的异常所需，例如为早产儿、先天性代谢缺陷（如苯丙酮尿症）患儿设计的配方，对牛乳过敏儿设计采用豆基配方粉等。

（2）牛乳　鲜牛乳是比较常用的母乳代乳品。由于牛乳营养成分与人乳有较大差异，需要适当配制后才适宜给婴儿喂养。

① 牛乳的配制　牛乳稀释方法：新生儿期采用 2 份牛乳加 1 份水稀释（牛乳∶水＝2∶1，体积比），以后过渡到 3 份乳加 1 份水、4 份乳加 1 份水，第二个月可以吃全乳。由于牛乳中的乳糖仅为人乳的 60%，牛乳稀释后还需加 5%～8% 的葡萄糖或蔗糖。

② 消毒　配好的牛乳在喂给婴儿之前应煮沸 3～4 min 以杀灭细菌，另外亦可使牛乳的蛋白质变性有助于婴儿消化。但煮沸的时间过长亦会破坏牛乳中的维生素，使短链脂肪酸挥发。

③ 奶量　0～1 岁的婴儿平均每千克体重需 $95kcal$❶$/d$ 能量。牛乳能量约为 $55kcal/$

---

❶ $1cal=4.184J$，全书余同。

100mL，所以平均每千克体重需 2∶1（牛乳与水的比例）+5%糖的牛乳 170mL，或 3∶1+5%糖的牛乳 155mL，或 4∶1+5%糖的牛乳 150mL。每天分 6～8 次喂养。

(3) 全脂奶粉　全脂奶粉是用鲜乳制成的干粉，含蛋白质 20%～28%、脂肪 20%～28%。用水按体积比 1（奶粉）∶4（水）或质量比 1∶8 溶解后其成分同鲜牛乳。再按上述鲜牛乳的方法配置进一步稀释、加糖、煮沸，冷却后即可喂养婴儿。

(4) 豆制代乳粉（豆基配方粉）　豆制代乳粉是以大豆为主体蛋白的代乳制品。如"5410 乳粉"，是用加热处理的大豆粉，添加蛋黄粉以增补植物蛋白的不足，以及添加米粉、蔗糖、骨粉、矿物质和维生素等。另外也可在大豆蛋白提取物的基础上，加入蛋氨酸和 L-肉碱以及矿物质和维生素等组成配方粉。其特点为不含乳糖，适用于对牛乳过敏或乳糖酶活性低下的婴儿使用。

3. 混合喂养

因各种原因造成母乳不足或不能按时喂养，在坚持用母乳喂养的同时，用婴儿代乳品喂养以补充母乳的不足。对于 6 个月以下，特别是 0～4 个月的婴儿，这比完全不吃母乳的人工喂养要好。母乳不足，也仍应坚持按时给婴儿喂奶，让婴儿吸空乳汁，这样有利于刺激乳汁的分泌。如母亲不能按时喂奶，可用代乳品或收集的母乳代替喂养一次。乳母应将多余的乳汁及时挤出或吸空，一方面可以维持乳汁的分泌，另外也可用清洁的奶瓶收集，低温储存，煮沸后可以用来在不能按时喂奶时喂给婴儿。混合喂养时代乳品补充用量应以婴儿吃饱为止，具体用量应根据婴儿体重、母乳缺少的程度而定。

4. 婴儿辅助食品

(1) 添加辅助食品的科学依据

① 满足婴儿的营养需求　WHO 以及我国进行的乳母泌乳量的调查表明，营养良好的乳母平均泌乳量为 700～800mL/d。毫无疑问，这一数量能满足 0～6 个月内婴儿的全面营养需要。6 个月的婴儿每天需要能量 700～900kcal，以母乳量分泌 800mL 计，约提供 560kcal 的能量，仅能满足此时婴儿需要量的 80%，补充食物是唯一的选择。此外，孕期为婴儿储备的铁，4 月龄时已用尽，此时婴儿需铁 6～10mg/d，800mL 母乳所提供的铁不到 1mg，以食物补充铁势在必行。

② 学习吃食物，为断奶做准备　断奶是一个很长的过程，是一个继续保持母乳喂养的过程，也称为断奶过渡期。一般在母乳喂哺的 4 个月或 6 个月以后开始，使婴儿逐步认识并适应母乳以外的食物，进行咀嚼和吞咽的训练等，时间可延长到孩子 1 岁甚至以上。

③ 适应婴儿消化系统以及心理发育的需要　4～6 个月以后的婴儿消化系统逐步成熟，对食物的质和量也有新的要求。如随着齿龈黏膜的坚硬及以后乳牙的萌出，用软的半固体食物喂养婴儿，有利于婴儿乳牙的萌出和训练婴儿的咀嚼功能。在喂养工具上，从用奶瓶逐步改变为用小茶匙、小杯、小碗，以利于婴幼儿的心理成熟。婴儿食品从 0～6 个月的母乳或代乳品逐渐过渡到 2～3 岁时接近成人食品，婴儿从全流质能逐步适应半流质，并过渡到幼儿时的流质、半流质和固体都有的混合饮食。过早添加淀粉类高碳水化合物的食物容易使婴儿肥胖，而辅助食品添加太迟会影响婴儿咀嚼和吞咽功能及乳牙的萌出。

④ 培养良好的饮食习惯。断奶过渡期正确的辅食添加，使其在婴儿期就接触、尝试和感受各种成人的食物，这对于儿童正确饮食行为的培养是极其必要的。母乳喂养儿正确地添加辅食，其在儿童期和成年后挑食、偏食的毛病较少。

(2) 添加辅助食品的时间与原则

① 适宜时间　通常情况下，4～6 个月时应逐步添加辅助食品，但因婴儿个体差异，开

始添加辅食并没有一个严格时间规定。一般有下列情形时可以开始添加辅食：婴儿体重增长已达到出生时的2倍；婴儿在吃完约250mL奶后不到4h又饿了；婴儿可以坐起来了；婴儿在24h内能吃完1000mL或以上的奶；婴儿月龄达6个月。

② 添加辅助食品的原则

a. 逐步适应：一种辅食应经过5~7天的适应期，再添加另一种食物，然后逐步扩大添加的辅食品种。第一个添加的辅食是米粉类，因为大米蛋白质很少过敏。每种新的食物可能尝试多次才会被婴儿接受。

b. 由稀到稠：如刚开始添加米粉时可冲调稀一些，使之更容易吞咽。当婴儿习惯后就可以逐步变稠。

c. 量由少到多，质地由细到粗：开始的食物量可能仅1勺，逐渐增多。食物的质地开始要制成泥或汁，以利吞咽；当乳牙萌出后可以适当粗一些和硬一点，以训练婴儿的咀嚼功能。食物由液体到半固体再到固体。

d. 因人而异：婴儿的生长发育有较大的个体差异，这也决定了婴儿对食物摄入量的差异。

(3) 添加辅助食品的顺序　添加辅助食品的顺序见表2-6。

表2-6　婴儿辅助食品添加顺序

月龄/月	添加的辅食品种	供给的营养素
2~3	鱼肝油(户外活动)	维生素A、维生素D
4~6	米粉糊、麦粉糊、粥等淀粉类	能量(训练吞咽功能)
	蛋黄、无刺鱼泥、动物血、肝泥、奶类、大豆蛋白粉或豆腐花或嫩豆腐	蛋白质，铁、锌、钙等矿物质，B族维生素
	叶菜汁(先)、果汁(后)、叶菜泥、水果泥	维生素C、矿物质、纤维素
	鱼肝油(户外活动)	维生素A、维生素D
7~9	稀粥、烂饭、饼干、面包、馒头等	能量(训练咀嚼功能)
	无刺鱼、全蛋、肝泥、动物血、碎肉末、较大婴儿奶粉或全脂牛奶、大豆制品	蛋白质，铁、锌、钙等矿物质，B族维生素
	蔬菜泥、水果泥	维生素C、矿物质、纤维素
	鱼肝油(户外活动)	维生素A、维生素D
10~12	稠粥、烂饭、饼干、面条、面包、馒头等	能量
	鱼肝油(户外活动)	维生素A、维生素D

任务2　幼儿食物选择

1. 粮谷类及薯类食品

进入幼儿期后，粮谷类应逐渐成为小儿的主食。谷类食物是碳水化合物和某些B族维生素的主要来源，同时因食用量大，也是蛋白质及其他营养素的重要来源。在选择这类食品时应以大米、面制品为主，同时加入适量的杂粮和薯类。在食物的加工上，应粗细合理，加工过精时，B族维生素、蛋白质和无机盐损失较大；加工过粗，存在大量的植酸盐及纤维素，可影响钙、铁、锌等营养素的吸收利用。一般以标准米、面为宜。平均每人每天的参考量为100~150g。

2. 乳类食品

乳类食物是幼儿优质蛋白质、钙、维生素B_2、维生素A等营养素的重要来源。乳类钙含量高、吸收好，可促进幼儿骨骼的健康生长。同时乳类富含赖氨酸，是粮谷类蛋白的极好补充。但乳类中铁、维生素C含量很低，脂肪以饱和脂肪为主，需要注意适量供给。过量的乳类也会影响幼儿对谷类和其他食物的摄入，不利于饮食习惯的培养。平均每人每天的参考量为鲜牛奶不低于350g或全脂奶粉40～50g。

3. 鱼、肉、禽、蛋及豆类食品

这类食物不仅为幼儿提供丰富的优质蛋白质，同时也是维生素A、维生素D及B族维生素和大多数微量元素的主要来源。豆类蛋白质含量高，质量也接近肉类，价格低，是动物蛋白质较好的替代品，但微量元素（如铁、锌、铜、硒等）低于动物类食物，所以在经济条件允许时幼儿还是应进食适量动物性食品。平均每人每天的参考量为55～120g。

4. 蔬菜、水果类

这类食物是维生素C、β-胡萝卜素的重要来源，也是维生素B_2、无机盐（钙、钾、钠、镁等）和膳食纤维的重要来源。在这类食物中，一般深绿色叶菜及深红、黄色果蔬、柑橘类等含维生素C和β-胡萝卜素较高。蔬菜、水果不仅可提供营养素，而且具有良好的感官性状，可促进小儿食欲，防治便秘。平均每人每天蔬菜参考摄入量为200～250g，水果100～150g。

5. 油、糖、盐等调味品及零食

这类食品对于提供必需脂肪酸、调节口感等具有一定的作用，但过多摄入对身体有害无益，应少吃。平均每人每天的参考量为植物油20g，不建议添加糖果。

子情境3 学龄前儿童的营养需要和食物选择

小儿3周岁后至6～7岁入小学前称为学龄前期。与婴幼儿期相比，此期生长发育速度减慢，脑及神经系统发育持续并逐渐成熟。而与成人相比，此期儿童仍然处于迅速生长发育之中，加上活泼好动，需要更多的营养。由于学龄前儿童具有好奇、注意力分散、喜欢模仿等特点而使其具有极大的可塑性，此期是培养良好生活习惯、良好道德品质的重要时期。影响此期儿童良好营养的因素较多，如挑食、贪玩、不吃好正餐而乱吃零食、咀嚼不充分、食欲不振、喜欢饮料而不喜欢食物等。因此，供给其生长发育所需的足够营养，帮助其建立良好的饮食习惯，将为其一生建立健康膳食模式奠定坚实的基础。

学龄前儿童的营养需要如下。

1. 蛋白质

学龄前儿童生长发育每增加1kg体重约需160g的蛋白质积累。学龄前儿童摄入蛋白质的最主要目的是满足细胞、组织的增长，因此，对蛋白质的质量，尤其是必需氨基酸的种类和数量有一定的要求。一般而言，儿童必需氨基酸需要量占总氨基酸需要的36%。1985年，FAO/WHO提出每日每千克体重氨基酸需要量的估计值，以2岁幼儿为例，异亮氨酸31mg、亮氨酸73mg、赖氨酸64mg、蛋氨酸与胱氨酸27mg、苯丙氨酸与酪氨酸69mg、苏氨酸37mg、色氨酸12.5mg、缬氨酸38mg。

中国营养学会建议学龄前儿童蛋白质参考推荐摄入量为30～40g/d。蛋白质供能为总能量的15%～20%，其中来源于动物性食物的蛋白质应占50%，包括1个鸡蛋（约提供6.5g蛋白质）、300mL牛奶（约提供9g蛋白质）、100g鱼或鸡或瘦肉（可提供约17g蛋白质）。其余蛋白质可由植物性食物谷类、豆类等提供。在农村应充分利用大豆所含的优质蛋白质来预防儿童蛋白质营养不良引起的低体重和生长发育迟缓。

2. 脂肪

儿童生长发育所需的能量、免疫功能的维持、脑的发育和神经髓鞘的形成都需要脂肪，尤其是必需脂肪酸。学龄前儿童每日每千克体重需总脂肪 4～6g，其膳食脂肪供能比占总能量的 20%～30%，亚油酸供能不应低于总能量的 3%，亚麻酸供能不低于总能量的 0.5%，饱和脂肪酸供能不高于总能量的 8%。建议使用含有 α-亚麻酸的大豆油、低芥酸菜籽油或脂肪酸比例适宜的调和油为烹调油，在对动物性食品选择时也可多选用鱼类等富含 n-3 长链多不饱和脂肪酸的水产品。

3. 碳水化合物

经幼儿期的逐渐适应，学龄前期儿童的膳食基本完成了从以奶和奶制品为主到以谷类为主的过渡。谷类所含有的丰富碳水化合物是其能量的主要来源。每日每千克体重约需碳水化合物 15g，为总能量的 50%～65%，但不宜用过多的糖和甜食，而应以含有复杂碳水化合物的谷类为主，如大米、面粉、红豆、绿豆等各种食物。有专家建议，学龄前期儿童蛋白质、脂肪、碳水化合物供能比为 1∶1.1∶6。

适量的膳食纤维是学龄前儿童肠道所必需的。美国对于 2 岁以上幼儿膳食纤维的每天最低推荐量是年龄加 5g。例如，3 岁儿童每天至少摄入 8g，4 岁儿童至少摄入 9g，以此类推。粗麦面包、麦片粥、蔬菜、水果是膳食纤维的主要来源。但过量的膳食纤维在肠道易膨胀，引起胃肠胀气、不适或腹泻，影响食欲和营养素的吸收。

4. 钙

为满足学龄前儿童骨骼生长，每日平均骨骼钙储留量为 100～150mg，钙需要量 3 岁为 350mg/d，4～6 岁为 450mg/d。食物钙的平均吸收率为 35%。《中国居民膳食营养素参考摄入量》推荐学龄前儿童钙的 AI 为 800mg/d，UL 为 2000mg/d。奶及奶制品钙含量丰富，吸收率高，是儿童最理想的钙来源。豆类及制品尤其是大豆、黑豆含钙也较丰富。此外，芝麻、小虾皮、海带等也含有一定的钙。要保证学龄前儿童钙的适宜摄入水平，奶的摄入量应不低于 300mL/d，但也不宜超过 600mL/d。

5. 碘

WHO 估计，世界有 8 亿人口缺碘，我国约 4 亿，孕妇、儿童是对缺碘敏感的人群。为减少因碘缺乏导致的儿童生长发育障碍，《中国居民膳食营养素参考摄入量》提出学龄前儿童碘的 RNI 为 90μg/d，UL 为 300μg/d。含碘较高的食物主要是海产品，如海带、紫菜、海鱼、虾、贝类。为保证这一摄入水平，除必须使用碘强化食盐烹调食物外，还建议每周膳食至少安排 1 次海产食品。

6. 铁

铁缺乏引起缺铁性贫血是儿童期最常见的疾病。学龄前儿童铁缺乏有如下几方面的原因：一是儿童生长发育快，需要的铁较多，约每千克体重需要 1mg 的铁；另一方面，儿童与成人不同，内源性可利用的铁较少，其需要的铁更依赖食物铁的补充；学龄前儿童的膳食中奶类食物仍占较大的比重，其他富铁食物较少，也是铁缺乏产生的原因。

铁缺乏儿童行为异常，如对外界反应差、易怒、不安、注意力不集中以及学习能力差。铁缺乏，除可通过影响细胞色素酶类的活性而影响能量的产生外，也致脑内多巴胺 D_2 受体下降，并进而引起单胺氧化酶抑制剂和色氨酸、多巴胺、5-羟色胺等水平下降，行为上表现为学习能力下降和睡眠时间延长，临床上表现为听力减弱、视力减弱、学习成绩不佳。铁缺乏还对儿童免疫力、行为和智力发育产生不可逆性影响。

《中国居民膳食营养素参考摄入量》建议学龄前儿童铁的 AI 为 10mg/d，UL 为 30mg/d。动物性食品中的血红蛋白铁吸收率一般在 10% 或以上。动物肝脏、动物血、瘦肉是铁的良好来源。膳食中丰富的维生素 C 可促进铁的吸收。

7. 锌

锌缺乏儿童常出现味觉下降、厌食甚至异食癖，嗜睡、面色苍白，抵抗力差而易患各种感染性疾病等，严重者生长迟缓。儿童期用于生长的锌每千克体重为 23~30μg。《中国居民膳食营养素参考摄入量》提出学龄前儿童锌 RNI 为 5.5mg/d。除海鱼、牡蛎外，鱼、禽、蛋、肉等含蛋白质食物锌含量丰富，利用率也较高。

8. 维生素 A

维生素 A 对学龄前儿童生长，尤其是对骨骼生长有重要的作用。维生素 A 缺乏是发展中国家普遍存在的营养问题，严重威胁着儿童的生存。在我国，仍有相当比例学龄前儿童维生素 A 亚临床缺乏或水平低于正常值，尤其是农村和边远地区。《中国居民膳食营养素参考摄入量》建议学龄前儿童维生素 A 的 RNI 为 360μg/d。可考虑每周摄入 1 次含维生素 A 丰富的动物肝脏，每天摄入一定量蛋黄、牛奶，或在医生指导下补充鱼肝油，获得可直接利用的视黄醇，也可每日摄入一定量的深绿色或黄红色蔬菜补充维生素 A 原，即胡萝卜素。由于学龄前儿童的咀嚼能力有限，叶菜应切碎、煮软，这种烹调方法对维生素 C 的破坏较大，但胡萝卜素的损失相对较低。维生素 A 的 UL 值为 2000μg/d。

9. 维生素 B_1

亚临床维生素 B_1 缺乏影响儿童的食欲、消化功能。《中国居民膳食营养素参考摄入量》建议学龄前儿童维生素 B_1 的 RNI 为 0.8mg/d。膳食中维生素 B_1 主要来源于非精制的粮谷类、坚果、鲜豆、瘦肉和动物内脏，发酵生产的酵母制品也含有丰富的维生素 B_1。

10. 维生素 B_2

维生素 B_2 缺乏引起口角炎、舌炎、唇炎以及湿疹。缺铁性贫血的儿童常伴有维生素 B_2 缺乏。维生素 B_2 主要来源于各种瘦肉、蛋类、奶类，蔬菜水果也含少量。《中国居民膳食营养素参考摄入量》建议学龄前儿童维生素 B_2 的 RNI 为 0.7mg/d。

11. 烟酸

(1) 学龄前儿童对烟酸的需要　《中国居民膳食营养素参考摄入量》建议学龄前儿童烟酸的 RNI 为 8mgNE/d。

(2) 生理功能

① 构成烟酰胺腺嘌呤二核苷酸（辅酶Ⅰ，NAD^+ 或 CoⅠ）及烟酰胺腺嘌呤二核苷酸磷酸（辅酶Ⅱ，$NADP^+$ 或 CoⅡ）。烟酰胺在体内与腺嘌呤、核糖和磷酸结合构成烟酰胺腺嘌呤二核苷酸和烟酰胺腺嘌呤二核苷酸磷酸，在生物氧化还原反应中起电子载体或递氢体作用。NAD^+ 和 $NADP^+$ 的这种作用，主要有赖于其分子结构中的烟酰胺部分。烟酰胺的吡啶环具有可逆地加氢加电子和脱氢脱电子的特性，因此在酶促反应过程中能够传递氢和传递电子。

② 葡萄糖耐量因子的组成成分。葡萄糖耐量因子是由三价铬、烟酸、谷胱甘肽组成的一种复合体，可能是胰岛素的辅助因子，有增加葡萄糖的利用及促使葡萄糖转化为脂肪的作用。

③ 保护心血管。有报道，服用烟酸能降低血胆固醇、甘油三酯及 β-脂蛋白浓度及扩张血管。大剂量烟酸对复发性非致命的心肌梗死有一定程度的保护作用，但是烟酰胺无此作用，其原因不清。

12. 维生素 C

(1) 学龄前儿童对维生素 C 的需要　典型的维生素 C 缺乏症在临床上已不常见，但亚临床缺乏对健康的潜在影响受到特别关注，如免疫功能下降以及慢性病的危险增加等。维生素 C 主要来源于新鲜蔬菜和水果，尤其是鲜枣类、柑橘类水果和有色蔬菜，如柿子椒、油菜、韭菜、白菜、菜花等。鉴于维生素 C 对免疫功能以及慢性病的预防作用，《中国居民膳食营养素参考摄入量》制定的 RNI 值较过去有所增加，1～3 岁为 40mg/d，4～6 岁为 50mg/d。

（2）生理功能　维生素 C 是一种较强的还原剂，可使细胞色素 c、细胞色素氧化酶及分子氧还原，与一些金属离子螯合。虽然它不是辅酶，但可以增加某些金属酶的活性，如脯氨酸羟化酶（Fe^{2+}）、尿黑酸氧化酶（Fe^{2+}）、三甲赖氨酸羟化酶（Fe^{2+}）、多巴胺 β-羟化酶（Cu^{2+}）等。这些金属离子位于酶的活性中心，维生素 C 可维持其还原状态，从而借以发挥生理功能。

① 参与羟化反应　羟化反应是体内许多重要物质合成或分解的必要步骤，如胶原和神经递质的合成、各种有机药物或毒物的转化等，都需要通过羟化作用才能完成。在羟化过程中，维生素 C 必须参与。故维生素 C 可：a. 促进胶原合成；b. 促进神经递质合成；c. 促进类固醇羟化；d. 促进有机药物或毒物羟化解毒。

② 还原作用　维生素 C 可以以氧化型，又可以以还原型存在于体内，所以既可作为供氢体，又可作为受氢体，在体内氧化还原反应过程中发挥重要作用，具体包括：a. 促进抗体形成；b. 促进铁的吸收；c. 促进四氢叶酸形成；d. 维持巯基酶的活性；e. 清除自由基。

任务　学龄前儿童食物选择

学龄前儿童已完成从奶类食物为主到谷类食物为主的过渡。其食物种类与成人食物种类逐渐接近，无论集体还是散居儿童，均应按以下推荐选择食物。

1. 谷类

精加工碾磨谷类的维生素、矿物质、纤维素大多丢失。粗制面粉、大米是每日最基本的食物，每日 100～150g 可为孩子提供 50%～65% 的能量、约一半的维生素 B_1 和烟酸。如果每周有 2～3 餐以豆类（红豆、绿豆、白豆）、燕麦等替代部分大米和面粉，将有利于蛋白质、B 族维生素的补充。高脂食品如炸土豆片、高糖和高油的风味小吃和点心应加以限制。

2. 动物性食物

适量的鱼、禽、蛋、肉等动物性食物主要提供优质蛋白质、维生素、矿物质。鱼类蛋白软滑细嫩而易于消化，鱼类脂肪中还含有 DHA。蛋类提供优质易于消化的蛋白质、维生素 A、维生素 B_2 以及有利于儿童脑组织发育的卵磷脂。鱼、禽、肉每日供给总量为 20～55g，可交替使用。蛋 1 个，约 50g。

奶类及其制品提供优质、易于消化的蛋白质，以及维生素 A、维生素 B_2 及丰富的优质的钙。建议奶的每日供给量为 250～400g，不要超过 600～700g，在适宜奶量范围内可以是全脂奶。

3. 大豆及其制品

大豆蛋白质富含赖氨酸，是优质蛋白质。大豆脂肪含有必需脂肪酸亚油酸和 α-亚麻酸，能在体内分别合成花生四烯酸和 DHA。因此，每日至少供给相当于 15g 大豆的制品，以提供 6g 左右的优质蛋白质。应充分利用大豆资源来解决儿童的蛋白质营养问题，尤其在较贫困的农村地区。

4. 蔬菜和水果类

蔬菜和水果是维生素、矿物质和膳食纤维的主要来源。蔬菜每日供给量为250～300g，可供选择的蔬菜包括椰菜、菜花、小白菜、芹菜、胡萝卜、黄瓜、番茄（西红柿）、鲜豌豆、绿色和黄红色辣椒等。水果每日供给量为150g左右，可供选择的水果不限。

5. 烹调用油和食糖

按我国的饮食习惯，膳食脂肪约40%来源于烹调用油。应注意对烹调用油的选择。学龄前儿童烹调用油应是植物油，尤其应选用含有必需脂肪酸亚油酸和亚麻酸的油脂，如大豆油、低芥酸菜籽油等。每日人均20～25g。

关于食糖（精制糖、蔗糖）对健康的影响有较多的争议。证据表明，减少学龄前儿童食糖的消耗可以减少龋齿和肥胖发生的危险。学龄前儿童每日可摄入不高于10g的蔗糖或含蔗糖的饮料。

子情境4 学龄儿童与青少年的营养需要和食物选择

儿童少年时期是由儿童发育到成年人的过渡时期，可以分为6～12岁的学龄期和13～18岁的少年期或青春期，这个时期正是他们体格和智力发育的关键时期。男女生青春发育期开始的年龄是不同的，女生比男生早，一般在10岁左右开始，17岁左右结束；男生一般在12岁前后开始，22岁左右结束。研究表明，我国城市男女青春发育期开始年龄要早于农村。在这个时期体格生长加速，第二性征出现，生殖器官及内脏功能日益发育成熟，大脑的机能和心理的发育也进入高峰，身体各系统逐渐发育成熟，对食物的选择要格外重视。

由于儿童少年体内合成代谢旺盛，为适应生长发育的需要，所需要的能量和各种营养素的量相对比成人高，尤其是能量、蛋白质、脂类、钙、锌和铁等营养素。同年龄男生和女生在儿童时期对营养素需要的差别很小，从青春期生长开始，男生和女生的营养需要出现较大差异。

学龄儿童与青少年的营养需要介绍如下。

1. 蛋白质

儿童少年膳食蛋白质推荐摄入量见表2-7。蛋白质提供的能量应占膳食总能量的12%～20%。动物性食物蛋白质含量丰富，氨基酸构成好，如肉类为17%～20%、蛋类为13%～15%、奶类约为3%。植物性食物中大豆是优质蛋白质的来源，含量高达35%～40%；谷类含5%～10%，利用率较低。

表2-7 我国儿童少年膳食蛋白质推荐摄入量

年龄/岁	推荐摄入量/(g/d)		年龄/岁	推荐摄入量/(g/d)	
	男	女		男	女
6	35	35	10～	50	50
7	40	40	11～	60	55
8	40	40	14～17	75	60

2. 脂肪

儿童期脂肪适宜摄入量以占总能量的20%～30%为宜。少年时期是生长发育的高峰期，能量的需要也达到了高峰，因此一般不过度限制儿童少年膳食脂肪摄入。但脂肪摄入量过多将增加肥胖及成年后心血管疾病、高血压和某些癌症发生的危险性，脂肪适宜摄入量为占总能量的 20%～30%。其中饱和脂肪酸、单不饱和脂肪酸和多不饱和脂肪酸的比例为小于 1：1：1（即三者含量依次增加），n-6 和 n-3 多不饱和脂肪酸的比例为（4～6）：1。在脂肪种类的选择上要注意选择含必需脂肪酸的植物油。

3. 碳水化合物

长期以来，碳水化合物一直是人类膳食中提供能量的主要来源，与蛋白质和脂肪相比，碳水化合物是更容易被机体利用的能量。学龄前儿童与青少年膳食中碳水化合物适宜摄入量占总能量的 50%～65%。我国居民膳食中碳水化合物的主要来源是谷类和薯类，水果蔬菜也有一定量的碳水化合物，因此，保证适量碳水化合物摄入，不仅可以避免脂肪的过度摄入，同时谷类和薯类以及水果蔬菜摄入会增强膳食纤维及具有健康效用的低聚糖，这对预防肥胖及心血管疾病都有重要意义。但应注意避免摄入过多的食用糖，特别是含糖饮料。

4. 钙

青春前期及青春期正值生长突增高峰期，为了满足突增高峰的需要，14～17 岁青少年钙的适宜摄入量为 1000mg/d，11～13 岁钙的适宜摄入量为 1200mg/d，7～10 岁钙的适宜摄入量为 1000mg/d。钙的可耐受摄入量为 2000mg/d。奶和奶制品是钙的最好食物来源，其含钙量高，吸收率也高。发酵的酸奶更有利于钙的吸收。可以连骨或壳吃的小鱼小虾及一些硬果类，含钙量也较高。绿色蔬菜、豆类也是钙的主要食物来源。

5. 铁

铁缺乏除引起贫血外，也可能降低学习能力、免疫和抗感染能力。青春期贫血是女童常见的疾病，值得特别关注。儿童各年龄阶段铁推荐摄入量见表 2-8。动物血、肝脏及红肉是铁的良好来源，含铁高，吸收好。豆类、黑木耳、芝麻酱含铁也较丰富。

表 2-8　我国儿童少年膳食铁推荐摄入量

年龄/岁		RNI/(mg/d)	UL/(mg/d)	年龄/岁		RNI/(mg/d)	UL/(mg/d)
6～		10	30	7～		13	35
11～	男	15	40	14～17	男	16	40
	女	18	40		女	18	40

6. 锌

儿童缺锌的临床表现是食欲差，味觉迟钝甚至丧失，严重时引起生长迟缓、性发育不良及免疫功能受损。贝壳类海产品、红色肉类、动物内脏等都是锌的良好来源，干果类、谷类胚芽、麦麸、花生和花生酱也富含锌。儿童青少年锌的膳食推荐摄入量见表 2-9。

表 2-9　我国儿童少年膳食锌推荐摄入量

年龄/岁		RNI/(mg/d)	UL/(mg/d)	年龄/岁		RNI/(mg/d)	UL/(mg/d)
6～		5.5	12	7～		7.0	19
11～	男	10.0	28	14～17	男	11.5	35
	女	9.0	28		女	8.5	35

7. 碘

碘缺乏在儿童期和青春期的主要表现为甲状腺肿，尤其是青春期甲状腺肿发病率较高，需特别预防。儿童少年膳食碘 RNI：7～10 岁为 90μg/d，11～13 岁为 110μg/d，14～17 岁为 120μg/d。含碘最高的食物是海产品，包括海带、紫菜、海鱼等。应坚持食用碘盐，并注意碘盐的保存和烹调方法。碘摄入过多会对身体有害，引起高碘性甲状腺肿，儿童少年每日摄入碘量如超过 800μg 就有可能造成过量,给健康带来危害。

8. 维生素 A

儿童维生素 A 缺乏的发生率远高于成人。维生素 A 的 RNI:6 岁为 360μg RAE/d;7~10 岁为 500μg RAE/d;11~13 岁男女分别为 670μg RAE/d 和 630μg RAE/d;14~17 岁男性为 820μg RAE/d、女性为 630μg RAE/d。维生素 A UL 为 2700μg RAE/d。动物肝脏,如羊肝、鸡肝、猪肝,含有丰富的维生素 A。植物性食物只能提供维生素 A 原——类胡萝卜素。胡萝卜素主要存在于深绿色或红黄色的蔬菜和水果中,如胡萝卜、青椒、芹菜、菠菜。与动物来源的维生素 A 比较,植物来源的胡萝卜素效价较低。

9. 维生素 B_1

精加工谷类的普及,使儿童维生素 B_1 的缺乏成为儿童的营养问题。我国儿童少年膳食维生素 B_1 的 RNI:7~10 岁为 1.0mg/d;11~13 岁男女分别为 1.3mg/d、1.1mg/d;14~17 岁,男性为 1.6mg/d,女性为 1.3mg/d。维生素 B_1 广泛存在于天然食物中,例如动物内脏如肝、心、肾,以及肉类、豆类和没有加工的粮谷类。

10. 维生素 B_2

儿童少年紧张的学习生活,使其易发生维生素 B_2 缺乏症。我国儿童少年膳食维生素 B_2 的 RNI:7~10 岁为 1.0mg/d;11~13 岁男女分别为 1.3mg/d、1.1mg/d;14~17 岁,男性为 1.5mg/d,女性为 1.2mg/d。富含维生素 B_2 的食物主要是奶类、蛋类、肝脏、谷类,蔬菜水果中含量较少。

11. 维生素 C

我国儿童少年膳食维生素 C 参考摄入量 7~10 岁为 65mg/d,11~13 岁为 90mg/d,14~17 岁为 100mg/d。新鲜的蔬菜、水果是维生素 C 丰富的食物来源,如 150g 油菜(菜心)约可提供 100mg 的维生素 C。

任务 1 学龄儿童食物选择

1. 谷类

学龄儿童膳食要做到食物多样化,以谷类为主,如米饭、馒头、面条、玉米、红薯等,主要供给碳水化合物、蛋白质和 B 族维生素,以提供热能。建议每人每天食用谷类、薯类及杂豆 250~400g。

2. 动物性食物

学龄儿童应适当多吃鱼、禽肉,减少猪肉摄入。鱼类脂肪含量一般较低,且含有较多的多不饱和脂肪酸,消化率可达到 95% 左右;矿物质含量也很丰富,尤其是锌的含量极为丰富;海产鱼类富含碘;有些海产鱼类还富含 EPA 和 DHA。禽类脂肪含量也较低,且不饱和脂肪酸含量较高,其脂肪酸组成也优于畜类脂肪。蛋类富含优质蛋白质,各种营养成分比较齐全,是很经济的优质蛋白质来源。蛋清中含脂肪、矿物质较少,98% 的脂肪和极大部分的矿物质都存在于蛋黄中。蛋黄是多种微量元素的良好来源,其中磷的含量最为丰富,蛋黄中的维生素含量也十分丰富,包括所有的 B 族维生素、维生素 A、维生素 D、维生素 E 等。推荐每日摄入量:鱼虾类 40~75g,畜禽肉类 40~75g,蛋类 25~50g。此外,建议每人每天饮奶 300g 或相当量的奶制品,有些学龄儿童饮奶时会有不同程度的胃肠道不适,可以用酸奶或其他奶制品替代。

3. 大豆及其制品

为防止学龄儿童过多消费肉类带来不利影响，应适当多吃大豆及其制品，建议每人每天摄入 25～35g 大豆或相当量的豆制品。

4. 蔬菜和水果类

学龄儿童食用的蔬菜品种要多样化，深色蔬菜、叶菜类要占 50% 以上。建议每天还要食用一定量生的蔬菜、1～2 个品种的水果，以供给维生素、矿物质、膳食纤维。

5. 烹调用油和食盐

学龄儿童食用油应以植物油为主，以提供热能和必需脂肪酸。每人每天烹调油用量不超过 25g；食盐（包括酱油、酱菜、味精等调味品的食盐量）摄入量不超过 6g。

任务 2　青少年食物选择

1. 谷类

青少年能量需要量大，每天需谷类 400～500g，如米饭、馒头、面条、玉米等，以供给充足的能量。

2. 动物性食物

青少年每天摄入的蛋白质应有一半以上为优质蛋白质，为此膳食中应含有充足的动物性食物。保证鱼、肉、蛋、奶的摄入，以供给蛋白质每日达 60～75g。建议每人每天摄入肉 75g、水产类 75g、蛋类 50g、奶及奶制品 300g。

3. 大豆及其制品

我国青少年缺铁性贫血比较普遍，为纠正此类贫血应多食用含铁多的瘦肉、动物血、大豆，建议每人每天摄入大豆及其制品 50g。

4. 蔬菜和水果类

青少年时期缺铁性贫血较突出，对钙的需求量也大，因此在饮食中注意多食用含维生素 C 与含铁、钙质丰富的蔬菜，包括青椒、菠菜、茼蒿、番茄、芹菜、茴香、苦瓜、花椰菜等。建议每人每天摄入蔬菜 300～500g，水果 200～350g。

5. 烹调用油

青少年烹调用油应是植物油，如大豆油、花生油等。建议每人每天摄入 25～30g。

子情境 5　孕妇、乳母的营养需要和食物选择

孕妇、乳母是指处于妊娠和哺乳特定生理状态下的人群。孕期妇女通过胎盘转运供给胎儿生长发育所需营养，经过 280d，将一个肉眼看不见的受精卵孕育成体重约 3.2kg 的新生儿。乳母必须分泌乳汁哺喂婴儿，并保证 6 个月以内婴儿的全面营养需要。与非孕同龄妇女相比，孕妇、乳母生殖器官以及胎儿的生长和发育、乳汁分泌，都需要更多的营养。

一、孕妇的营养需要

1. 蛋白质

妊娠期间，胎儿、胎盘、羊水、血容量增加及母体子宫、乳房等组织的生长发育约需

925g 蛋白质，其中胎儿体内约 440g、胎盘 100g、羊水 3g、子宫 166g、乳腺 81g、血液 135g。分布在孕早、中、晚期的日增加量分别为 1g、4g、6g。由于胎儿早期肝脏尚未发育成熟而缺乏合成氨基酸的酶，所有氨基酸均是胎儿的必需氨基酸，需母体提供。

在我国，传统居民膳食及推荐的居民膳食仍以谷类为主，谷类蛋白质的利用率通常较低，2013 年《中国居民膳食营养素参考摄入量》建议孕早、中、晚期膳食蛋白质 RNI 增加值分别为 0g/d、15g/d、30g/d。

2. 脂类

脂类是人类膳食能量的重要来源，孕期需 3~4kg 的脂肪积累以备产后泌乳。此外，膳食脂肪中的磷脂及其中的长链多不饱和脂肪酸对人类生命早期脑和视网膜的发育有重要的作用，决定了孕期对脂肪以及特殊脂肪酸的需要。

孕 20 周开始，胎儿脑细胞分裂加速，作为脑细胞结构和功能成分的磷脂增加是脑细胞分裂加速的前提，而长链多不饱和脂肪酸如花生四烯酸（ARA，$C_{20:4}$，n-6）、二十二碳六烯酸（DHA，$C_{22:6}$，n-3）为脑磷脂合成所必需。相当数量的 ARA 和 DHA 是在胎儿期和出生后数月迅速积累在胎儿和婴儿脑及其他组织中的。显然，胎儿生长发育所需的 DHA 必须由母体提供。

《中国居民膳食营养素参考摄入量》建议，孕妇膳食脂肪应占总能量的 20%~30%，其中饱和脂肪酸、单不饱和脂肪酸、多不饱和脂肪酸分别为小于 10%、10% 和 10%，多不饱和脂肪酸 n-6 与 n-3 的比值为（4~6）:1。n-3 系多不饱和脂肪酸 DHA 的母体是 α-亚麻酸，n-6 系多不饱和脂肪酸 ARA 的母体是亚油酸，二者均不能在人体内合成，必须从食物中摄取。亚油酸几乎存在于所有植物油中，而 α-亚麻酸仅存在于大豆油、亚麻籽油、低芥酸菜籽油等少数油中。DHA 和 EPA 也可来源于鱼、鱼油及鸡蛋黄中。

3. 钙

与非孕相比，在雌激素作用下，妊娠期间钙吸收率增加，以保障胎儿获得充足的钙。胎盘对钙的转运是主动的逆浓度差进行，其过程涉及维生素 D 及其依赖的钙结合蛋白的作用。

营养调查显示，我国孕期妇女膳食钙的实际摄入量为 500~800mg/d。研究显示，孕期钙的补充可降低母体高血压、妊高征和先兆子痫的危险。而孕期钙供给不足，还可影响母体的骨密度。

一个成熟胎儿体内含钙约 30g，在孕早、中、晚期日均积累量分别为 7mg、110mg 和 350mg，加上母体钙代谢平衡对钙的需要量约 300mg/d，再考虑到食物中钙的吸收率约 30%。2013 年《中国居民膳食营养素参考摄入量》对孕中晚期妇女钙的推荐值均为 1000mg/d，UL 值为 2000mg/d。过多钙摄入可能导致孕妇便秘，也可能影响其他营养素的吸收。钙的最好来源是奶及奶制品、豆类及其制品，此外芝麻和小虾皮等海产品也是钙良好的食物来源。

4. 铁

在许多国家，孕妇贫血仍然是一个常见的疾病。美国疾病控制中心对低收入妇女孕期营养调查显示，在孕早、中、晚期缺铁性贫血患病率分别为 10%、14% 和 33%。已有大量的证据表明，孕早期的铁缺乏与早产和低出生体重有关。

估计孕期体内铁的储留量为 1g，其中胎儿体内约 300mg，红细胞增加约需 450mg，其余储留在胎盘中。随着胎儿娩出、胎盘娩出及出血，孕期储留铁的 80% 被永久性丢失，仅 200mg 的铁保留到母体内。按此计算，孕期妇女每日平均需储备铁 3.57mg。孕 30~34

周,铁的需要达到高峰,即每天需要 7mg 铁。在孕后期小肠对铁的吸收率从 10% 增加至 50%。

2013 年《中国居民膳食营养素参考摄入量》推荐孕妇铁 RNI 孕中期、孕晚期分别为 24mg/d、29mg/d,UL 值为 42mg/d。动物肝脏、动物血、瘦肉是铁的良好来源,含量丰富,吸收好。此外,蛋黄、豆类、某些蔬菜如油菜、芥菜、雪里蕻、菠菜、莴笋叶等,也提供部分铁。

5. 碘

碘缺乏使母体甲状腺素合成减少,从而导致母亲甲状腺功能减退,降低了母亲的新陈代谢,并因此减少了胎儿的营养。孕妇碘缺乏也可致胎儿甲状腺功能低下,从而引起以生长发育迟缓、认知能力降低为标志的不可逆转的克汀病。孕早期碘缺乏引起的甲状腺功能低下导致的神经损害更为严重。估计世界上有 8 亿人面临碘缺乏所造成的危害,其中我国约为 4 亿。WHO 估计,全世界有两千万人因孕期母亲碘缺乏而导致胎儿大脑损害。

2013 年《中国居民膳食营养素参考摄入量》推荐孕期碘 RNI 为 230µg/d,UL 值为 600µg/d。我国采用食盐强化碘预防高危人群的碘缺乏,已取得成功,并得到世界卫生组织的肯定。此外,在孕期也建议每周进食一次富碘的海产品。

6. 锌

据估计,妊娠期间储留在母体和胎儿组织中的总锌量为 100mg,其中约 53mg 储存在胎儿体中。孕妇血浆锌通常在孕早期开始持续下降,至产前达低点,约下降 35%。胎儿与母体血浆锌的比值约为 1.5,母体和胎儿之间锌的转运是逆浓度差的主动运载,在孕末期母体经胎盘转运至胎儿的锌为 0.6~0.8mg/d。食物锌的吸收率约 20%。母体摄入充足的锌可促进胎儿的生长发育和预防先天性畸形。

2013 年《中国居民膳食营养素参考摄入量》推荐非孕妇女膳食锌 RNI 为 7.5mg/d,孕期均为 9.5mg/d,UL 值为 40mg/d。

7. 维生素 A

(1) 孕妇对维生素 A 的需要 有文献报道母体维生素 A 营养状况低下与贫困人群中的早产、宫内发育迟缓及婴儿低出生体重有关。而孕早期过量摄入用于治疗严重囊性痤疮的异维甲酸,可导致自发性流产和新生儿先天性缺陷,包括中枢神经系统畸形、颅面部和心血管畸形。20000~50000IU 大剂量维生素 A 也导致类似的缺陷。相应剂量的类胡萝卜素则没有毒性。

2013 年《中国居民膳食营养素参考摄入量》推荐孕中、晚期维生素 A 的 RNI 为 770µg/d,UL 值为 3000µg/d。视黄醇来源于动物肝脏、牛奶、蛋黄。β-胡萝卜素来源于深绿色、黄红色蔬菜和水果。市场上销售的孕妇奶粉绝大多数都强化了维生素 A,摄入时应注意补充的总量。

(2) 生理功能

① 维持皮肤黏膜层的完整性 维生素 A 对上皮细胞的细胞膜起稳定作用,维持上皮细胞的形态完整和功能健全。

② 构成视觉细胞内的感光物质 视网膜上对暗光敏感的杆状细胞含有感光物质视紫红质,是由 11-顺式视黄醛与视蛋白结合而成,为暗视觉的必需物质。经光照漂白后,11-顺式视黄醛转变为全反式视黄醛,并与视蛋白分离。此过程产生电能,刺激视神经,形成视觉。全反式视黄醛经还原为全反式视黄醇,再经过酶的作用重新转化为 11-顺式视黄醛,在暗光

下 11-顺式视黄醛与视蛋白结合，再次形成视紫红质，因而维持着视觉功能。在此过程中，有部分视黄醛变成视黄醇被排泄，所以必须不断地补充维生素 A，才能维持视紫红质的合成和整个暗光视觉过程。

③ 促进生长发育和维护生殖功能　维生素 A 参与细胞的 RNA、DNA 的合成，对细胞的分化、组织更新有一定影响。参与软骨内成骨，缺乏时长骨形成和牙齿发育均受影响。维生素 A 缺乏时还会导致男性睾丸萎缩，精子数量减少、活力下降，也可影响胎盘发育。

④ 维持和促进免疫功能　维生素 A 对许多细胞功能活动的维持和促进作用，是通过其在细胞核内的特异性受体——视黄酸受体实现的。对基因的调控结果可以提高免疫细胞产生抗体的能力，也可以促进细胞免疫的功能，以及促进 T 淋巴细胞产生某些淋巴因子。维生素 A 缺乏时，免疫细胞内视黄酸受体的表达相应下降，因此影响机体的免疫功能。

8. 维生素 D

(1) 孕妇对维生素 D 的需要　孕期维生素 D 缺乏可导致母体和出生的子代钙代谢紊乱，包括新生儿低钙血症、手足搐搦、婴儿牙釉质发育不良以及母体骨质软化症。维生素 D 主要来源于紫外光照下皮内的合成，在高纬度、缺乏日光的北方地区，尤其在冬季，几乎不能合成维生素 D，导致母体和胎儿血中 $25\text{-}OH\text{-}D_3$ 浓度降低，由于含维生素 D 的食物有限，维生素 D 补充极为重要。

2013 年《中国居民膳食营养素参考摄入量》推荐孕期维生素 D 的 RNI 为 $10\mu g/d$，安全摄入的上限水平 UL 值为 $50\mu g/d$。

(2) 生理功能　维生素 D 的最主要功能是提高血浆钙和磷的水平到超饱和的程度，以适应骨骼矿物化的需要，主要通过以下机制。

① 促进肠道对钙、磷的吸收　维生素 D 作用的最原始点是在肠细胞的刷状缘表面，能使钙在肠腔中进入细胞内。此外，$1,25\text{-}(OH)_2\text{-}D_3$ 可与肠黏膜细胞中的特异受体结合，促进肠黏膜上皮细胞合成钙结合蛋白，对肠腔中的钙离子有较强的亲和力，对钙通过肠黏膜的运转有利。维生素 D 也能激发肠道对磷的转运过程，这种运转是独立的，与钙的转运不相互影响。

② 对骨骼钙的动员　与甲状旁腺协同，维生素 D 使未成熟的破骨细胞前体转变为成熟的破骨细胞，促进骨质吸收；使旧骨中的骨盐溶解，钙、磷转运到血内，以提高血钙和血磷的浓度；另一方面刺激成骨细胞，促进骨样组织成熟和骨盐沉着。

③ 促进肾脏重吸收钙、磷　促进肾小管对钙、磷的重吸收，以提高血钙、血磷的浓度。

9. 维生素 E

(1) 孕妇对维生素 E 的需要　由于维生素 E 对细胞膜，尤其是对红细胞膜上长链多不饱和脂肪酸稳定性的保护作用，孕期维生素 E 的补充可能对预防新生儿溶血产生有益的影响。

2013 年《中国居民膳食营养素参考摄入量》推荐孕期维生素 E 的参考摄入量为 $14mg/d$。维生素 E 广泛存在于各种食物中，粮谷、豆类、果仁中含量丰富，加上脂溶性并能在体内储存，较少出现缺乏症。未见维生素 E 过量摄入致中毒的报道。

(2) 生理功能

① 抗氧化作用　维生素 E 是非酶抗氧化系统中重要的抗氧化剂，能清除体内的自由基并阻断其引发的链反应，防止生物膜（包括细胞膜、细胞器膜）和脂蛋白中多不饱和脂肪酸、细胞骨架及其他蛋白质的巯基受自由基和氧化剂的攻击。

维生素 E 与维生素 C、β-胡萝卜素有抗氧化的协同互补作用。在氧分压较低时，β-胡萝卜素可以使与自由基结合的维生素 E 得到恢复;在氧分压较高时,维生素 E 自由基在生物膜表面与维生素 C 接触进行反应,使维生素 E 自由基还原为维生素 E。维生素 E 主要定位在细胞膜。硒与维生素 E 也有相互配合进行协同的抗氧化作用。

② 抗动脉粥样硬化作用　充足的维生素 E 可抑制细胞膜脂质的过氧化反应,增加 LDL-C(低密度脂蛋白胆固醇)的抗氧化能力,减少氧化型低密度脂蛋白(OX-LDL)的产生,保护 LDL-C 免受氧化。维生素 E 还有抑制血小板在血管表面凝集和保护血管内皮的作用,因而被认为具有预防动脉粥样硬化和心血管疾病的作用。

③ 对免疫功能的作用　维生素 E 对维持正常的免疫功能,特别是对维持 T 淋巴细胞的功能很重要。老年人群补充维生素 E,可以使迟发型变态反应皮肤试验阳性率提高,淋巴细胞转化试验活性增强。

④ 对胚胎发育和生殖的作用　尚未找到维生素 E 对人类生殖系统作用的证据。但妇女妊娠期间,维生素 E 的需要量随妊娠月份增加而增加;也发现妊娠异常时,其相应妊娠月份时的血浆仅维生素 E 浓度比正常孕妇低。因此孕妇可以补充小剂量(50mg/d)维生素 E。

⑤ 对神经系统和骨骼肌的保护作用　维生素 E 有保护神经系统、骨骼肌、视网膜免受氧化损伤的作用。人体神经肌肉系统的正常发育和视网膜的功能维持需要充足的维生素 E。维生素 E 在防止线粒体和神经系统的轴突膜受自由基损伤方面是必需的。

10. 维生素 K

(1) 孕妇对维生素 K 的需要　维生素 K 是与凝血有关的维生素,凝血过程中至少有 4 种因子依赖维生素 K 在肝脏内合成,因此缺乏维生素 K 的动物凝血酶原下降,凝血过程受阻。维生素 K_1(叶绿醌),存在于绿叶蔬菜中。维生素 K_2 称为甲基萘醌,多由细菌合成。

常见的维生素 K 缺乏性出血症见于:①孕期服用维生素 K 抑制药者,如阿司匹林、抗癫痫药;②早产儿,由于维生素 K 不易通过胎盘,胎儿肝内储存量少,早产儿体内更少;③新生儿,初乳中维生素 K 的含量低,加上初生婴儿开奶迟,肠道细菌少,不能有效合成维生素 K 等。产前补充维生素 K,或新生儿补充维生素 K,均可以有效地预防。

(2) 生理功能

① 调节凝血蛋白质合成　有 4 种凝血因子是维生素 K 依赖的:凝血因子Ⅱ(凝血酶原)、凝血因子Ⅵ(转变加速因子前体)、凝血因子Ⅸ(凝血酶激酶组分)和凝血因子Ⅶ。其他依赖维生素 K 的凝血因子是蛋白质 C、蛋白质 S、蛋白质 Z 和蛋白质 M。4 种经典的凝血因子能够防止出血,并参与一系列连续不断的蛋白水解激活作用,最终使可溶性纤维蛋白原转化为不溶性纤维蛋白,再与血小板交联,形成血凝块。

② 钙化组织中维生素 K　依赖蛋白质是 BGP(骨 Gla 蛋白质,Gla 为 γ-羧基谷氨酸),它是在迅速生长的骨区域内的一种蛋白质。BGP 起调节磷酸钙渗入骨中的作用。BGP 是骨基质中含量居第二位的蛋白质,占骨蛋白总量的 2%、非胶原蛋白的 10%~20%。因为它是唯一由成骨细胞合成的,所以可以作为骨形成的标志物。

③ 其他维生素 K　依赖 Gla 蛋白质在钙化的动脉粥样硬化的组织中发现了一种 Gla 蛋白质,称为动脉粥样化钙蛋白。有人提出该种 Gla 蛋白质仅见于动脉壁中而未见于静脉壁中,故可能与动脉粥样硬化有关。

11. 维生素 B_1

(1) 孕妇对维生素 B_1 的需要　孕期缺乏或亚临床缺乏维生素 B_1 可致新生儿维生素 B_1 缺乏症,尤其在以米食为主的长江中下游地区农村。维生素 B_1 缺乏也影响胃肠道功能,这在孕早期特别重要,因为早孕反应使食物摄入减少,极易引起维生素 B_1 缺乏,并因此导致胃肠道功能下降,进一步加重早孕反应,引起营养不良。

2013年《中国居民膳食营养素参考摄入量》中孕期维生素B_1的RNI为孕中期1.4mg/d、孕晚期1.5mg/d。动物内脏如肝、心、肾以及瘦肉、豆类和粗加工的粮谷类是维生素B_1的良好来源。

(2) 生理功能

① 构成辅酶,维持体内正常代谢　维生素B_1在硫胺素焦磷酸激酶的作用下,与三磷酸腺苷(ATP)结合,形成硫胺素焦磷酸(TPP)。TPP是维生素B_1的活性形式,在体内构成α-酮酸脱氢酶体系和转酮醇酶的辅酶。

② 抑制胆碱酯酶的活性,促进胃肠蠕动　维生素B_1可抑制胆碱酯酶对乙酰胆碱的水解。乙酰胆碱(副交感神经化学递质)有促进胃肠蠕动的作用。维生素B_1缺乏时胆碱酯酶活性增强,乙酰胆碱水解加速,因而胃肠蠕动缓慢,腺体分泌减少,食欲减退。

③ 对神经组织的作用　维生素B_1对神经组织的确切作用还不清楚。只是发现在神经组织以TPP含量最多,大部分位于线粒体,10%在细胞膜。认为硫胺素三磷酸酯(TTP)可能与膜钠离子通道有关,当TTP缺乏时渗透梯度无法维持,引起电解质与水转移。

12. 维生素B_2

(1) 孕妇对维生素B_2的需要　孕期维生素B_2缺乏,胎儿可出现生长发育迟缓。缺铁性贫血也与维生素B_2缺乏有关。

2013年《中国居民膳食营养素参考摄入量》中孕期维生素B_2的RNI为孕中期1.4mg/d、孕晚期1.5mg/d。肝脏、蛋黄、肉类、奶类是维生素B_2的主要来源,谷类、蔬菜水果也含有少量的维生素B_2。

(2) 生理功能　维生素B_2以辅酶形式参与许多代谢中的氧化还原反应,在细胞呼吸链中的能量产生中发挥作用,或直接参与氧化反应,或参与复杂的电子传递系统。

黄素蛋白催化不同的化学反应,有依赖于嘧啶核苷酸和不依赖于嘧啶核苷酸的脱氢反应、含硫化合物的反应、羟化反应、氧化脱羧反应等。

很多黄素蛋白化合物含有金属,如铁、钼及锌,黄素通过与金属的结合调节单电子与双电子供体之间的传递。

维生素B_2在氨基酸、脂肪酸和碳水化合物的代谢中均起重要作用,可归纳为如下几方面。

① 参与体内生物氧化与能量生成。维生素B_2在体内以FAD、FMN与特定蛋白质结合,形成黄素蛋白,通过三羧酸循环中的一些酶及呼吸链等参与体内氧化还原反应与能量生成。

② FAD和FMN分别作为辅酶参与色氨酸转变为烟酸和维生素B_2转变为磷酸吡哆醛的过程。

③ FAD作为谷胱甘肽还原酶的辅酶参与体内抗氧化防御系统,维持还原性谷胱甘肽的浓度。

由维生素B_2形成的FAD被谷胱甘肽还原酶及其辅酶利用,并有利于稳定其结构,NADPH在一磷酸己糖旁路中产生,谷胱甘肽还原酶在NADPH消耗时将氧化型谷胱甘肽(GSSG)转化为还原型谷胱甘肽(GSH),恢复其还原作用,如将过氧化氢转化为水等。

④ 与细胞色素P450结合,参与药物代谢,提高机体对环境应激的适应能力。

13. 维生素B_6

(1) 孕妇对维生素B_6的需要　在临床上,有使用维生素B_6辅助治疗早孕反应,也使

用维生素 B_6、叶酸和维生素 B_{12} 预防妊高征。

2013 年《中国居民膳食营养素参考摄入量》中孕期维生素 B_6 的 AI 为 2.2mg/d。食物来源主要是动物肝脏、肉类、豆类以及坚果（瓜子、核桃）等。

(2) 生理功能

① 维生素 B_6 以其活性形式磷酸吡哆醛（PLP）作为许多酶的辅酶，除参与神经递质、糖原、神经鞘磷脂、血红素、类固醇和核酸的代谢外，还参与所有氨基酸代谢。

PLP 为氨基酸代谢中需要的 100 多种酶的辅酶。维生素 B_6 对许多种氨基酸的转氨酶、脱羧酶、脱水酶、消旋酶和异构酶是必需的。

神经递质 5-羟色胺、肾上腺素、去甲肾上腺素以及 γ-氨基丁酸的合成，血管扩张剂和胃促分泌素以及血红素卟啉前体的合成，都需要维生素 B_6 参与。

PLP 也是糖原磷酸化的辅助因子，神经鞘磷脂的合成以及类固醇激素受体的调控方面也需要该种维生素参与。

在色氨酸转化成烟酸过程中，其中有一步需要 PLP 的酶促反应，当肝脏中 PLP 水平降低时会影响烟酸的合成。

维生素 B_6 参与一碳单位代谢，PLP 为丝氨酸羟甲基转氨酶的辅酶，该酶通过转移丝氨酸侧链到受体叶酸盐分子参与一碳单位代谢，一碳单位代谢障碍可造成巨幼红细胞贫血。

维生素 B_6 是 δ-氨基酮戊酸合成酶的辅因子，该酶催化血红素生物合成的第一步；维生素 B_6 是半胱氨酸脱羧酶、胱硫醚-β-合成酶的辅因子，这些酶参与同型半胱氨酸到半胱氨酸的转硫化途径。

② 免疫功能。给老年人补充足够的维生素 B_6，有利于淋巴细胞的增殖。近来研究提示，PLP 可能通过参与一碳单位代谢而影响免疫功能，维生素 B_6 缺乏将会损害 DNA 的合成，这个过程对维持适宜的免疫功能也是非常重要的。

③ 维持神经系统功能。许多需要 PLP 参与的酶促反应均使神经递质水平升高。

④ 维生素 B_6 降低同型半胱氨酸的作用。轻度高同型半胱氨酸血症近年来已被认为是血管疾病的一种可能危险因素，维生素 B_6 可降低血浆同型半胱氨酸含量。

14. 叶酸

(1) 孕妇对叶酸的需要　叶酸摄入不足对妊娠结局的影响包括出生低体重、胎盘早剥和神经管畸形，在发展中国家还有常见的孕妇巨幼红细胞贫血。此外，血清、红细胞叶酸水平降低也和血浆总同型半胱氨酸浓度升高与妊娠并发症有关。由于血容量增加致血浆稀释以及尿中叶酸排出量增加，母体血浆及红细胞中叶酸水平通常下降，胎盘富含与叶酸结合的蛋白质，可逆浓度梯度主动将母体的叶酸转运至胎儿体内。我国每年有 8 万～10 万神经管畸形儿出生，其中北方高于南方，农村高于城市，夏秋季高于冬春季。

按胚胎组织分化，受精卵植入子宫的第 16 天脊索管形成，18 天脊索管、神经板发育，19～20 天神经沟、神经褶形成，21～22 天神经沟闭合成神经管。因此，叶酸的补充需从计划怀孕或可能怀孕前开始。

2013 年《中国居民膳食营养素参考摄入量》建议围孕期妇女应多摄入富含叶酸的食物，孕期叶酸 RNI 为 $600\mu g/d$。叶酸可来源于肝脏、豆类和深绿色叶菜，但食物叶酸的生物利用率仅为补充剂的 50%，因此补充 $400\mu g/d$ 叶酸或食用叶酸强化食物更为有效。

(2) 生理功能　叶酸在肠壁、肝脏及骨髓等组织中，经叶酸还原酶作用还原成具有生理活性的四氢叶酸。四氢叶酸的主要生理作用在于它是体内生化反应中一碳单位转移酶系的辅酶，起着一碳单位传递体的作用。所谓一碳单位，是指在代谢过程中某些化合物分解代谢生成的含一个碳原子的基团,如甲基(—CH$_3$)、亚甲基(—CH$_2$—)、次甲基或称甲烯型(=CH—)、甲酰基(—CHO)等。四氢叶酸携带这些一碳单位,与血浆蛋白相结合,主要转运到肝脏储存。

组氨酸、丝氨酸、甘氨酸、蛋氨酸等均可供给一碳单位,这些一碳单位从氨基酸释出后,以四氢叶酸作为载体,参与其他化合物的生成和代谢,主要包括:参与嘌呤和胸腺嘧啶的合成,进一步合成 DNA 和 RNA;参与氨基酸之间的相互转化,充当一碳单位的载体,如丝氨酸与甘氨酸的互换(亦需维生素 B$_6$)、组氨酸转化为谷氨酸、同型半胱氨酸与蛋氨酸之间的互换(亦需维生素 B$_{12}$)等;参与血红蛋白及重要的甲基化合物合成,如肾上腺素、胆碱、肌酸等。

可见,叶酸携带一碳单位的代谢与许多重要的生化过程密切相关。体内叶酸缺乏则一碳单位传递受阻,核酸合成及氨基酸代谢均受影响,而核酸及蛋白质合成正是细胞增殖、组织生长和机体发育的物质基础,因此,叶酸对于细胞分裂和组织生长具有极其重要的作用。

由于蛋氨酸可提供趋脂物质胆碱与甜菜碱,故叶酸在脂代谢过程中亦有一定的作用。

二、乳母的营养需要

1. 蛋白质

人乳蛋白质平均含量为 1.2g/100mL,正常情况下每日泌乳量约为 750mL,所含蛋白质 9g 左右,但是母体内膳食蛋白质转变为乳汁蛋白质的有效率为 70%,故分泌 750mL 的乳汁需要消耗膳食蛋白质 13g。如果膳食蛋白质的生物学价值不高,则转变成乳汁蛋白质的效率更低。按我国营养学会的建议,乳母应每日增加优质蛋白质 25g。某些富含蛋白质的食品,如牛肉、鸡蛋、肝和肾等,有促进泌乳的作用。

2. 脂肪

一般而言,每次哺乳过程中后段乳中脂肪含量比前段乳的含量高,这样有利于控制婴儿的食欲。乳母能量的摄入和消耗相等时,乳汁中脂肪酸与膳食脂肪酸的组成相似,乳中脂肪含量与乳母膳食脂肪的摄入量有关。脂类与婴儿的脑发育有密切关系,尤其是其中的不饱和脂肪酸,例如二十二碳六烯酸(DHA),对中枢神经的发育特别重要。我国乳母脂肪推荐与成人相同,膳食脂肪供给为 20%~30%。

3. 钙

为了保证乳汁中钙含量的稳定及母体钙平衡,应增加乳母钙的摄入量。乳母膳食钙参考摄入量为每日 1000mg,可耐受的最高摄入量每日为 2000mg。在 2001 年中国营养学会妇幼分会提出的《改善我国妇女儿童钙营养状况的建议》中,建议乳母要注意膳食多样化,增加富含钙的食品,例如豆类及豆制品等,建议每日饮奶至少 250mL,以补充约 300mg 的优质钙,摄入 100g 左右的豆制品和其他富钙食物可获得约 100mg 的钙,加上膳食中其他食物来源的钙,摄入量可达到约 800mg,剩余不足部分可增加饮奶量或采用钙剂补充。此外,还要注意补充维生素 D(多晒太阳或服用鱼肝油等),以促进钙的吸收与利用。

4. 铁

母乳中铁含量极少,仅为 0.05mg/100mL,为恢复孕期缺铁的状况,应注意铁的补充,膳食中应多供给富含铁的食物。乳母膳食铁的适宜摄入量每日为 24mg,可耐受的最高摄入量每日为 42mg。由于食物中铁的利用率低,可考虑补充小剂量的铁,以纠正和预防缺铁性贫血。

5. 维生素 A

由于维生素 A 可以通过乳腺进入乳汁，乳母膳食维生素 A 的摄入量可以影响乳汁中维生素 A 的含量。乳母维生素 A 的膳食推荐摄入量每日为 1300μg，可耐受最高摄入量每日为 3000μg。乳母需要注意膳食的合理调配，多选用富含维生素 A 的食物。

6. 维生素 D

由于其几乎不能通过乳腺，母乳中维生素 D 的含量很低。乳母膳食维生素 D 的推荐摄入量每日为 10μg（400IU），可耐受最高摄入量每日为 50μg。由于膳食中富含维生素 D 的食物很少，建议多进行户外活动来改善维生素 D 的营养状况以促进膳食钙的吸收，必要时可补充维生素 D 制剂。

7. B 族维生素

母乳中维生素 B_1 含量平均为 0.02mg/100mL。已证明维生素 B_1 能够改善乳母的食欲和促进乳汁分泌，预防婴儿维生素 B_1 缺乏病。膳食中硫胺素被转运到乳汁的效率仅为 50%，乳母膳食维生素 B_1 的参考摄入量为每日 1.5mg，应增加富含维生素 B_1 的食物，如瘦猪肉、粗粮和豆类等。

母乳中维生素 B_2 的含量平均为 0.03mg/100mL。乳母膳食维生素 B_2 的参考摄入量为每日 1.5mg，多吃肝、奶、蛋以及蘑菇、紫菜等食物可改善维生素 B_2 的营养状况。

8. 维生素 C

据世界卫生组织报告全球平均母乳中维生素 C 含量为 5.2mg/100mL，我国报告的北京市城乡母乳中维生素 C 平均含量为 4.7mg/100mL。乳汁中维生素 C 与乳母的膳食有密切关系。我国膳食维生素 C 乳母推荐摄入量为每日 150mg，只要经常吃新鲜蔬菜与水果，特别是鲜枣与柑橘类，容易满足需要，维生素 C 的可耐受最高摄入量为每日 2000mg。

任务 1 孕妇食物选择

1. 粮谷类食品

米、面不要过分精白，尽量采用中等加工程度的米面。主食不要太单一，应米面、杂粮、干豆类掺杂食用，多吃全麦片、小米、玉米面，粗细搭配，有利于获得全面营养和提高食物蛋白质的营养价值。怀孕早期应尽量多摄入富含碳水化合物的谷类，保证每天至少摄入 150g 碳水化合物（约合谷类 200g）；孕中期每日摄入谷类 200～250g，薯类 50g。

2. 动物性食品

这类食品是优质蛋白质、脂肪、维生素 A、维生素 B_2 和钙、铁、锌等无机盐的主要来源，包括畜肉、禽肉、鱼类、蛋类、奶类和动物内脏，其中要经常食用鸡蛋、鸡肉、牛肉、水产品、猪肝等。建议孕中期每天增加蛋白质 15g，孕晚期增加蛋白质 30g，鱼、禽、蛋、肉类（含内脏）每天总量 150～250g。水产类、蛋类作为动物性食物的首选，每周最好摄入 2～3 次（其中至少 1 次海产鱼类），每日 1 个鸡蛋；每周进食动物肝脏 1 次、动物血 1 次，每日至少摄入 250mL 的牛奶或相当量的奶制品及补充 300mg 的钙，以满足钙的需要。

3. 豆类食品

豆类食品是植物蛋白的主要来源，尤其大豆蛋白质含量较高，含有丰富的亚油酸，是胎儿生长必需的脂肪酸，还含有较多的钙、铁和 B 族维生素。其豆制品种类很多，皆可食用，其中豆芽含有丰富的维生素 C，能增加血管壁的韧性和弹性，预防产后出血，含纤维素也较多，能润肠通便、防止便秘。建议孕中、末期大豆及其制品的摄入量为每日 15g（按大豆计）。

4. 蔬菜和水果类

孕妇应多选食绿叶蔬菜和含蛋白质较多的鲜豆类。建议孕中、末期蔬菜的摄入量为每日 300～500g（其中绿叶菜 300g），如含锌较多的大白菜、萝卜、扁豆、茄子，含铁较多的菠菜、胡萝卜、芹菜、黄瓜，含叶酸较多的韭菜、蕹菜、油菜、大葱、马铃薯等。

可多吃些富含维生素 A、B 族维生素、维生素 C、维生素 E 以及叶酸和烟酸的水果，每日摄入 200～400g，如苹果、香蕉、柑橘、枣、葡萄、杨梅、柠檬，这些都属于碱性食品，有助于调节体内的酸碱平衡。

任务 2　乳母食物选择

1. 谷薯类

主食不能只吃精白米、面，应该粗细粮搭配，每天食用一定量粗粮，并适当调配些杂粮、燕麦、小米、赤小豆、绿豆等，建议每日摄入 250～300g，薯类 75g，全谷物和杂豆不少于 1/3。

2. 动物性食品

动物性食品如鱼类、禽、肉等可提供优质的蛋白质，建议每日摄入 200～250g。奶及奶制品（如牛奶、酸奶、奶粉、奶酪等）含钙量较高，并且易于吸收利用，每天至少摄入 400～500g。此外，小鱼、小虾米（皮）含钙丰富，可以连骨带壳食用。每周吃 1～2 次动物肝脏，总量达 85g 猪肝或 40g 鸡肝。

3. 大豆及其制品

大豆含有优质蛋白质，在受经济条件限制的地区，乳母应充分利用大豆类食品提供蛋白质和钙质。建议大豆及制品的摄入量为每日 25g（按大豆计），建议每日摄入坚果 10g。

4. 蔬菜和水果类

乳母应多吃新鲜深绿色、黄红色蔬菜及水果。新鲜水果和蔬菜含有丰富的维生素 C，维生素 C 能促进铁的吸收，提高婴儿对疾病的抵抗力，如鲜枣、山楂、猕猴桃等。建议每日摄入蔬菜 500g，其中绿叶蔬菜和有色蔬菜占 2/3 以上，水果类 200～400g。

5. 汤水

乳母每天分泌乳汁中含有大量的水分，所以应该及时补充。较好的方式之一是喝汤。炖的鸡汤、肉汤和鱼汤味道鲜美、十分可口，可以借此来摄入所需的水分，同时能够刺激食欲。

子情境 6　老年人的营养需要和食物选择

人口老龄化，作为世界性趋势，已引起国家和社会的重视和关注。截至 2021 年 5 月 11 日，中国 60 岁及以上人口为 26402 万人，成为世界上老年人口总量最多的国家，可以认为我国已进入老龄社会。如何加强老年保健、延缓衰老进程、防治各种老年常见病，达到健康长寿和提高生命质量的目的，已成为医学界注重的研究课题。老年营养是其中至关重要的一部分，合理的营养有助于延缓衰老，而营养不良或营养过剩、紊乱则有可能加速衰老的速度。因此，从营养学的角度探讨老年人生理变化，研究老年期的营养和膳食非常重要。除了合理营养以及关注老年人心理健康，还要弘扬中华民族传统美德、尊老敬贤、孝敬父母，常回家看看，多陪陪老人，给老人更多关注，让老人晚年过得舒心，开心，才能延年益寿。

老年人（本文所指老年人为65岁以上人群）的营养需要如下。

1. 蛋白质

由于体内细胞衰亡和体内各种代谢不可避免的蛋白质丢失，以及随机体老化，体内分解代谢的加强，氮的负平衡就难以避免，加上蛋白质摄入量不足，器官蛋白质合成代谢与更新就受到更大的影响，从而影响功能。而老年人可以因为种种原因，摄入的蛋白质的质与量比较难以达到要求，更加重了人体器官的衰老。

《中国居民膳食营养素参考摄入量》建议蛋白质的RNI男性为65g/d，女性为55g/d。按男性（轻体力活动水平）每日2050kcal、女性1700kcal的能量摄入推算，要达到男性每日65g、女性55g的蛋白质是不容易的，如果能量主要从粮食提供，其蛋白质的含量只能达到推荐量的一半左右，如果除粮食外主要以动物性食物包括肉、蛋、奶类提供，那么动物脂肪在膳食中的比例就会偏高，需要选择适宜的比例。

首先要保证获取足够的优质蛋白质，如鱼、虾、禽肉、猪牛羊肉，其次，天天喝奶，建议多喝低脂奶。大豆及其制品是老年人最佳的选择之一，大豆类及其制品相对容易取得，而且品种很多，可选择性很大，也比较容易消化。在这个基础上补充其他优质蛋白质可以作为长久之计。大豆中脂肪、卵磷脂、植物固醇以及大豆异黄酮对人体有利，尤其是女性。此外，鲜豆类也是在蔬菜中可以首选的食物之一，这些食物可以制成数以百计的菜肴，并且可与适量鱼、肉类搭配烹调，因而强调老年人选择豆类是符合当前消费条件及均衡膳食要求的。

2. 脂类

《中国居民膳食营养素参考摄入量》认为脂肪在全日总能量中的百分比宜设在20%～30%，亦即在1700～2050kcal的总能量中，脂肪供能为340～615kcal，在全日食物中所有脂肪包括食物内和烹调用的油料总计在50g之内。我国人民习惯于使用植物油作为烹调油，必需脂肪酸是可以从这些油料中摄取达到要求的，但需考虑脂肪酸类型与机体需要之间的均衡，至少脂类中含有饱和脂肪酸、单不饱和脂肪酸及多不饱和脂肪酸三大类。就不饱和脂肪酸来说，主要有n-3、n-6及n-9三个类型，各自都有其生理功能。而饱和脂肪酸却不宜多于总能量的10%，这种脂肪酸在动植物油脂中都存在，在动物油脂中较多，而且动物脂肪同时也含有胆固醇。动物的瘦肉中也含有脂肪，例如猪肉在非常瘦的状态下也有20%左右的动物脂肪，而这些脂肪是肉眼看不见的，故老年人食用畜肉宜有节制，而植物油中，尤其是人们常用的菜籽油、玉米油、大豆油及花生油都含有多不饱和脂肪酸，也各有长处，混合食用会比单独一类好处大。鱼类，尤以海洋鱼类含有多种脂类，合理加工后，鱼类也适用于老年人的脂肪需要，同时可以提供优良的蛋白质。在正常条件下，脂类在总能量中也不宜少于20%或高于30%，每日食物中的胆固醇含量不宜多于300mg。

3. 碳水化合物

碳水化合物是膳食能量的主要来源，宜占膳食总能量的50%～65%，老年人的脂肪摄入量减少，相应地碳水化合物的量应适当增多。应选择富含碳水化合物的谷类为主食，且多选择粗杂粮，不宜使用蔗糖等简单的糖类，而果糖易被吸收利用，宜多吃水果、蔬菜等富含膳食纤维的食物，增强肠蠕动，防止便秘。

4. 钙

由于胃肠功能降低、肝肾功能衰退及老年人活化维生素D的功能下降，加上户外活动减少和缺乏日照，使皮下7-脱氢胆固醇转变为维生素D的来源减少。老年人对钙的吸收利用能力下降，钙的吸收率一般在20%左右，钙摄入不足使老年人出现钙的负平衡，体力活动的减少又可增加骨钙的流失，以致骨质疏松症较常见，尤其是女性老人。我国营养学会推荐钙的RNI为1000mg/d，应以食物钙为主，牛奶及奶制品是最好的来源，其次为大豆及豆制品、深绿色叶菜、海带、虾皮等。钙的补充不宜过多，每日摄入钙的总量不应超过 2g。

5. 铁

老年人对铁的吸收利用能力下降，造血功能减退，血红蛋白含量减少，易出现缺铁性贫血，其原因除铁的摄入量不足、吸收利用差外，还可能与蛋白质合成减少，维生素 B_{12}、维生素 B_6 及叶酸缺乏有关，故铁的摄入量应充足，其 RNI 为 12mg/d。应选择血红素铁含量高的食品（如动物肝脏、瘦肉、牛肉等），同时还应多食用富含维生素 C 的蔬菜、水果，以利于铁的吸收。

6. 维生素 A

胡萝卜素是我国居民膳食维生素 A 的主要来源。老年人进食量少，如果牙齿不好，摄入蔬菜的数量更有限，易出现维生素 A 缺乏。我国老年人的 RNI 男女分别为 800μg RAE/d、700μg RAE/d，老年人应注意多食用黄绿色蔬菜、水果。

7. 维生素 D

老年人户外活动减少，由皮肤形成的维生素 D 量降低，而且肝肾转化为活性 $1,25\text{-}(OH)_2$ 维生素 D 的能力下降，易出现维生素 D 缺乏而影响钙、磷吸收及骨骼矿化，出现骨质疏松症，故老年人维生素 D 的 RNI 为 10～15μg/d，高于中年和青年人。

8. 维生素 E

老年人每日膳食维生素 E 的 AI 为 14mg/d，当多不饱和脂肪酸摄入量增加时，应相应地增加维生素 E 的摄入量，一般每摄入 1g 多不饱和脂肪酸应摄入 0.6mg 维生素 E。维生素 E 的摄入量不应超过 700mg/d。

9. 维生素 B_1

老年人对维生素 B_1 的利用率降低，因此摄入量应达到 1.2mg/d。富含维生素 B_1 的食物有肉类、豆类及各种粗粮。

10. 维生素 B_2

维生素 B_2 的 RNI 男女分别为 1.4mg/d 和 1.2mg/d。

11. 维生素 C

维生素 C 可促进胶原蛋白的合成，保持毛细血管的弹性、减少脆性，防止老年血管硬化，并可降低胆固醇、增强免疫力、抗氧化，因此老年人应摄入充足的维生素 C，其 RNI 为 100mg/d。

12. 水

（1）老年人对水的需要　老年人对水分的要求不低于中青年，有时还比其他年龄组要求高，因为老年人对失水与脱水的反应会迟钝于其他年龄组，加之水的代谢有助于其他物质代谢以及排泄代谢废物，老年人每日每千克体重应摄入 30mL 的水。有大量排汗、腹泻、发热等状态下还必须按情况增加。关键是老年人不应在感到口渴时才饮水，而应该有规律地主动饮水，其中可包括不太浓的茶。

（2）生理功能

① 构成细胞和体液的重要组成部分　成人体内水分含量约占体重的 65%，血液中含水量占 80% 以上，水广泛分布在组织细胞内外，构成人体的内环境。

② 参与人体内物质代谢　水的溶解力很强，并有较大的电解力，可使水溶物质以溶解状态和电解质离子状态存在；水具有较大的流动性，在消化、吸收、循环、排泄过程中可加速协助营养物质的运送和废物的排泄，使人体内新陈代谢和生理化学反应得以顺利进行。

③ 调节体温 水的比热容大，1g 水升高或降低 1℃需要约 4.2J 的热量，大量的水可吸收代谢过程中产生的能量，使体温不至显著升高。水的蒸发热量大，在 37℃体温的条件下蒸发 1g 水可带走 2.4kJ 的热量。因此在高温下体热可随水分经皮肤蒸发散热，以维持人体体温的恒定。

④ 润滑作用 在关节、胸腔、腹腔和胃肠道等部位都存在一定量的水分，对器官、关节、肌肉、组织能起到缓冲、润滑、保护的功效。

任务 老年人食物选择

1. 谷类

老年人在选择谷类食物时首先要多样化，粗细搭配。主食中包括一定量的粗粮、杂粮，粗杂粮包括全麦面、玉米、小米、荞麦、燕麦等，比精粮含有更多的维生素、矿物质和膳食纤维。

2. 动物性食品

适量食用动物性食品，如禽肉和鱼类脂肪含量较低，较易消化，适于老年人食用。老年人应每天饮用牛奶或食用奶制品，牛奶及其制品是钙的最好食物来源，摄入充足的奶类有利于预防骨质疏松症和骨折，虽然豆浆在植物中含钙量较多，但远不及牛奶，因此不能以豆浆代替牛奶。

3. 大豆及其制品

大豆不但蛋白质丰富，对老年妇女尤其重要的是其丰富的生物活性物质大豆异黄酮和大豆皂苷，可抑制体内脂质过氧化，减少骨丢失，增加冠状动脉和脑血流量，预防和治疗心脑血管疾病及骨质疏松症。

4. 蔬菜和水果类

蔬菜和水果是维生素 C 等几种维生素的重要来源，而且大量的膳食纤维可预防老年便秘，其中香蕉、木瓜、番茄（西红柿）、甘蔗、柳橙等对排解便秘效用较优。番茄中的番茄红素对老年男性常见的前列腺疾病有一定的防治作用。

5. 烹调用油和调味品

尽量选择不饱和脂肪酸含量高的油脂，减少饱和脂肪酸的食用量，以减少血液中胆固醇的含量，如大豆油、葵花籽油等，且日摄入量应控制在 25g 以内。调味品少用糖和盐，少用各种含钠高的酱料，以避免过多的钠摄入而引起高血压。

子情境 7 从事特殊职业人群食物选择

在一定情况下，人们可能不可避免地要在特殊的环境条件下生活和工作，引起人体内代谢的改变，危害人体健康。而适宜的营养和膳食可能增强机体对特殊环境的适应能力。

任务 1 运动员食物选择

对于从事职业运动和越来越多的爱好体育运动的人来说，在运动过程中，要保持良好的体能，提高训练效果和比赛成绩，合理的营养与膳食是基本的保证，并且在现代竞技体育中的位置越来越突出。

1. 粮谷类及薯类食品

运动员合理选择食物，是增加运动前体内糖原储存的最有效手段，如平时多吃含碳水化合物高的食物——面食、米饭、马铃薯（土豆）、红薯。比赛前4~7天进行糖填充。另外，运动前、中、后补充糖也是增加运动前肌肉糖原含量、补充运动中消耗糖原的重要方法。尤其是大运动量（亚极量）训练或比赛及耐力项目的运动员对碳水化合物需要增加。国外运动营养学家推荐在上述情况下每天碳水化合物的摄入应为8~10g/kg体重，占总能量的60%~70%。

2. 动物性食品

蛋白质对机体的力量素质和神经素质具有特殊的营养作用，对运动员十分重要。在剧烈运动过程中，体内蛋白质分解加速。所以运动员膳食中要增加优质蛋白质的供给量。蛋白质的需要量可按体重1.8~2.0g/kg计算，蛋白质占总热能的15%~20%，如可选择瘦肉、鱼类、鸡蛋、牛奶及奶制品等。

3. 豆类及其制品

运动员膳食中动物蛋白和植物蛋白的比例要适宜，且大豆是优质蛋白质，因此应多食豆制品以代替部分肉类。

4. 蔬菜和水果类

合理地增加维生素的供给量，可以改善机体功能，提高运动成绩，主要包括维生素C、维生素A及多种B族维生素。在烹调中掌握恰当的受热时间，尽量减少维生素的损失。如可选择绿叶蔬菜、茄果、瓜菜、根菜、鲜豆等。水果可选择柑橘类、瓜果类、仁果类等。

5. 水和食盐

因为运动时能量消耗大、排汗量大、水和无机盐损失也较大，除正常膳食补充外，运动饮料成为现代体育中运动员的首选饮品，添加0.3%氯化钠和0.1%氯化钾效果更佳。在运动中及运动后补水，应选择含离子的淡糖、淡盐水。

任务2　高温环境下人群食物选择

在工农业生产和生活中经常遇到各种高温环境，如冶金工业中的炼焦、炼铁、炼钢、轧钢，机械工业中的铸造、锻造，陶瓷、搪瓷、玻璃等工业中的炉前作业，印染、造纸厂的蒸煮场所，各种工厂的锅炉间，农业、建筑、运输业、夏季露天作业等。

高温环境通常指32℃以上的工作环境或35℃以上的生活环境。与机体处于一般常温下不同，高温环境使体温和环境温度之间温差缩小，高温下的机体不可能像常温下通过简单的体表辐射来散发代谢所产生的热，而必须通过生理上的适应性改变来维持体温的相对恒定，这种适应性改变导致机体对营养的特殊要求。2022年8月份四川省持续高温，最高达44℃，有这样一群劳动者，他们是一线防疫人员、交警、消防员、环卫工人、快递员、外卖员……，忍受着高温"烤"验，坚守岗位，为社会正常运转、市民安然度夏挥洒汗水，诠释了最美劳动精神。

高温环境下人群的能量及营养素的供给要适当增加，但高温环境下人群的消化功能及食欲下降，由此形成的矛盾需通过合理选择食物来加以解决。

1. 动物性食品

高温环境下机体易出现负氮平衡，因此蛋白质的摄入量需适当增加，但不宜过多，以免加重肾脏负担。由于汗液中丢失一定数量的必需氨基酸，尤其是赖氨酸损失较多，因此补充蛋白质时优质蛋白质（鱼、肉、蛋、奶等）比例不应低于50%。

2. 豆类及其制品

在丢失的无机盐中，钾的丢失仅次于钠，所以，高温环境下作业应适当补钾。在植物食品中，各种豆类如黄豆、绿豆、赤豆、豇豆、蚕豆和豌豆既富含优质蛋白质，又含钾特别丰富。

3. 蔬菜和水果类

根据高温环境下机体水溶性维生素的代谢特点，建议维生素C的摄入量为150～200mg/d，硫胺素为2.5～3mg/d，核黄素为2.5～3.5mg/d。日常膳食调配过程中，注意选择含这些维生素较多的食物，必要时可口服维生素制剂。所以在高温作业时应根据供给情况尽量多吃各种新鲜蔬菜和瓜果，补充水和无机盐；夏季应多选择清热、解暑的食物，如苦瓜、番茄、黄瓜、海带、紫菜、西瓜、香蕉、苹果、葡萄等。

4. 水和食盐

高温条件下机体丢失大量水分和无机盐，如不及时补充，不仅影响活动能力，也可造成内热蓄积、中暑，危及健康。

水分的补充以能补偿出汗丢失的水量、保持机体内的平衡为原则。根据高温作业者口渴程度、劳动强度及具体生活环境建议补水量范围为：中等劳动强度、中等气象条件时日补水量需3～5L。补水方法宜少量多次。

无机盐的补充以食盐为主，出汗量少于3L/d者补食盐量约15g/d，出汗量大于5L/d者则需补充20～25g/d。所补食盐主要以菜汤、肉汤、鱼汤、咸菜或盐汽水等为主，分配于三餐之中，含盐饮料中氯化钠浓度以0.1%为宜。

任务3　低温环境下人群食物选择

低温环境多指环境温度在10℃以下的环境，常见于寒带及海拔较高地区的冬季及冷库作业等。低温环境下机体的生理及代谢的改变导致其对营养的特殊要求。

低温环境下对能量的需求应比同一人群常温下增加10%～15%。蛋白质、脂肪、碳水化合物的供能比分别为总能量的13%～20%、35%～40%、45%～50%。其中含蛋氨酸较多的动物蛋白质应占总蛋白质的45%，因为蛋氨酸是甲基的供体，甲基对提高耐寒能力极为重要。北极地区及我国东北地区营养调查表明低温环境下人体对维生素的需要量增加，与温带地区比较增加量为30%～35%。

1. 谷类

谷物类食物对低温环境下的人员较为重要，每日的摄入量应不低于400g，以米、面为主，适当地辅以豆类、菌菇类等食品。

2. 动物性食品

在膳食安排时，特别注意鱼类、禽类、肉类、蛋类等动物性食物的供应。研究发现，蛋氨酸对提高机体的抗寒能力起着明显的作用，所以，在动物肉类方面，应注意食用贝类、蟹类等水产品及鸡鸭猪羊等禽畜类食品。寒带地区居民钙缺乏的主要原因是由于膳食钙供给不足，故应尽可能增加寒冷地区居民富钙食物，如奶或奶制品的供给。

3. 坚果类

一般来说，低温条件下作业的人员仅仅通过普通的谷物类、动植物蛋白质类以及动植物油提供他们所需的热能是不够的,除了正常的饮食外,还应选用其他一些高蛋白、高脂肪的坚果类食品,如花生、核桃、瓜子、栗子、松子、榛子等。

4. 蔬菜和水果类

低温地区的人员由于不易吃到含大量维生素的新鲜蔬菜、水果等食物,容易发生维生素C、维生素A、维生素B_2等的缺乏。所以,如条件许可,在低温环境下应该特别注意进食新鲜蔬菜,如绿叶菜、胡萝卜等,还有新鲜水果。如条件不许可,应通过维生素制剂予以补充。

5. 食盐

寒带地区居民极易缺乏钠,低温环境下摄入较多的食盐可使机体产热功能增强。食盐的推荐摄入量每日每人为15~20g,高于非低温地区。

复习思考题

1. 蛋白质、脂肪、碳水化合物的生理功能及主要食物来源是什么?
2. 钙、铁、锌、碘的生理功能及主要食物来源是什么?
3. 维生素A、维生素D、维生素C、叶酸的生理功能及主要食物来源是什么?
4. 母乳喂养的优点是什么?
5. 添加婴儿辅助食品的原则是什么?
6. 学龄前儿童的膳食要求原则是什么?
7. 孕妇的膳食指导原则是什么?
8. 老年人的膳食应注意哪些问题?
9. 运动员的营养特点有哪些?
10. 特殊环境人群中高温作业和低温作业的膳食调整有哪些区别?

学习情境 3 食谱编制

学习目标

- ◆ 掌握体力活动水平分级标准,知道常见职业体力活动水平等级。
- ◆ 熟练使用《食物成分表》等工具书。
- ◆ 在掌握不同人群生理特点的基础上,确定能量需要量,并分配产能营养素供能比例。
- ◆ 能确定不同人群的餐次比,并根据膳食宝塔选择食物。
- ◆ 掌握配餐顺序,并对食谱进行产能营养素供给评价以及维生素和矿物质、膳食纤维供给的评价,根据评价结果调整食谱。
- ◆ 掌握疾病人群的发病机理及营养素需求,利用不同指标选择食物并进行配餐设计。
- ◆ 掌握客观的评价方法。
- ◆ 具有较好的学习新技能与知识的能力。
- ◆ 具有良好的团队协作能力和沟通表达能力,以及高尚的职业道德和较好的心理素质。

子情境 1 食谱编制原则

一、确定营养需要

确定不同人群对营养的需要,首先是对能量的需要,确定碳水化合物、脂肪、蛋白质产能营养素能量分配,特殊人群要考虑维生素、矿物质、膳食纤维等的需要量。

配餐过程中,膳食能量保持两个平衡:一是能量和营养素之间的比例适合与平衡,即碳水化合物供能占总能量的50%~65%、脂肪占20%~30%、蛋白质占10%~20%,它们各自的功能发挥起到促进和保护作用;二是摄入能量与机体消耗的能量平衡,产能营养素供给过多,将引起肥胖、高脂血症和心脏病,过少则造成营养不良,同样可诱发多种疾病。

一般而言,膳食营养素供给能量达到推荐摄入量的90%即为合格;蛋白质以达到每日摄入量的90%为合格,周平均量以不超过推荐摄入量的±5%为最理想;其他营养素以达到推荐摄入量的90%为合格。

---

❶ 本情境所采用的食物营养成分含量数据均来源于《中国食物成分表》(2009版,标准版,杨月欣主编)。本数据是仅用来支撑计算过程及方法,使用者掌握计算方法后,在今后具体实践中,要以最新食物成分表为准。

二、确定体力活动水平级别

体力活动水平根据工作种类、站立或坐的时间比例分类,一般分为以下3类。

1. 轻体力活动水平

工作时有75%时间坐或站立、25%时间站着活动,如办公室工作、修理电器钟表、售货员、酒店服务员、化学实验操作、讲课等。

2. 中等体力活动水平

工作时有40%时间坐或站立、60%时间从事特殊职业活动,如学生日常活动、机动车驾驶、电工安装、车床操作、金工切割等。

3. 重体力活动水平

工作时有25%时间坐或站立、75%时间从事特殊职业活动,如非机械化农业、炼钢、舞蹈、体育运动、装卸、采矿等。

三、食谱编制基本原则

食物种类、食物数量要结合个体膳食目标的要求,遵循营养平衡、饭菜适口、食物多样、定量适宜、经济合理的原则,具体可参考表3-1、表3-2的能量数据执行。

① 满足不同人群的能量需求,保证营养平衡。膳食应满足人体所需的能量及各种营养素,而且数量要充足。允许的浮动范围在参考摄入量规定的±10%以内。

② 膳食中供能营养素比例适当。碳水化合物、蛋白质、脂肪在供能方面可以在一定程度上相互代替,但在营养功能方面却不能相互取代,因此要求膳食中的三种供能物质比例要适当。蛋白质供能占总能量的10%~20%,实际配餐中一般为15%;脂肪占20%~30%;碳水化合物占50%~65%。

③ 餐次分配合理,定时定量进餐。不同人群餐次比(即不同餐次提供的能量占总能量的比例)不同,可根据具体情况确定餐次数及餐次比。

④ 食物多样,新鲜卫生。

⑤ 注意饭菜的适口性,满足个体或群体营养需求。

⑥ 兼顾经济条件,权衡食物营养价值与价格。

表 3-1 成年人每日能量供给量估算表(按标准体重计)

单位:kcal/kg

体型	体力活动			
	极轻体力活动	轻体力活动	中等体力活动	重体力活动
消瘦	35	40	45	45~55
正常	25~30	35	40	45
超重	20~25	30	35	40
肥胖	15~20	20~25	30	35

表 3-2 中国成年人膳食能量推荐摄入量

年龄/岁	RNI/(MJ/日)		RNI/(kcal/日)	
	男	女	男	女
18~				
轻体力活动	9.41	7.53	2250	1800
中等体力活动	10.88	8.79	2600	2100
重体力活动	12.55	10.04	3000	2400

续表

年龄/岁	RNI/(MJ/日)		RNI/(kcal/日)	
	男	女	男	女
50～				
轻体力活动	8.79	7.32	2100	1750
中等体力活动	10.25	8.58	2450	2050
重体力活动	11.72	9.83	2800	2350
65～				
轻体力活动	8.58	7.11	2050	1700
中等体力活动	9.83	8.16	2350	1950
80～				
轻体力活动	7.95	6.28	1900	1500
中等体力活动	9.20	7.32	2200	1750

子情境 2　普通人群食谱编制

一、成人配餐食物选择原则

① 食物品种多样化，建议平均每人每天摄入 12 种以上食物，每周 25 种以上。

② 以《中国居民膳食指南 2016》制定的膳食宝塔为依据，衡量食物摄入量。

③ 优质蛋白（动物性食物蛋白和大豆蛋白）占蛋白质总供给量的 1/3～1/2，其中动物性蛋白要占优质蛋白的 1/2 以上。建议每周摄入 50g 左右肝脏，保证维生素 A 的供给。

④ 蔬菜品种要多样，深色蔬菜、叶菜类占 50% 以上，保证充足的维生素 C、胡萝卜素和相当量的钙、铁矿物质。保证充足的水果供应。每周食用 50g 以上菌藻类，适量摄入坚果。

⑤ 清淡少油，油脂的摄入量控制在每天 25～30g，并以优质植物油为主，保证必需脂肪酸的供给。

⑥ 盐用量尽量少，每人每日在 6g 以内。

二、减少低营养食物、空白能量食物、高盐食物摄入量

① 每天从饱和脂肪摄取的能量不超过总能量的 10%，每天胆固醇的摄入量不超过 300mg，反式脂肪酸的摄入量越少越好，提倡多摄入不饱和脂肪酸。

② 脂肪提供的能量在 20%～30%，要多摄入多不饱和脂肪酸或单不饱和脂肪酸，如鱼类、坚果类及各种植物油。

③ 畜禽肉类尽量选择低脂肪部位。

④ 尽量少摄入高糖食物，每天摄入不超过 50g，最好控制在 25g 以下。

⑤ 饮酒要适量，以红酒为宜，最好每天 50mL 以下。

三、成人的餐次分配原则

成人一般为一日三餐，一日三餐能量应分配合理。三餐食物分配的原则是：早餐 25%～30%，午餐 30%～40%，晚餐 30%～40%。实际中可根据职业特点、劳动强度进行调整。早餐的时间一般在 6:30～9:00，午餐在 11:30～13:30，而晚餐在 18:00～20:00 较为适宜。最重要的是不能误餐，减少零食。

四、编制食谱的要求和注意事项

编制食谱步骤及膳食管理各项要求和注意事项具体如下所述。

1. 确定就餐方式和类型

成人食谱类型的确定由就餐方式决定。就餐方式有两种类型：一类是包餐制，另一类是选购制。包餐制又可分为固定包餐制和非固定包餐制；选购制又可分为预约选购制和现食选购制。以上均指集体公共餐饮。

2. 选择食物品种

选择食物品种应注意食物来源和品种的多样性，做到有主有副、有精有粗、有荤有素、有干有稀，多品种、多花样、多口味，以求得饭菜营养平衡适口、食物多样化。

3. 平衡搭配

平衡搭配的基本原则是：主食粗细巧安排，菜肴品种味常变，餐餐有荤顿顿绿，平衡膳食勤调配。将一周营养食谱的早餐、午餐、晚餐分别集中，先订出一周的早餐食谱，然后制定午餐食谱，最后完成晚餐食谱，这样有利于在一周范围内控制平衡。每天各餐要注意做到日间的均衡分配，并适度调节。一周的食谱，在各天之间要保持食物、营养与价格的分配相对平衡。

4. 核定与矫正营养素膳食目标

在制定营养食谱并核定食物原料用量以后，就应核定与矫正食谱营养素的供给量。首先要根据食谱定量计算出每人平均获得的营养素是否符合"膳食营养素参考摄入量"的要求，然后对不符合要求的部分加以矫正。一般来说，在制定营养食谱的过程中，如果能符合膳食调配的原则并按照制定营养食谱的要求进行，则可以基本做到营养平衡。

在能量方面，达到"膳食营养素参考摄入量"的90%以上即为正常。在营养素方面，首先要注意蛋白质、碳水化合物、脂肪、钙和铁等矿物质、微量元素和维生素的摄取量是否充足。蛋白质摄取量以每日不超出推荐摄入量的±10%为正常；动物蛋白与大豆蛋白低于蛋白质总量30%以上时，则需要加以矫正。其他营养素的摄取量周平均量不低于推荐摄入量的90%为正常；若低于推荐量的90%，则需要矫正。

我国有些贫困地区的居民，通常易缺乏的营养素主要是蛋白质，尤其是动物蛋白和大豆蛋白等优质蛋白质供应不足；矿物质钙、维生素A和维生素B_2也时常摄入不足。营养食谱中的这些营养物质达不到推荐摄入量的80%～90%时，即需要设法弥补。应合理利用大豆及其制品，因为这不仅可补充优质蛋白质，而且钙和维生素的供给量也会相应提高。蛋类和动物内脏都是蛋白质、钙、维生素A和B族维生素的极好的食物来源。

胡萝卜、绿叶菜及其他有色根茎菜含有丰富的胡萝卜素和维生素C。

营养不够合理的食谱，需经过对品种和数量进行适当调整以后，将营养素参考摄入量再次进行核定；如果还不能满足要求，则应进一步有针对性地进行矫正，直至基本合理。这才最终完成了制定食谱的工作。

5. 核定饭菜用量

常见集体用餐，核定饭菜用量的原则是既要满足就餐人员的营养需要，又要注意节约、防止浪费，使就餐人员吃得够、吃得完。要根据就餐人员的膳食营养推荐摄入量标准，明确能量和蛋白质的供给量。个人饭菜用量核定主要基于能量的多少。

6. 食谱的形成

由于食谱的制定是一项重要而又复杂的工作，即使在已经有比较完善的常用菜单的条件下，制定食谱仍需要付出相当多的劳动。因此，食谱的形成可以分阶段进行。首先根据总体情况制定出比较完善的、相对稳定的常用菜单；然后依照每个周期（一周至半月）的市场情况、就餐人员要求、工作任务等制定出基本通用的食谱，将制定食谱的步骤进行到"平衡调配每日膳食"的阶段；此后，再进一步完善"平衡调配每日膳食"，经过核定饭菜用量、成本与销售价格以及核定与矫正营养素供给量等步骤,最终形成实际应用的食谱。

7. 食谱的格式

集体用餐食谱的格式大致相同,内容一般包括时间和餐次、饭菜名称与定量、费用或计价、营养目标量等,并注明就餐人数和食谱制定人、执行人及监督人。个人用餐食谱编制报告可略有区别,主要是表格设计不同,饭菜品种、定量、营养提供目标量等表示方式大致相同。

任务1 教师的一餐食谱编制

一、工作准备

1. 工具准备

中国食物成分表、计算器、中国居民膳食营养素参考摄入量表。

2. 设计食谱记录表格

设计食谱中主食和副食品种的记录表格。

配餐设计
过程简介

3. 制作配餐表格

了解服务对象的工作、家庭环境、口味、经济状况类型,根据以上配餐原则设计菜肴名称,并在征求服务者意见后制作表格。

4. 挑选原料

原料挑选要根据服务对象的特点、原料的营养特点以及价格等进行,如大米、粳米比精白米的微量营养素含量高,各种深绿色蔬菜和根茎类蔬菜营养特点不一样,蛋类、鱼类蛋白质丰富等。

二、工作程序

案例:李老师,男,32岁,身高172cm,体重77kg。请给出一餐配餐设计方案。

1. 计算标准体重和 BMI

标准体重=实际身高-105=172-105=67(kg)

BMI=体重(kg)÷[身高(m)]^2=77÷1.72^2=26.03,查表1-14可知超重。

2. 确定能量和营养素膳食目标

了解就餐成人的体力活动情况,确定能量和营养素供给目标。一种方法是可以直接查询能量和营养素参考摄入量表,另一种方法是可以通过计算得到。

全日能量供给量=标准体重(kg)×标准体重能量需要量(kcal/kg)

3. 确定一餐食谱在全天所占的比重

根据餐次分配的原则,一般午餐占全天能量的30%~40%。其他营养素也是如此。

4. 确定主食数量和原料品种

该男子体型为超重,职业为教师,因此,其体力活动为轻体力,查表3-1得知,其标准体重能量供给为30kcal/kg。

① 全日能量供给量=标准体重(kg)×标准体重能量需要量(kcal/kg)

全日能量供给量=67×30=2010(kcal)

② 午餐能量占全日能量供给量的40%,即2010×40%=804(kcal)。

③ 根据蛋白质、脂肪、碳水化合物供应能量占总能量的比重分别为15%、25%、60%，主食的品种主要根据用餐者的饮食习惯来确定，如只吃米饭一种主食，大米中碳水化合物的百分含量为77.2%。

午餐碳水化合物供给量=午餐提供能量（kcal）×碳水化合物占能量比重÷碳水化合物的能量系数（kcal/g）=804×60%÷4=120.6（g）

所需大米量=120.6÷77.2%（大米中碳水化合物的百分含量）=156.2（g）

其中156.2g大米蛋白质含量为12.3g，脂肪含量为1.4g。

5. 计算副食数量和品种

午餐蛋白质供给量=午餐能量（kcal）×蛋白质占能量比重÷蛋白质的能量系数（kcal/g）
=804×15%÷4=30.2（g）

午餐脂肪供给量=午餐能量（kcal）×脂肪占能量比重÷脂肪的能量系数（kcal/g）
=804×25%÷9=22.3（g）

副食包括猪肉（腿）、鱼各占50%，查食物成分表得知各种食物成分，则：

猪肉（腿）量=(30.2−12.3)×50%÷17.3%（瘦肉中蛋白质的百分含量）=51.7（g）

黄花鱼量=(30.2−12.3)×50%÷17.9%（黄花鱼中蛋白质的百分含量）=50（g）

6. 配备蔬菜平衡食谱

按照食谱设计和已有原料营养素估计，添加芹菜配菜，并配以苹果。蔬菜配量以营养素供应需要和菜肴配量需要相结合。用料不相称时，可以调换品种。

7. 计算用油量

如前述，计算添加烹调用油和调料量，并将其营养素含量填入表3-3。

烹调油用量=22.3−156.2×0.9%−51.7×22.9%−50×3.0%
=22.3−1.4−11.8−1.5=7.6（g）

8. 食谱评价

通过与膳食目标比较，估计该中餐食谱在能量、蛋白质、脂肪、碳水化合物方面营养素充足与否。此点已在前文重点介绍。

综上，具体食谱制定见表3-3。

教师食谱编制

表3-3 教师一餐具体食谱（按可食部计）

餐次	食物名称	原料及质量
午餐	米饭	大米156.2g
	猪肉炒芹菜	猪肉(腿)51.7g
		芹菜100g
		豆油3.6g
	炸黄花鱼	黄花鱼50g
		花生油4g
	苹果	80g(1个)

任务2 驾驶员一日食谱编制

驾驶员为成人，中等体力活动水平。应对餐次、食物选择做全面综合考虑。

一、工作准备

工作准备同任务1。

二、工作程序

1. 计算标准体重和 BMI

标准体重（kg）＝实际身高－105

BMI＝体重(kg)÷[身高(m)]^2

2. 确定能量和营养素膳食目标

了解就餐成人的体力活动情况，确定能量和营养素供给目标。

一种方法是可以直接查询能量和营养素参考摄入量表，另一种方法是可以通过计算得到。

全日能量供给量＝标准体重（kg）×标准体重能量需要量（kcal/kg）

3. 确定三餐餐次比

按照成人餐次比分配原则，早餐30％、午餐40％、晚餐30％。

4. 确定主食数量和原料品种

主食用量计算方法同"任务1（教师的一餐食谱编制）"分配原则。

5. 副食用量的计算

（1）食物品种配备考虑　熟悉每类食物及其营养特点，每日膳食中选用的食物品种应达到五大类、12种以上。其中，除了2种以上的主食类食物外，还应包括3种以上的动物性食物（包括肉、禽、蛋、鱼、乳类），2种以上的蔬菜（包括根、茎、叶、花、果菜）和菌类、藻类，2种以上的水果（包括坚果类），2种以上的大豆及其制品，1种以上植物油。对于每餐膳食，也应该适当多品种地选用食物，一般午餐和晚餐选用的食物不应少于6～8个品种。

（2）副食搭配　副食首先要注意荤素搭配。动物性食物不仅限于肉类、禽类、蛋类，还应尽可能采用鱼、虾、贝类等海产品。新鲜蔬菜应首选绿叶蔬菜，豆荚菜、根茎菜、瓜果菜等都应根据不同的上市季节搭配选用。豆制品种类多，应尽量做到每天有一餐以上和两种以上的豆制品。菌类与藻类及海带、紫菜等具有其他食物所没有的营养功能，也应注意经常选用。其次，要根据不同的食物性质（营养、口味、软硬、外形）确定搭配形式与制作方法。热菜与凉菜、熟食与生食、荤与素、干与稀、菜与汤、烹饪方法等，都要合理搭配，以适应不同性质的食物之间、饭菜之间和几种菜之间的品种与口味的调剂。

（3）副食原料的量　在一日的膳食中，蔬菜的平均进食量应达到500g以上，其中有300g以上的绿叶蔬菜。市品蔬菜废弃量可达10％～30％，依此计算，每人每日消费量应达600～700g，这样才能保证每日进食净菜不少于500g。

案例：王某，男，26岁，身高175cm，体重72kg，驾驶员。

（1）计算体质指数（BMI）

BMI＝72÷1.75^2＝23.5。经查表，为正常。

（2）确定一日能量需求量

能量需求量＝标准体重（kg）×标准体重能量需要量（kcal/kg）

　　　　　＝(175－105)×40＝2800（kcal）

（3）确定餐次比　30％：40％：30％。

（4）产能营养素供能比　蛋白质为15％，脂肪为25％，碳水化合物为60％。

（5）确定每日产能营养素质量　蛋白质、碳水化合物每克供能为4kcal，脂肪每克供能为9kcal。

蛋白质需求量＝2800×15％÷4＝105（g）
脂肪需求量＝2800×25％÷9＝77.8（g）
碳水化合物需求量＝2800×60％÷4＝420（g）

(6) 产能营养素分配　由于餐次比为30％：40％：30％。故早餐、晚餐蛋白质、脂肪、碳水化合物需求量相同。

早餐、晚餐
蛋白质需求量＝105×30％＝31.5（g）
脂肪需求量＝77.8×30％＝23.3（g）
碳水化合物需求量＝420×30％＝126（g）

午餐
蛋白质需求量＝105×40％＝42（g）
脂肪需求量＝77.8×40％＝31.12（g）或77.8－23.3×2＝31.2（g）
碳水化合物需求量＝420×40％＝168（g）

(7) 食谱制定　在食谱制定过程中，如果有牛奶，则将牛奶提前给出，并计算牛奶中蛋白质、脂肪、碳水化合物含量。

一般而言，在计算蛋白质、脂肪供给量时，主食全部需要计算在内，动物性食品一般只计算蛋白质和脂肪，碳水化合物忽略不计。蔬菜、水果一般不计算能量，碳水化合物、蛋白质、脂肪均忽略不计，只计算膳食纤维含量（食物交换份法除外）。

计算过程中，先对碳水化合物进行分配，然后对蛋白质进行分配，最后计算脂肪（油）的用量。

早餐
碳水化合物由小麦粉提供70％、小米提供30％。
小麦粉（馒头）：126×70％÷74.1％＝119.0（g）
小米（小米粥）：126×30％÷75.1％＝50.3（g）
副食提供的蛋白质：31.5－119.0×12.4％－50.3×9.0％＝12.2（g）
鸡蛋（红皮）：12.2×50％÷12.8％＝47.7（g）（按可食部计）
素鸡：12.2×20％÷16.5％＝14.8（g）
鸭肉：12.2×30％÷15.5％＝23.6（g）
脂肪剩余量＝23.3－119.0×1.7％－50.3×3.1％－47.7×11.1％－14.8×12.5％－
　　　　　23.6×19.7％＝7.9（g）
植物油：7.9÷99.9％≈7.9（g）
配菜：韭菜、黄瓜

午餐
碳水化合物由大米提供50％、黑米提供50％。
大米：168×50％÷77.2％＝108.8（g）
黑米：168×50％÷72.2％＝116.3（g）
副食提供的蛋白质：42－108.8×7.9％－116.3×9.4％＝22.5（g）
猪肉（前肘）：22.5×50％÷17.3％＝65.0（g）
腐竹：22.5×50％÷44.6％＝25.2（g）
剩余脂肪量：31.2－108.8×0.9％－116.3×2.5％－65.0×22.9％－25.2×21.7％＝6.9（g）
油：6.9÷99.9％≈6.9（g）

配菜：蒜薹、芹菜、胡萝卜等

晚餐

牛奶 200g。其中含蛋白质（＝200×3％）6g，含脂肪（＝200×3.2％）6.4g，含碳水化合物（＝200×3.4％）6.8g。

其他食物提供的碳水化合物：126－6.8＝119.2（g）

大米（粥）：119.2×50％÷77.2％＝77.2（g）

小麦粉（花卷）：119.2×50％÷74.1％＝80.4（g）

副食提供的蛋白质：31.5－77.2×7.9％－80.4×12.4％－200×3％＝9.4（g）。全部由带鱼提供。

带鱼：9.4÷17.7％＝53.1（g）

脂肪剩余量：23.3－200×3.2％－77.2×0.9％－80.4×1.7％－53.1×4.1％＝12.7（g）

植物油：12.7÷99.9％≈12.7（g）

配菜：西芹等

具体食谱制定见表3-4。

表3-4 驾驶员一日具体食谱（按可食部计）

餐次	食物名称	原料及质量
早餐	馒头	小麦粉 119.0g
	小米粥	小米 50.3g
	煮鸡蛋	鸡蛋(红皮)47.7g
	韭菜炒素鸡	韭菜 50g、素鸡 14.8g、豆油 4g
	拌黄瓜	黄瓜 100g、香油 1.0g
	鸭汤	鸭肉 23.6g、香油 2.9g
	苹果	80g(1个)
午餐	二米饭	大米 108.8g、黑米 116.3g
	蒜薹炒肉	猪肉(前肘)65.0g、蒜薹 100g、豆油 4g
	拌腐竹	芹菜 50g、胡萝卜 20g、腐竹 25.2g、香油 1.5g
	生拌洋葱	洋葱 50g、香油 1.4g、醋 2.0g
	草莓	100g
晚餐	大米粥	大米 77.2g
	花卷	小麦粉 80.4g
	红烧带鱼	带鱼 53.1g、豆油 6.7g
	炒西芹	西芹 100g、豆油 6g
	牛奶	200g
	香蕉	75g(1根)

任务3 运动员一日食谱编制

运动员的营养饮食供需量应与运动员的实际需要相符合。对运动员来说，由于运动时比常人所消耗的能量物质多，因此就需要得到更多、更全面的营养。运动员为重体力活动水平，首先要保证充足的蛋白质供应，其次要保证矿物质、维生素的充足供应。可多选择菌藻类、蔬菜、水果。同时保证充足的水分供应。

在运动员供给与消耗平衡的前提下，应合理安排蛋白质、碳水化合物和脂肪在食物中的比例。以能量的摄取为例，一般蛋白质占总能量的15%~20%、脂肪占总能量的20%~30%、碳水化合物占总能量的50%~60%较为适宜。蛋白质的摄取也应根据不同运动条件，合理安排动、植物蛋白的摄入。水、碳水化合物、脂肪等其他营养素的摄取也应如此。

进食时间要与训练和比赛相适应。最好在进餐0.5小时以后再进行训练或比赛，否则剧烈运动会使参与消化的血液流向肌肉和骨骼，影响胃肠部的消化和吸收。饭后立即剧烈运动还会因胃肠震动而引起腹痛和不适感。训练或比赛后也应休息40分钟后再进餐，否则也会因进入胃肠的血液减少，胃液分泌不足而影响消化吸收功能，长此下去还会引起慢性胃肠疾病。

案例：孙某，男，23岁，身高192cm，体重90kg，篮球运动员。请对其进行一日配餐计划制订。

(1) 计算体质指数（BMI）

标准体重＝192－105＝87（kg）

$BMI=90\div1.92^2=24.4$，查表可知超重。

(2) 计算能量需求

能量需求量＝标准体重（kg）×标准体重能量需要量（kcal/kg）＝87×40＝3480（kcal）

(3) 确定餐次比　孙某为成人，餐次比为30%：40%：30%。

(4) 确定产能营养素供能比　产能营养素供能一般为蛋白质15%、脂肪20%~30%、碳水化合物50%~65%。由于孙某为超重，故脂肪供能比为25%，碳水化合物供能比为60%。

蛋白质需要量为：3480×15%÷4＝130.5（g）

脂肪需要量为：3480×25%÷9＝96.7（g）

碳水化合物需要量为：3480×60%÷4＝522（g）

(5) 根据三餐餐次比分配产能营养素供应量

早餐、晚餐

蛋白质：130.5×30%＝39.2（g）

脂肪：96.7×30%＝29.0（g）

碳水化合物：522×30%＝156.6（g）

午餐

蛋白质：130.5×40%＝52.2（g）或130.5－39.2×2＝52.1（g）

脂肪：96.7×40%＝38.7（g）

碳水化合物：522×40%＝208.8（g）

(6) 具体配餐计划

早餐

牛奶200g。含蛋白质（＝200×3%）6g，含脂肪（＝200×3.2%）6.4g，含碳水化合物（＝200×3.4%）6.8g。

剩余蛋白质：39.2－200×3%＝33.2（g）

剩余脂肪：29.0－200×3.2%＝22.6（g）

剩余碳水化合物：156.6－200×3.4%＝149.8（g），剩余碳水化合物由标准粉、小米、大米供给。

标准粉（馒头）：149.8×70%÷74.1%＝141.5（g）

小米（粥）：149.8×30％×70％÷75.1％＝41.9（g）
大米（粥）：149.8×30％×30％÷77.2％＝17.5（g）
剩余蛋白质：33.2－141.5×12.4％－41.9×9.0％－17.5×7.9％＝10.5（g），由鸡蛋和花生仁（炒）提供。
鸡蛋：10.5×50％÷13.3％＝39.5（g）
花生仁（炒）：10.5×50％÷23.9％＝22.0（g）
剩余脂肪：22.6－141.5×1.7％－41.9×3.1％－17.5×0.9％－39.5×8.8％－22.0×44.4％
　　　　　＝22.6－2.4－1.3－0.2－3.5－9.8＝5.4（g）
植物油：5.4÷99.9％≈5.4（g）

午餐

大米（米饭）：208.8×60％÷77.2％＝162.3（g）
小米（米饭）：208.8×40％÷75.1％＝111.2（g）
剩余蛋白质：52.1－162.3×7.9％－111.2×9.0％＝29.3（g），由猪肉（里脊）和腰果提供。
猪肉（里脊）：29.3×70％÷20.2％＝101.5（g）
腰果：29.3×30％÷17.3％＝50.8（g）
剩余脂肪：38.7－162.3×0.9％－111.2×3.1％－101.5×7.9％－50.8×36.7％＝7.2（g）
油：7.2÷99.9％≈7.2（g）

晚餐

稻米（米饭）：156.6÷77.2％＝202.8（g）
剩余蛋白质：39.2－202.8×7.9％＝23.2（g），由鲫鱼、芝麻和豆腐提供。
鲫鱼：23.2×40％÷17.1％＝54.3（g）
豆腐（北）：23.2×30％÷12.2％＝57.0（g）
芝麻（黑）：23.2×30％÷19.1％＝36.4（g）
剩余脂肪：29.0－202.8×0.9％－54.3×2.7％－57.0×4.8％－36.4×46.1％＝6.2（g）
油：6.2÷99.9％≈6.2（g）

具体食谱制定见表3-5。

表3-5　运动员一日具体食谱（按可食部计）

餐　　次	食物名称	原料及质量
早餐	二米粥	小米41.9g，大米17.5g
	馒头	标准粉141.5g
	煎鸡蛋	鸡蛋39.5g，油4g
	拌海带丝、花生仁	水浸海带丝100g，花生仁22.0g，芝麻油1.4g
	牛奶	牛奶200g
	苹果	苹果80g
午餐	二米饭	大米162.3g，小米111.2g
	香菇炒肉	猪肉里脊101.9g，香菇200g，油4.0g
	西芹腰果	腰果51.0g，西芹100g，油3.2g
	樱桃	樱桃100g
	桃	桃80g
晚餐	米饭	稻米202.8g
	鲫鱼炖豆腐	鲫鱼54.3g，豆腐57.0g，芝麻36.4g，胡萝卜70g，油5.2g
	拌黄瓜	黄瓜100g，香菜20g，橄榄油1g
	猕猴桃	猕猴桃100g

子情境 3 学龄前儿童食谱编制

学龄前期儿童是指 3～6 岁的儿童。学龄前儿童体格发育速度比婴幼儿期相对减慢,但仍保持稳步增长,身高每年增长 5～7cm,体重增长为 2～3kg,神经细胞的分化已基本完成,但脑细胞体积的增大及神经纤维的髓鞘化仍继续进行。他们对能量的需要除维持新陈代谢外,还需满足组织生长发育的需要,故单位体重的营养素和能量需要高于成年人。膳食安排以能量密度高、软、多餐为主要特点。

一、学龄前儿童营养需要

2013 年《中国居民膳食营养素参考摄入量》建议 3～6 岁学龄前儿童能量的推荐摄入量为 5.02～6.69MJ/日（1200～1600kcal/日）,其中男孩稍高于女孩,见表 3-6。

表 3-6 3～6 岁儿童能量、蛋白质的 RNIs 及推荐脂肪供能比

年龄/岁	能量（RNI）				蛋白质（RNI）/(g/日)		脂肪占能量的百分比/%
	MJ/日		kcal/日				
	男	女	男	女	男	女	
3	5.23	5.02	1250	1200	30	30	35(AI)
4	5.44	5.23	1300	1250	30	30	20～30
5	5.86	5.44	1400	1300	30	30	20～30
6	6.69	6.07	1600	1450	35	35	20～30

注：摘录自《中国居民膳食营养素参考摄入量》,2013 年。1cal=4.186J。

学龄前儿童的宏量营养素、矿物质和维生素的需要参见学习情境 2。

3～6 岁儿童常量和微量元素的 RNIs 或 AIs 见表 3-7。

表 3-7 3～6 岁儿童每日常量和微量元素的 RNIs 或 AIs

年龄/岁	钙 AI /mg	磷 AI /mg	钾 AI /mg	钠 AI /mg	镁 AI /mg	铁 AI /mg	碘 RNI /μg	锌 RNI /mg	硒 RNI /μg	铜 AI /mg	氟 AI /mg	铬 AI /μg	钼 AI /μg
3～	600	300	900	700	110	9	90	4.0	25	0.3	0.6	15	40
4～	800	350	1200	900	130	10	90	5.5	30	0.4	0.7	20	50
5～6	800	350	1200	900	130	10	90	5.5	30	0.4	0.7	20	50

注：摘录自《中国居民膳食营养素参考摄入量》,2013。表中数值以每日计

3～6 岁儿童维生素的 RNIs 或 AIs 见表 3-8。

表 3-8 3～6 岁儿童每日维生素的 RNIs 或 AIs

年龄/岁	维生素 A RNI /μg RE	维生素 D RNI /μg	维生素 E AI /mgα-TE	维生素 B_1 RNI /mg	维生素 B_2 RNI /mg	维生素 B_6 AI /mg	维生素 B_{12} AI /μg	维生素 C RNI /mg	泛酸 AI /mg	叶酸 RNI /μgDFE	烟酸 RNI /mgNE	胆碱 AI /mg
3～	310	10	6	0.6	0.6	0.6	1.0	40	2.1	160	6	200
4～	360	10	7	0.8	0.7	0.7	1.2	50	2.5	190	8	250
5～6	360	10	7	0.8	0.6	0.7	1.2	50	2.5	190	8	250

二、学龄前儿童饮食特点及食品选择原则

1. 饮食特点

学龄前儿童随着年龄增长,咀嚼能力和消化功能逐渐增强,他们的饮食逐渐由软到硬、

由半流质到接近成人食物,完成了从奶类食物为主到以谷类食物为主的过渡,而且食物的种类也逐渐增多。但无论如何,他们的饮食也不能和成人的饮食同样对待,以免导致消化功能紊乱,造成营养不良。

3~6岁的孩子胃容量尚小,为600~700mL,需选择营养丰富、容量小、密度高的食物,正餐时少用汤类代替炒菜、稀饭代替米饭;尽量避免纯能量食物,如白糖、粉丝、凉粉、藕粉等。少吃零食,饮用清淡饮料,尽量给孩子蛋白质/能量比值和微量营养素/能量比值高的食物,多进食动物肝脏、鱼、禽、肉、奶和大豆制品等,以满足孩子的营养需要。

有些食物不适合学龄前儿童,如油煎/油炸食品、刺激性的酸辣物、刺多的小鱼、腌制/熏制食物等,儿童应尽量选用新鲜食品。

另外,还应注意培养儿童良好的饮食习惯,如不挑食、不偏食或不暴饮暴食,定时定量进食,细嚼慢咽,不乱吃零食。

2. 食品选择的原则

学龄前儿童的膳食组成应多样化,以满足儿童对各种营养成分的需要,3~6岁儿童的膳食应注意食物品种的选择和变换,如荤素菜的合理搭配,粗粮、细粮的交替使用,食物的软硬应适中,温度要适宜,色香味形要能引起儿童的兴趣,以促进食欲,并与其消化能力相适应。

三、食物多样原则

平衡膳食必须由多种食物组成,才能满足人体对各种营养素的需要,达到合理营养、促进健康的目的。

1. 食物要多样,合理搭配,获得全面营养

提倡广泛食用多种食物,多种食物应包括谷类及薯类、动物性食物、豆类及其制品、蔬菜水果类以及纯能量食物等。

2. 食物不宜太精,要粗细搭配

米、面被碾磨太细不仅损失了大量的B族维生素、矿物质,而且大部分膳食纤维也流失到糠麸之中。饮食中注意粗细搭配,经常吃一些粗粮、杂粮,各取所长,可以起到营养素互补的作用。

3. 主副食合理安排,获得全面营养

膳食中以谷类为主,同时要注意副食的安排。粮食中的蛋白质质量不够优良,其构成蛋白质的氨基酸中赖氨酸不足,大豆或其制品中赖氨酸含量比较多,因而粮食与豆制品一起吃可以提高蛋白质的营养价值。同时应选用适量的动物性食物、蔬菜及水果,以增加优质蛋白质、各种矿物质、维生素和膳食纤维的摄入量。

四、学龄前儿童食谱编制原则和方法

1. 满足儿童膳食营养需要

膳食应满足儿童需要的能量、蛋白质、脂肪以及各种矿物质和维生素,不仅品种要多样,而且数量要充足。膳食既要满足儿童需要,又要防止过量,并注意易缺营养素如钙、铁、锌等的供给。精加工碾磨谷类的维生素、矿物质、纤维素大多丢失。粗制面粉、大米是每日最基本的食物,每日85~150g可为孩子提供50%~60%的能量、约一半的维生素B_1和烟酸,如果每周有2~3餐以豆类(红豆、绿豆、白豆)、燕麦等替代部分大米和面粉,将

有利于蛋白质、B族维生素的补充。高脂食品如炸土豆片、高糖和高油的风味小吃及点心应加以限制。

适量的鱼、禽、蛋、肉等动物性食物能提供优质蛋白质、维生素、矿物质。鱼类蛋白软滑细嫩，易于消化，鱼类脂肪中还含有DHA。蛋类可提供优质易于消化的蛋白质、维生素A、维生素B_2以及卵磷脂。鱼、禽、蛋、肉每日供给总量为50～105g，各种可交替使用。奶类及其制品可提供优质、易于消化的蛋白质、维生素A、维生素B_2及丰富的、优质的钙。建议奶的每日参考摄入量为300～500g，不要超过600～700g，在适宜奶量范围内可以选用全脂奶。

大豆蛋白富含赖氨酸，属优质蛋白质。大豆脂肪含有必需脂肪酸亚油酸和α-亚麻酸，能在体内分别合成花生四烯酸和DHA。因此，每日应至少供给相当于5～15g大豆的制品，以提供2～6g的优质蛋白质。

蔬菜和水果是维生素、矿物质和膳食纤维的主要来源，每日参考摄入量蔬菜200～300g，可供选择的蔬菜包括椰菜、菜花、小白菜、芹菜、胡萝卜、黄瓜、番茄、鲜豌豆、绿色和黄红色辣椒等，可供选择的水果不限，每日摄入100～150g。

按照我国的饮食习惯，膳食脂肪约40%来源于烹调用油。应注意对烹调用油的选择。学龄前儿童烹调用油应是植物油，尤其应选用含有必需脂肪酸亚油酸和亚麻酸的油脂，如大豆油、优质菜籽油等。每日人均15g。

2. 各营养素之间的比例要适宜

膳食中的能量来源及其营养元素的分配比例要合理。要保证膳食蛋白质中优质蛋白质占适宜的比例。要以植物油作为油脂的主要来源，同时还要保证碳水化合物的摄入，各矿物质之间也要配比适当。

3. 食物的搭配要合理

注意主食与副食、杂粮与精粮、荤与素等食物的平衡搭配。食物的品种宜丰富多样，一周内菜式、点心尽可能不重复。每日膳食应由适宜数量的谷类、乳类、肉类（或蛋、鱼类）、蔬菜和水果类四大类食物组成，在各类食物的数量相对恒定的前提下，同类中的各种食物可轮流选用，做到膳食多样化，从而发挥出各种食物在营养上的互补作用，使其营养全面平衡。主食做到粗细搭配、粗粮细作，副食荤素搭配，色彩搭配，食物尽可能自然、清淡少盐。

4. 三餐分配要合理

学龄前儿童以3餐2点制为宜。食物及营养素分配原则如下：上午活动多，早餐、早点共30%；午餐宜丰盛，午点低能量，以避免影响晚餐，午餐加午点40%左右；晚餐较清淡，以免影响睡眠，晚餐30%左右。

5. 注意制作和烹调方法

学龄前儿童咀嚼和消化能力仍低于成人，他们不能进食一般家庭膳食和成人膳食。此外，家庭膳食中的过多调味品，也不宜儿童使用。因此，食物要专门制作，软饭逐渐转变成普通米饭、面条及包点。肉类食物加工成肉糜后制作成肉糕或肉饼，或加工成细小的肉丁使用；蔬菜要切碎、煮软；尽量减少食盐和调味品的使用；烹调方式多采用蒸、煮、炖等；每天的食物要更换品种及烹调方法，1周内不应重复，并尽量注意色、香、味的搭配。将牛奶（或奶粉）加入馒头、面包或其他点心中，用酸奶拌水果沙拉也是保证膳食钙供给的好办法。随着年龄的增长逐渐增加食物的种类和数量，烹调向成人膳食过渡。

案例 1：5 岁男孩，身高 107cm，体重 19.5kg。

（1）确定能量需求　学龄前儿童及青少年能量需求既可通过计算得出，也可通过查表得出。查表可知，5 岁男孩能量需求量为每日 1400kcal。根据学龄前儿童生理特点和饮食习惯，餐次比为 0.3∶0.4∶0.3，三餐分配为 3 餐 2 点。

（2）计算产能营养素需求量

蛋白质需要量为：$1400 \times 15\% \div 4 = 52.5$（g）

脂肪需要量为：$1400 \times 30\% \div 9 = 46.7$（g）

碳水化合物需要量为：$1400 \times 55\% \div 4 = 192.5$（g）

（3）根据三餐餐次比分配产能营养素供应量

早餐＋早点、晚餐

蛋白质：$52.5 \times 30\% = 15.75$（g）

脂肪：$46.7 \times 30\% = 14.01$（g）

碳水化合物：$192.5 \times 30\% = 57.75$（g）

午餐＋午点

蛋白质：$52.5 \times 40\% = 21$（g）

脂肪：$46.7 \times 40\% = 18.68$（g）

碳水化合物：$192.5 \times 40\% = 77$（g）

（4）具体配餐计划

早餐＋早点

牛奶 150g。含蛋白质（$=150 \times 3.0\%$）4.5g，含脂肪（$=150 \times 3.2\%$）4.8g，含碳水化合物（$=150 \times 3.4\%$）5.1g。

剩余蛋白质：$15.75 - 150 \times 3\% = 11.25$（g）

剩余脂肪：$14.01 - 150 \times 3.2\% = 9.21$（g）

剩余碳水化合物：$57.75 - 150 \times 3.4\% = 52.65$（g），由面包、稻米、馒头供给。

面包：$52.65 \times 20\% \div 58.6\% = 17.97$（g）

稻米：$52.65 \times 20\% \div 77.2\% = 13.64$（g）

馒头：$52.65 \times 60\% \div 47.0\% = 67.21$（g）

剩余蛋白质：$15.75 - 150 \times 3.0\% - 17.97 \times 8.3\% - 13.64 \times 7.4\% - 67.21 \times 7.0\% = 4.05$（g）。由鸡蛋供给。

鸡蛋：$4.05 \div 13.3\% = 30.45$（g）

剩余脂肪：$14.01 - 150 \times 3.2\% - 17.97 \times 5.1\% - 13.64 \times 0.8\% - 67.21 \times 1.1\% - 30.45 \times 8.8\%$
$= 14.01 - 4.8 - 0.92 - 0.11 - 0.74 - 2.68 = 4.76$（g）

油：$4.76 \div 99.9\% \approx 4.76$（g）

午餐＋午点

牛奶 150g。含蛋白质（$=150 \times 3.0\%$）4.5g，含脂肪（$=150 \times 3.2\%$）4.8g，含碳水化合物（$=150 \times 3.4\%$）5.1g。

剩余蛋白质：$21 - 150 \times 3.0\% = 16.5$（g）

剩余脂肪：$18.68 - 150 \times 3.2\% = 13.88$（g）

剩余碳水化合物：$77 - 150 \times 3.4\% = 71.9$（g），由稻米、红薯提供。

稻米：$71.9 \times 60\% \div 77.2\% = 55.88$（g）

红薯：71.9×40%÷15.3%=187.97（g）

剩余蛋白质：16.5−55.88×7.9%−187.97×0.7%=10.77（g），由猪肉（里脊）和葵花籽仁提供。

猪肉（里脊）：10.77×70%÷20.2%=37.32（g）

葵花籽仁：10.77×30%÷19.1%=16.92（g）

剩余脂肪：13.88−55.88×0.9%−187.97×0.2%−37.32×7.9%−16.92×53.4%=1.01（g）

大豆油：1.01÷99.9%≈1.01（g）

晚餐

碳水化合物全部由面条提供。

面条：57.75×100%÷59.5%=97.06（g）

剩余蛋白质：15.75−97.06×8.5%=7.5（g），由小黄花鱼、豆腐和北京填鸭提供。

小黄花鱼：7.5×50%÷17.9%=21.0（g）

豆腐（北）：7.5×20%÷12.2%=12.3（g）

北京填鸭：7.5×30%÷9.3%=24.2（g）

剩余脂肪：14.01−97.06×0.7%−21.0×3.0%−12.3×4.8%−24.2×41.3%=14.01−0.68−0.63−0.59−9.99=2.12（g）

花生油：2.12÷99.9%≈2.12（g）

具体食谱制定见表3-9。

表3-9 5岁男孩一日配餐设计（按可食部计）

餐次	食物名称	原料名称及质量
早餐	大米粥	稻米13.64g
	馒头	面粉67.21g
	番茄炒鸡蛋	番茄80g，鸡蛋30.45g，花生油3.5g
	凉拌海带	海带70g，胡萝卜1.5g，芝麻油1.26g
	水果	油桃50g
早点	牛奶	牛奶150g
	面包	（主要为面粉）17.97g
	水果	苹果50g，香蕉50g
午餐	米饭	稻米55.88g
	烤红薯	红薯187.97g
	肉丁油菜	里脊37.32g，油菜30g，大豆油1.01g
	拌黄瓜	黄瓜50g，香菜5g
午点	牛奶	牛奶150g
	葵花籽仁	葵花籽仁16.92g
	水果	山楂50g，柑橘100g
晚餐	面条	面粉97.06g
	小黄花鱼炖豆腐	小黄花鱼21.0g，豆腐12.3g，胡萝卜20g，花生油2.12g
	鸭汤	北京填鸭24.2g，紫菜20g，银耳15g
	水果	猕猴桃100g

案例2：幼儿园大班儿童年龄在4~6岁，平均年龄5岁，共18人。

幼儿园食谱制定应按营养要求和儿童的特点进行。一周食谱应做到不重复。每周的食谱应在上一周周末公布,以使家长了解,家长可根据幼儿园内的食谱进行食物安排,做到幼儿园膳食和家庭膳食互补,使幼儿获得最好的营养。

合理搭配各种食物,品种宜丰富多样化,至少9种以上。一周内菜式、点心尽可能不重复。食物宜粗细搭配、粗粮细作、荤素搭配,色彩搭配,食物尽可能自然、清淡少盐。制作面制品可适当加入奶粉,以提高蛋白质的供给和营养价值,提高膳食钙的水平,满足幼儿生长发育对钙的需要。

每周安排一次海产品,以补充碘,安排一次动物的肝脏(约25g/人)以补充维生素A和铁。

(1) 确定能量需求量及产能营养素需求量 根据2013年《中国居民膳食营养素参考摄入量》建议5岁男孩能量需求为1400kcal/日、女孩为1300kcal/日,平均能量参考摄入量为1350kcal/日,蛋白质占总能量的15%、脂肪占总能量的30%。通过计算可知碳水化合物的供能比。

总能量每日为1350kcal,蛋白质为$1350 \times 15\% \div 4 = 50.63g$,脂肪为$1350 \times 30\% \div 9 = 45g$,碳水化合物为$1350 \times 55\% \div 4 = 185.63g$。

(2) 确定餐次比 餐次为3餐2点,即"早餐+早点""午餐+午点"和晚餐餐次比为0.3∶0.4∶0.3。

(3) 具体配餐设计

① 早餐、早点营养素分配

蛋白质:$50.63 \times 30\% = 15.19$(g)

脂肪:$45 \times 30\% = 13.5$(g)

碳水化合物:$185.63 \times 30\% = 55.69$(g)

早餐提供牛奶100g,其中含蛋白质3g、脂肪3.2g、碳水化合物3.4g。

剩余蛋白质为12.19g(15.19-3),脂肪为10.3g(13.5-3.2),碳水化合物为52.29g(55.69-3.4)。

碳水化合物分配

小麦粉(标准粉):$52.29 \times 70\% \div 74.1\% = 49.40$(g)

面包:$52.29 \times 30\% \div 51\% = 30.76$(g)

小麦粉中含蛋白质($=49.40 \times 12.4\%$)6.13g,脂肪($=49.40 \times 1.7\%$)0.84g;面包中含蛋白质($=30.76 \times 8.3\%$)2.55g,脂肪($=30.76 \times 5.1\%$)1.57g。

副食提供的蛋白质:$12.19 - 6.13 - 2.55 = 3.51$(g),由鸡蛋提供。

鸡蛋:$3.51 \div 13.3\% = 26.39$(g)

剩余脂肪:$10.3 - 49.40 \times 1.7\% - 30.76 \times 5.1\% - 26.39 \times 8.8\%$
$= 10.3 - 0.84 - 1.57 - 2.32 = 5.57$(g)

油:$5.57 \div 99.9\% \approx 5.57$(g)

② 午餐、午点营养素分配

蛋白质:$50.63 - 15.19 \times 2 = 20.25$(g)

脂肪:$45 \times 40\% = 18$(g)

碳水化合物:$185.63 - 55.69 \times 2 = 74.25$(g)

碳水化合物分配:稻米为$74.25 \times 85\% \div 77.2\% = 81.75g$,维生素C饼干为$74.25 \times 15\% \div 43.2\% = 25.78g$。

稻米中含蛋白质（＝81.75×7.9％）6.46g，脂肪（＝81.75×0.9％）0.74g；维生素C
饼干含蛋白质（＝25.78×10.8％）2.78g，脂肪（＝25.78×39.7％）10.23g。

剩余蛋白质：20.25－6.46－2.78＝11.01（g），由带鱼和鸡提供。

带鱼：11.01×70％÷17.7％＝43.54（g）

鸡：11.01×30％÷19.3％＝17.11（g）

剩余脂肪量：18－0.74－10.23－43.54×4.9％－17.11×9.4％
　　　　　＝18－0.74－10.23－2.13－1.61＝3.29（g）

油：3.29÷99.9％≈3.29（g）

③ 晚餐营养素分配

蛋白质：50.63×30％＝15.19（g）

脂肪：45×30％＝13.5（g）

碳水化合物：185.63×30％＝55.69（g）

提供牛奶100g，其中含蛋白质3g（100×3.0％）、脂肪3.2g（100×3.2％）、碳水化合物3.4g（100×3.4％）。

剩余碳水化合物为：55.69－3.4＝52.29（g），由小米和小麦粉提供。

小米：52.29×70％÷75.1％＝48.74（g），小米中含蛋白质4.39g（48.74×9.0％）、脂肪1.51g（48.74×3.1％）。

小麦粉（标准粉）：52.29×30％÷74.1％＝21.17（g），小麦粉中含蛋白质2.63g（21.17×12.4％）、脂肪0.36g（21.17×1.7％）。

剩余蛋白质为：15.19－3－4.39－2.63＝5.17（g），由豆腐和鸭提供。

豆腐：5.17×40％÷6.6％＝31.33（g）

鸭：5.17×60％÷15.5％＝20.01（g）

剩余脂肪量：13.5－3.2－1.51－0.36－31.33×5.3％－20.01×19.7％
　　　　　＝13.5－3.2－1.51－0.36－1.66－3.94＝2.83（g）

油：2.83÷99.9％≈2.83（g）

具体配餐食谱见表3-10。

表3-10　幼儿园18人一日配餐食谱（按可食部计）

餐次	食品名称	1名五岁儿童	18名五岁儿童
早餐	牛奶	100g	1800g
	面条（小麦粉）	49.40g	889.20g
	素炒油菜 油菜 豆油	 50g 2g	 900g 36g
	番茄炒鸡蛋 鸡蛋 番茄 豆油	 26.39g 50g 3.57g	 475.02g 900g 64.26g
早点	面包	30.76g	553.68g
	榨橙汁	100mL	1800mL
	苹果	50g	900g

续表

餐次	食品名称	1名五岁儿童	18名五岁儿童
午餐	米饭（粳米）	81.75g	1471.5g
	带鱼炖茄子		
	带鱼	43.54g	783.72g
	茄子	60g	1080g
	花生油	2g	36g
	小鸡炖蘑菇		
	鸡	17.11g	307.98g
	蘑菇	40g	720g
	豆油	1.29g	23.22g
午点	维生素C饼干	25.78g	464.04g
	香蕉	50g	900g
晚餐	小米粥（小米）	48.74g	877.32g
	馒头（小麦粉）	21.17g	381.06g
	雪里蕻炖豆腐		
	豆腐	31.33g	563.94g
	雪里蕻	20g	360g
	花生油	1.83g	32.94g
	南瓜炖鸭		
	鸭	20.01g	360.18g
	南瓜	30g	540g
	香油	1g	18g
	牛奶	100g	1800g
	西瓜	50g	900g

注：表中数据在实际中可进位到整数，便于操作。余同

子情境4　学龄儿童食谱编制

儿童和青少年时期可分为小学学龄儿童和中学学龄儿童。
① 小学学龄儿童　一般指6～12岁进入小学阶段的儿童，也常称为学龄儿童。
② 中学学龄儿童　一般指13～18岁进入中学阶段的青少年，此阶段正值青春期。

一、学龄儿童生长发育的特点

学龄儿童体格仍维持稳步增长，除生殖系统外的其他器官、系统，包括脑的形态发育已逐渐接近成人水平，独立活动能力逐步加强。

青少年体格生长发育速度加快，尤其是在青春期，身长、体重突发性增长是其重要特征，被称为第二个生长高峰。除体格发育外，此期生殖系统迅速发育，第二性征逐渐明显，内脏功能日益发育成熟，大脑的机能和心理的发育也进入高峰，身体各系统逐渐发育成熟，是人一生中最有活力的时期。

二、学龄儿童营养需要

生长发育中的儿童、青少年的能量处于正平衡状态。各年龄组能量推荐摄入量见表3-11。能量的来源比例分别为：碳水化合物50%～65%，脂肪20%～30%，蛋白质10%～20%。

表 3-11 我国儿童、青少年能量、蛋白质的 RNIs 及推荐脂肪供能比

年龄/岁	能量(RNI)				蛋白质 RNI/(g/日)		脂肪占能量的百分比/%
	MJ/日		kcal/日				
	男	女	男	女	男	女	
7~	7.11	6.49	1700	1550	40	40	20~30
8~	7.74	7.11	1850	1700	40	40	20~30
9~	8.37	7.53	2000	1800	45	45	20~30
10~	8.58	7.95	2050	1900	50	50	20~30
11~	9.83	8.58	2350	2050	60	55	20~30
14~18	11.92	9.62	2850	2300	75	60	20~30

注：摘录自《中国居民膳食营养素参考摄入量》，2013年。此表是以身体活动水平为中等时得到的数据。

学龄儿童的宏量营养素、矿物质、维生素的需要参见学习情境2。

学龄儿童及青少年常量和微量元素的 RNIs 或 AIs 见表 3-12。

表 3-12 学龄儿童及青少年常量和微量元素的 RNIs 或 AIs

年龄/岁	钙 RNI/mg	磷 RNI/mg	钾 AI/mg	钠 AI/mg	镁 RNI/mg	铁 RNI/mg		碘 RNI/μg	锌 RNI/mg		硒 RNI/μg	铜 RNI/mg	氟 AI/mg	铬 AI/μg	钼 RNI/μg
7~	1000	470	1500	1200	220	13		90	7.0		40	0.5	1.0	25	65
						男	女		男	女					
11~	1200	640	1900	1400	300	15	18	110	10.0	9.0	55	0.7	1.3	30	90
14~17	1000	710	2200	1600	270	16	18	120	11.5	8.5	60	0.8	1.5	35	100

注：摘录自《中国居民膳食营养素参考摄入量》，2013年。表中数值以每日计。

学龄儿童及青少年维生素的 RNIs 或 AIs 见表 3-13。

表 3-13 学龄儿童及青少年维生素的 RNIs 或 AIs

年龄/岁	维生素 A RNI/μgRE		维生素 D RNI/μg	维生素 E AI/mg α-TE	维生素 B_1 RNI/mg		维生素 B_2 RNI/mg		维生素 B_6 RNI/mg	维生素 B_{12} AI/μg	维生素 C RNI/mg	叶酸 RNI/μg DFE	烟酸 RNI/mgNE	
7~	500		10	9	1.0		1.0		1.0	1.6	65	250	11	10
	男	女			男	女	男	女					男	女
11~	670	630	10	13	1.3	1.1	1.3	1.1	1.3	2.1	90	350	14	12
14~17	820	630	10	14	1.6	1.3	1.5	1.2	1.4	2.4	100	400	16	13

注：摘录自《中国居民膳食营养素参考摄入量》，2013年。表中数值以每日计。

案例：男童，8岁，请给予配餐设计。

(1) 确定能量需要量及蛋白质需要量 根据儿童性别、年龄查《中国居民膳食营养素参考摄入量》表，确定儿童每天所需要的各种营养素及其数量。能量需要量每日为1850kcal，蛋白质占总能量的15%，脂肪占总能量的20%~30%，本例按25%计算。

同理查得钙的 RNI 为1000mg/日，碘的 RNI 为90μg/日，铁的 RNI 为13mg/日，锌的 RNI 为7.0mg/日，维生素 A 的 RNI 为500μg RE/日等。

(2) 计算三大产能营养素的数量 查表可知，能量为1850kcal/日，蛋白质占总能量的15%，计算可知为1850×15%÷4=69.38g；脂肪本例中按25%计算，则脂肪需要量：1850×25%÷9=51.39（g）（按30%计算方法也相同）。

碳水化合物的需要量：1850×60%÷4=277.5（g）

(3) 了解本地区营养素食物来源情况　可到本地区有代表性的农贸市场和超市了解主要食物来源，具体可参见表3-14。

表3-14　某地区营养素主要食物来源表

营养素名称	动物性食物	植物性食物
蛋白质	畜禽肉类、鱼虾类	豆类及豆制品、奶及奶制品、谷类
脂肪	畜禽肉类、蛋类	植物油类、坚果类
碳水化合物		谷类、薯类、白砂糖、蜂蜜
维生素A和胡萝卜素	畜禽的肝脏、蛋黄、乳类、鸡心	西蓝花、胡萝卜、芥蓝、芹菜叶、菠菜、荠菜等
维生素B_1	畜禽的肝脏、鸭蛋、牛奶等	葵花籽、花生、大豆粉、粗粮、小麦粉、小米、玉米、酵母
维生素B_2	畜禽的肝脏、肾脏、肉、蛋、奶	松蘑、香菇、蘑菇、紫菜、小麦胚芽、南瓜粉、豆腐丝、杏仁
维生素C		枣、辣椒(红)、甜椒、芥蓝、猕猴桃、红果、苦瓜等
钙	虾米、河虾、奶豆腐、奶酪、虾皮、青虾等	芝麻酱、豆腐干、黑芝麻、素鸡、花生、大豆、黑豆、油菜、雪里蕻、青豆、苋菜、紫菜、海带、木耳
铁	蛏子、畜禽肝脏、红肉类、猪血、鸭血、带鱼等海鱼	黑木耳、紫菜、蘑菇(干)、芝麻酱、黑芝麻、荠菜
碘	海鱼、虾类、贝类	海带、紫菜、淡菜
锌	蛏子等贝类、鱿鱼、山羊肉、海螺、牡蛎	山核桃、松子、香菇(干)、口蘑(干)
硒	猪肾脏、海参、蛏子干、中华鳖、墨鱼、牡蛎、海蟹、虾米、虾皮、鸭肝、海虾等	花豆、红茶、蘑菇(干)、小麦胚芽

(4) 根据三大营养素的需要量计算主要食物的需要量　根据三大营养素的需要计算蛋白质、脂肪、碳水化合物及能量所需具体食物量，并考虑儿童的一日胃容量。

(5) 参考子情境3给出一日配餐计划。

子情境5　青少年食谱编制

一、青少年的饮食特点及选择食品的要点

[案例]
　　小杨今年10岁。平时尤其喜欢吃油炸食物，爱喝碳酸饮料和奶茶，身高不到1.6m，体重却高达85kg，尽管长得比较胖，小杨的身体一直也并未出现什么异样，父母觉得孩子年龄小，正是长身体的时候，也没有特别关注他的饮食。小杨在家里连续暴饮暴食数天后，出现肚子疼的症状。考虑到小杨平日里食欲就一直很好，可能是吃太多出现的消化不良，家人并没有特别注意，只是提醒小杨要注意控制食量，同时吃一些好消化的食物。三天后，小杨的症状不仅没有改善，腹痛反而越来越剧烈，还伴有呕吐，小杨疼痛难忍，父母才将他紧急送往医院就诊。通过检查，小杨患的是重症胰腺炎，如不及时救治很可能引起多器官功能衰竭而导致死亡。经过救治，小杨才转危为安。

[启示] 目前很多青少年一日三餐饮食不规律，不吃早餐，暴饮暴食，饮料奶茶不离手，造成营养不良或营养过剩。青少年应树立健康的饮食理念和生活方式，才能更好地学习和生活。

1. 青少年饮食特点

青少年对能量的需要与生长速度成正比,生长发育需要能量为总能量的 20%～30%,青少年期能量需要超过从事轻体力活动的成人。与此同时,青少年对蛋白质的需要量迅速增加,以满足快速生长发育的需要。

来源于动物和大豆的蛋白质应占 50%,以提供较为丰富的必需氨基酸。为满足骨骼迅速生长发育的需要,青少年期需储备钙约 200mg/日,伴随第二性征的发育,女性青少年月经初潮来临,铁丢失增加,铁的供给不足可引起青春期缺铁性贫血,饮食中应增加铁的摄入。青少年期体格迅速发育的同时,学习也很紧张,来自各种考试的负荷重,维生素及其他矿物质的供给就更不容忽视。

2. 选择食品的要点

① 多吃谷类,供给充足的能量。青少年能量需要量大,每天需谷类 400～500g。宜选用加工较为粗糙、保留大部分 B 族维生素的谷类。

② 保证优质蛋白质的供给。鱼、禽、肉、蛋、奶及豆类是饮食蛋白质的主要来源,每天供给 200～250g,奶类不低于 300mL。

③ 保证蔬菜水果供给。蔬菜水果是获得胡萝卜素、维生素 C、矿物质及膳食纤维的主要来源。其中有色蔬菜,尤其是绿叶蔬菜富含胡萝卜素、维生素 C,应尽量选用。每天蔬菜 500g,其中绿叶菜不低于 300g。

④ 要保证充足的钙源。钙是构建骨骼的重要成分,青少年正值生长旺盛时期,骨骼发育非常迅速,需要摄入充足的钙。青少年每天应摄入一定量的奶类和豆类食品,以补充钙的不足。

⑤ 保证充足的铁摄入。膳食中要注意补充富含血红素铁的食物,如动物瘦肉、肝脏和动物血,并注意补充维生素 C 以促进非血红素铁的吸收。

⑥ 保证锌的摄入。锌可促进性发育和体格发育,含锌多的食物有海产品、瘦肉、坚果等。

⑦ 处于青春发育期的女孩应时常吃些海产品以增加碘的摄入。

二、学校营养配餐原则

1. 保证营养平衡

① 按照《中国居民膳食指南 2016》的要求,膳食应满足人体需要的能量、蛋白质、脂肪,以及各种矿物质和维生素,不仅品种要多样,而且数量要充足,膳食既要能满足就餐者需要又要防止过量。对于生长中的儿童和青少年,还要注意易缺营养素如钙、铁、锌等的供给。如仅提供营养午餐,则提供给学生的能量和各种营养素应达到一天推荐摄入量的 40%。

② 各营养素之间的比例要适宜。膳食中能量来源及其在各餐中的分配比例要合理;要保证膳食蛋白质中优质蛋白质的比例;要以植物油作为油脂的主要来源,同时还要保证碳水化合物的摄入,各矿物质之间也要配比适当。

既要使膳食多样化,又能照顾就餐者的膳食习惯。注重烹调方法,做到色香味美、质量优异、形状优美。

③ 食物的搭配要合理。注意主食与副食、杂粮与精粮、荤与素等食物的平衡搭配。

2. 考虑季节和市场供应情况

熟悉市场可供选择的原料,并了解其营养特点。

3. 兼顾经济条件

既要使食谱符合营养要求，又要使进餐者在经济上有相应的承受能力，才会使食谱有实际意义。

案例：刘某，中学生，15岁，男，170cm，体重60kg，编制其一日食谱。

（1）确定能量需要量及三大营养素需要量

查表可知：15岁男生中等体力活动水平需要能量为2850kcal/日，蛋白质占能量的10%～20%，本例按12%计算，脂肪占能量的20%～30%，本例按25%计算，则有

蛋白质：$2850×12\%÷4=85.5$（g）

脂肪：$2850×25\%÷9=79.2$（g）

碳水化合物：$2850×63\%÷4=448.9$（g）

（2）确定餐次比 中学生三餐餐次比一般为0.3：0.4：0.3。

（3）三大营养素三餐分配

早餐、晚餐

碳水化合物：$448.9×30\%=134.7$（g）

脂肪：$79.2×30\%=23.8$（g）

蛋白质：$85.5×30\%=25.7$（g）

午餐

碳水化合物：$448.9-134.7×2=179.5$（g）

脂肪：$79.2-23.8×2=31.6$（g）

蛋白质：$85.5-25.7×2=34.1$（g）

4. 具体配餐计划

早餐

牛奶200g，其中含蛋白质$=200×3\%=6g$，含碳水化合物$=200×3.4\%=6.8g$，含脂肪$=200×3.2\%=6.4g$。

剩余碳水化合物：$134.7-6.8=127.9$（g），由小米、稻米和标准粉提供。

小米：$127.9×30\%÷75.1\%=51.1$（g），含蛋白质4.6g（$51.1×9\%$）、脂肪1.6g（$51.1×3.1\%$）。

稻米：$127.9×40\%÷77.2\%=66.3$（g），含蛋白质5.2g（$66.3×7.9\%$）、脂肪0.6g（$66.3×0.9\%$）。

标准粉：$127.9×30\%÷74.1\%=51.8$（g），含蛋白质6.4g（$51.8×12.4\%$）、脂肪0.9g（$51.8×1.7\%$）。

剩余蛋白质：$25.7-6-4.6-5.2-6.4=3.5$（g），由猪肉（肥瘦）提供。

猪肉（肥瘦）：$3.5÷13.2\%=26.5$（g），其中含脂肪9.8g（$26.5×37\%$）。

剩余脂肪：$23.8-6.4-1.6-0.6-0.9-9.8=4.5$（g）

油：$4.5÷99.9\%≈4.5$（g）

午餐

碳水化合物由稻米、虾蓉面各提供50%。

稻米：$179.5×50\%÷77.2\%=116.3$（g），含脂肪1.0g（$116.3×0.9\%$）、蛋白质9.2g（$116.3×7.9\%$）。

面条（虾蓉面）：$179.5×50\%÷68.3\%=131.4$（g），含脂肪19.8g（$131.4×15.1\%$）、蛋白质11.2g（$131.4×8.5\%$）。

剩余蛋白质：34.1－9.2－11.2＝13.7（g），由海虾、鸡、素鸡提供。

海虾：13.7×30％÷16.8％＝24.5（g）

鸡：13.7×40％÷19.3％＝28.4（g）

素鸡：13.7×30％÷16.5％＝24.9（g）

剩余脂肪量：31.6－1.0－19.8－24.5×0.6％－28.4×9.4％－24.9×12.5％＝4.9（g）

花生油：4.9÷99.9％≈4.9（g）

晚餐

碳水化合物由小麦粉（标准粉）、稻米提供。

小麦粉：134.7×80％÷74.1％＝145.4（g），含脂肪 2.5g（145.4×1.7％）、蛋白质 18.0g（145.4×12.4％）。

稻米：134.7×20％÷77.2％＝34.9（g），含脂肪 0.3g（34.9×0.9％）、蛋白质 2.8g（34.9×7.9％）。

剩余蛋白质：25.7－18.0－2.8＝4.9（g），由公麻鸭提供。

公麻鸭：4.9÷14.3％＝34.3g，含脂肪 10.6g（34.3×30.9％）。

剩余脂肪：23.8－2.5－0.3－10.6＝10.4（g）

油：10.4÷99.9％≈10.4（g）

具体配餐计划见表 3-15。

表 3-15　中学生一日配餐计划（按可食部计）

餐　　次	食物名称	原料名称及质量
早餐	牛奶	牛奶 200g
	二米粥	稻米 66.3g，小米 51.1g
	面条	标准粉 51.8g，菠菜 50g，芝麻油 0.5g
	猪肉炒油菜	猪肉(肥瘦)26.5g，油菜 100g，大豆油 4g
	凉拌海带	海带 70g，胡萝卜 1.5g
	苹果	80g
午餐	米饭	稻米 116.3g
	虾蓉面	面粉 131.4g
	清蒸海虾	海虾 24.5g
	小鸡炖蘑菇	鸡 28.4g，蘑菇 100g，大豆油 2g
	素鸡炒韭菜	素鸡 24.9g，韭菜 80g，大豆油 2.9g
	拌黄瓜	黄瓜 50g，香菜 5g
	西瓜	80g
晚餐	大米粥	稻米 34.9g
	花卷	标准粉 145.4g，花生油 4g
	麻鸭炖萝卜	麻鸭 34.3g，白萝卜 100g，芝麻油 3g
	西芹百合	西芹 100g，百合 20g，油 3.4g
	桃	猕猴桃 100g

三、营养午餐配餐原则

部分中小学生不住校，只在学校进食中餐，早餐、晚餐在家中吃，营养午餐的制定应遵循以下原则。

① 遵循"营养、卫生、科学、合理"的原则，体现平衡膳食，做到一周各类营养素配

比合理，以满足学生生长发育的需要。

② 结合学生饮食习惯，考虑季节、地区特点和学生的经济负担能力，因地制宜，充分利用当地食物资源，制定营养食谱。

③ 主食做到粗细搭配，搭配五谷杂粮、豆类、薯类，粗粮细作。

④ 确保优质蛋白质的供应。优质蛋白质的摄入应占膳食总蛋白质的一半以上。做到动物性食品与豆制品、根茎菜、绿叶菜、瓜类、薯类及菌藻类合理搭配。蔬菜中应有一半为绿色或其他有色的叶菜。

⑤ 尽量多地提供富含钙的食物，以增加钙的摄入，每份午餐提供的钙不应低于400mg。控制食盐摄入量。食盐摄入过多是患高血压的危险因素，每份午餐食盐含量应限制在3g以下（钠含量平均不超过1000mg）。

⑥ 制定学生食谱应掌握以下几点：每周食谱不重样；目前中小学生普遍缺乏维生素A、维生素B_2、铁和钙，食谱应尽量选用这些营养素含量高的食物，如豆腐、肝、海带、胡萝卜等。每周吃一次含铁丰富的动物内脏，如鸡肝、鸭肚、猪肝等；为补充钙、碘，除经常提供含钙丰富的食物外，每周至少吃一次海带或其他海藻类食物。

⑦ 合理烹调，减少食物中营养成分的损失。

⑧ 注意学生的营养状况和身体生长发育状况，掌握学生的健康状态，消除营养不良。

⑨ 集体用餐场所应干净卫生，环境整洁。

四、营养午餐食物选择参考

1. 主食力求多样化

稻米、小米、小麦粉、玉米面、各种干豆类，调配更换品种，防止长期摄取一种主食。

2. 副食

（1）动物性食品　畜肉、禽肉、鱼肉、蛋等食物均为优质蛋白的良好来源，但其成分也有不同，故应品种多样。蛋类不能代替瘦肉，肉是预防缺铁性贫血良好的食物来源。畜肉、禽肉应以瘦肉为主，少吃肥肉防止摄入过多的饱和脂肪酸。鱼油富含不饱和脂肪酸，有条件者可以多吃些鱼。由于中小学生对维生素A的摄入量普遍不足，而动物肝脏是维生素A含量较多的食物之一，故每周应摄入25g动物肝脏。

（2）豆及其制品　豆制品种类很多，如豆粉、豆腐、腐竹、豆腐皮、素鸡等，可交替食用。

（3）植物油数量　随菜量的增加及年龄增加逐渐增多，至成年后按成人要求供给。

（4）注意增加钙的摄入　为了增加钙的摄入，尽量吃些虾皮、海带、紫菜等海产品和芝麻酱，一定要用加碘食盐。

（5）水果的摄入　有条件者每日可吃适量水果。

（6）学生营养午餐的食物供给　应包括粮谷类、瓜果蔬菜类、大豆及其制品类、鱼肉禽蛋类、油脂类等五类食物，重视菜谱色、香、味、形、质的合理搭配。要善于做些价廉物美又营养丰富的菜肴，如豆制品、猪肝、海带、瘦肉、胡萝卜等。

3. 合理烹调，减少食物中营养成分的损失

（1）主食　米不应长时间浸泡在水中，洗米的次数不应太多，不宜采用捞饭方法，以防维生素及矿物质等溶于水的营养素流失；煮米粥不应加碱，发酵面食最好使用鲜酵母，以减少维生素的破坏。

（2）副食　不选用易变质的海鲜类食品及带小骨和小刺的肉类和鱼类食品；不选用油炸

和烧烤食品；不选用刺激性强、气味大的食品。

（3）蔬菜　蔬菜要先洗后切，不在水中长时间浸泡，以防水溶性维生素流失。

子情境6　大学生食谱编制

大学生的年龄多在20岁左右，由于几乎每天都在学校食堂用餐，所以良好的学校营养餐是保障学生健康的基础。学生食堂食谱应充分考虑保证身体健康和经济实惠的原则。

一、营养素需要特点

目前，中国大学在校生年龄大多数在18～25周岁，处于青春期的后期，是由青春期向成熟期转变的阶段。这一特定年龄段的年轻人，生理上趋于成熟，表现在身体形态、机能、神经系统、内分泌及性的发育变化方面，不仅身体发育需要有足够的能量和各种营养素，而且繁重的脑力劳动和较大量的体育锻炼也需消耗大量的能源物质。其能量及各种营养素的需要量相当于中等体力活动的成年人。由于大学生的学习任务较重，在餐次能量分配上应为30%、35%、35%。

二、学校食谱编制原则和方法

学校食谱的制定也应遵循平衡膳食的原则，根据大学生的营养和生活特点，结合学校所在地区季节的食物供应情况，以及食堂设备、技术力量等因素编制切实可行的食谱。

① 原料符合有关食品安全标准的要求。

② 三餐食物要丰富，可供学生选择的食物要足够多。

③ 各类食物应经常调换品种，尽可能地做到食物多样化，做到粗细搭配、干稀搭配，这样不仅有利于营养素摄入全面，还可增加学生食欲。

④ 确保每份副食中都含有充足的优质蛋白质，做到荤素搭配。

⑤ 保证一定量蔬菜和水果的供应，深色蔬菜中含有丰富的维生素和矿物质，因此，蔬菜中应有一半为绿色或其他有色的叶菜类。

⑥ 脂肪提供能量应限制在总能量的20%～30%，油脂以植物油为主，保证有一定量动物脂肪的摄入，但饱和脂肪不超过1/3。

⑦ 控制食盐摄入量。

⑧ 考虑当地的饮食状况和学生的经济负担能力，同样营养价值的食谱的价格应分为不同的层次，以方便学生选择。

三、食物选择特点

大学生正处于由青春期向成熟期转变的阶段，饮食已成人化。大学生在大学学习阶段，基本是寄宿制，在学校就餐者居多，并且多采用选餐制。因大学生晚上学习时间较长，能量消耗较大，应有一定的加餐。

案例：高某，女，大学生，165cm，65kg，请给出一日配餐计划。

（1）确定能量摄入量　按中国居民膳食能量需要量（EER），大学生为中等活动水平，女性为2100kcal/日。

（2）宏量营养素参考摄入量计算　大学生宏量营养素的供能，蛋白质、脂肪、碳水化合物的比例为13%：25%：62%。

膳食中蛋白质参考摄入量：2100×13％÷4＝68.3（g）
膳食中脂肪参考摄入量：2100×25％÷9＝58.3（g）
膳食中碳水化合物参考摄入量：2100×62％÷4＝325.5（g）

(3) 确定餐次比　大学生三餐能量分配以早餐、午餐、晚餐比为 30％：35％：35％为宜，则宏量营养素分配如下。

早餐

蛋白质：68.3×30％＝20.5（g）

脂肪：58.3×30％＝17.5（g）

碳水化合物：325.5×30％＝97.7（g）

午餐、晚餐

蛋白质：(68.3－20.5)÷2＝23.9（g）

脂肪：(58.3－17.5)÷2＝20.4（g）

碳水化合物：(325.5－97.7)÷2＝113.9（g）

(4) 确定食物品种和数量　根据市场实际情况确定。

(5) 具体配餐设计

早餐

牛奶 200g，含蛋白质为 6g（200×3％）、脂肪为 6.4g（200×3.2％）、碳水化合物为 6.8g（200×3.4％）。

剩余碳水化合物：97.7－6.8＝90.9（g），由糯米和馒头提供。

糯米：90.9×30％÷78.3％＝34.8（g）

馒头（富强粉）：90.9×70％÷50.9％＝125.0（g）

剩余蛋白质：20.5－6－34.8×7.3％－125.0×7.1％＝3.1（g），全部由鸡蛋提供。

鸡蛋：3.1÷13.3％＝23.3（g）

剩余脂肪：17.5－6.4－34.8×1％－125.0×1.3％－23.3×8.8％＝7.1（g）

油：7.1÷99.9％≈7.1（g）

午餐

稻米：113.9×70％÷77.2％＝103.3（g）

黑米：113.9×30％÷72.2％＝47.3（g）

剩余蛋白质：23.9－103.3×7.9％－47.3×9.4％＝11.3（g），由猪肉（后臀尖）和带鱼提供。

猪肉（后臀尖）：11.3×60％÷14.6％＝46.4（g）

带鱼：11.3×40％÷17.7％＝25.5（g）

剩余脂肪：20.4－103.3×0.9％－47.3×2.5％－46.4×30.8％－25.5×4.9％＝2.8（g）

油：2.8÷99.9％≈2.8（g）

晚餐

龙须面（素）：113.9×100％÷75.7％＝150.5（g）

剩余蛋白质：23.9－150.5×10.8％＝7.6（g），由羊肉（肥瘦）提供。

羊肉（肥瘦）：7.6×100％÷19.0％＝40.0（g）

剩余脂肪：20.4－150.5×1.8％－40.0×14.1％＝12.1（g）

油：12.1÷99.9％≈12.1（g）

(6) 食谱营养核查　参照食物成分表，初步核算该食谱提供的能量和宏量营养素与标准进行比较，如不符合，需进行相应调整。具体配餐见表3-16。

表 3-16 大学生一日食谱（按可食部计）

餐次	食物名称	原料名称和质量
早餐	牛奶	牛奶 200g
	糯米粥	糯米 34.8g
	馒头	（富强粉）125.0g
	番茄炒鸡蛋	鸡蛋 23.3g，番茄 80g，大豆油 4g
	炒豆芽菜	绿豆芽 50g，韭菜 20g，大豆油 3.0g
	香蕉	100g
午餐	二米饭	稻米 103.3g，黑米 47.3g
	猪肉炒洋葱	猪肉（后臀尖）46.4g，洋葱 100g，大豆油 4g
	红烧带鱼	带鱼 25.5g，油 2.1g
	拌黄瓜	黄瓜 50g，香菜 5g
	素食锦	海带丝 50g，芹菜 50g，菜花 50g，青椒 50g
晚餐	龙须面	面粉 150.5g，菠菜 50g，芝麻油 1.9g
	羊肉芹菜	羊肉（肥瘦）40.0g，芹菜 80g，花生油 3g
	蒜蓉西兰花	西兰花 60g，花生油 4g
	老虎菜	青椒 50g，香菜 30g，葱 40g
	苹果	80g

注：此配餐设计，表中的植物油用量是按照全天总量之和重新分配至各餐次中，全天总量没有变化，且未超过 30g。

子情境 7　孕妇、乳母食谱编制

任务 1　孕妇食谱制定

妇女从怀孕到分娩整个孕程平均持续 38～42 周，孕 12 周（1～3 月）以前为孕早期，孕 13～27 周（4～6 月）为孕中期，孕 28 周以后至分娩为孕晚期。这个时期，胎儿的生长发育需要增加母体对营养和食物的需求。

一、孕期的生理特点及代谢改变

在整个孕期，母体总体重增加约 12kg，其中脂肪组织约为 3kg、蛋白质约为 1kg。机体的代谢变化表现在两个方面：一是胎儿及胎盘的发育和成熟；二是母体在生理和代谢方面适应怀孕过程，以利怀孕及产后哺乳的需要，主要包括子宫体的增大、乳房的进一步发育、血容量及组织间液的适应性增加、脂肪组织的增加及血脂水平的生理性升高。血容量增加多于红细胞增加，血容量增加 50%，而红细胞的增长仅为 20%～30%，故在孕末期容易出现生理性贫血，即血红蛋白水平下降。

二、不同孕期的营养素需要量

与非孕相比，孕期的能量消耗还包括胎儿及母体生殖器官的生长发育消耗以及母体用于产后泌乳的脂肪储备消耗。2013 年《中国居民膳食营养素参考摄入量》推荐孕中、晚期能量应在非孕基础上增加一定量，具体参见表 3-17。

表 3-17 孕期能量、蛋白质的 RNI 及推荐脂肪供能比

孕期	能量/kcal	蛋白质 RNI/g	脂肪占能量百分比/%
早	—	+0	20~30
中	+300	+15	20~30
晚	+450	+30	20~30

注：摘录自《中国居民膳食营养素参考摄入量》，2013 年。表中数值以每日计。

孕妇的宏量营养素、微量元素、维生素的需要参见学习情境 2。孕妇的常量和微量元素、维生素的参考摄入量参见表 3-18 和表 3-19。

表 3-18 孕期常量和微量元素的 RNIs 或 AIs

孕期	钙 RNI /mg	磷 RNI /mg	钾 AI /mg	钠 AI /mg	镁 RNI /mg	铁 RNI /mg	碘 RNI /μg	锌 RNI /mg	硒 RNI /μg
早	800	720	2000	1500	370	20	230	9.5	65
中	1000	720	2000	1500	370	24	230	9.5	65
晚	1000	720	2000	1500	370	29	230	9.5	65

注：摘录自《中国居民膳食营养素参考摄入量》，2013 年。表中数值以每日计。

表 3-19 孕期维生素的 RNIs 或 AIs

孕期	维生素 A RNI /μg RAE	维生素 D RNI /μg	维生素 E AI /mgα-TE	维生素 B_1 RNI /mg	维生素 B_2 RNI /mg	维生素 B_6 RNI /mg	维生素 B_{12} RNI /μg	维生素 C RNI /mg	泛酸 AI /mg	叶酸 RNI /μgDFE	烟酸 RNI /mgNE	胆碱 AI /mg	生物素 AI /μg
早	700	10	14	1.2	1.2	2.2	2.9	100	6.0	600	12	420	40
中	770	10	14	1.4	1.4	2.2	2.9	115	6.0	600	12	420	40
晚	770	10	14	1.5	1.5	2.2	2.9	115	6.0	600	12	420	40

注：摘录自《中国居民膳食营养素参考摄入量》，2013 年。表中数值以每日计。

三、孕妇的食谱制备和调整原则

孕妇的食谱不仅要符合营养原则，还需要符合这个特殊生理时期进食能力的要求，这样才能保证营养补充的有效性。

由于不同孕期的营养需要不同，故孕妇食物量需要随孕期变化而有所不同；另外，随孕程进展，孕妇各器官系统的功能也在发生变化，对其进食能力具有一定的影响，因此需要对其进食方式、餐次等做出相应调整。

1. 孕早期

孕早期胚胎生长速度较缓慢，所需营养与孕前没有太大差别。值得注意的是，早孕反应对营养素摄入有影响，特别注意以下几点：

① 清淡可口，少食多餐。
② 保证充足的碳水化合物摄入。
③ 多摄入富含叶酸的食物或补充叶酸；多吃富含铁的食物。
④ 保证用加碘食盐，适当增加海带等海产食物。
⑤ 禁烟、酒。按照孕妇的喜好，选择容易消化的食物以减少呕吐，增加进食量。

2. 孕中晚期

① 怀孕中晚期，胎儿体内组织、器官迅速增长，脑细胞分裂增殖加快，骨骼开始钙化，同时孕妇子宫增大、乳腺发育增快，对蛋白质、能量以及维生素和矿物质的需要明显增加。要注意补充长链多不饱和脂肪酸，如花生四烯酸（ARA）、二十二碳六烯酸（DHA）、二十

碳五烯酸（EPA）为脑细胞生长和发育所必需，也可由鱼类、蛋类等食物直接提供。保证充足的能量是最关键的维持体重适宜增长的前提。

② 其次是铁的补充，如肝脏和血、肉类、鱼类。

③ 充足的蛋白质，如保证充足的鱼虾类、禽、蛋、瘦肉和奶的供给。

④ 注意增加奶类摄入。

⑤ 适量身体活动，并禁烟、酒。

3. 体重增长期

孕妇的体重是反映孕妇营养的重要标志。孕中后期，孕妇的食谱安排应突出食物的丰富多样，提高其营养复合度，特别是维生素、微量元素和矿物质的摄入应得到充分的保证。能量摄入以保持体重合理增长为宜，避免高能量、高脂肪、高糖的膳食模式，有助于减少妊娠期高血压、高脂血症、糖耐量异常及糖尿病的发生风险。孕期母亲体重又与胎儿出生体重密切相关，过重将增加难产的危险，过轻将容易产生低体重或小样儿。体重正常的妇女一般以增加12kg为宜，孕中开始平均增长400g/周。

四、计算机软件在食谱编制中的应用

应用计算机软件的优点是减少劳动和时间，使复杂的科学和繁杂计算变得简单、容易；缺点是过于依赖计算机数据库和标准参考系统，如有错误产生不容易察觉。特别是集体食堂用餐，数据在程序运行中，以人机对话的形式经计算机屏幕提示，作为质量控制需要一定的参数和设计保障。

膳食营养配餐的计算软件有多种，在普通计算机上安装，即可运行操作。

一般情况下，计算机软件主要包括随机数据库和计算编程部分。数据库包括食物库成分数据系统［如《中国食物成分表（标准版）》］中的1000多种常用食物的90余种营养素含量表，包括能量、常见营养素、各种氨基酸、胆固醇、脂肪酸等，还包括各种营养标准数据库如推荐膳食参考摄入量标准、膳食指南等。数据库的正确和全面是软件科学性保障的基础。计算编程部分主要体现在功能的多样和灵活方便方面。一般配餐软件至少应包括食物成分查询、数据输入、营养计算、食谱修改、食谱评价、打印等。

案例： 李某，孕妇，28岁，身高165cm，办公室工作，孕20周，体重70kg，孕前体重55kg，第一胎。请设计其营养需要和食谱。

（1）工作准备

① 记录笔、记录本、《中国居民膳食营养素参考摄入量》表（2013年）。

② 孕妇基本情况调查表，见表3-20。

表3-20 孕妇基本情况调查表

项 目		基本情况
姓名		李某
年龄		28岁
身高		165cm
体重		70kg
孕期	早 中 晚	20周
劳动强度		轻
妊娠前体重		55kg
产次		0
子女		有 无√

(2) 食谱编制

① 确定孕妇每天营养需要目标　根据孕妇年龄、体力活动水平、孕期查《中国居民膳食营养素参考摄入量》表确定孕妇每天的营养需要，见表 3-21。

表 3-21　孕妇能量和各种营养素 RNIs 和 AIs 数值

项　目	数　值	项　目	数　值
劳动强度	轻	锌 RNI/mg	9.5
妊娠阶段	孕中期	铁 RNI/mg	24
能量/kcal	1800＋300	维生素 A RNI/μg RAE	770
蛋白质 RNI/g	55＋15	维生素 D RNI/μg	10
脂肪供能占总能量百分比/%	20～30	维生素 B_1 RNI/mg	1.4
钙 RNI/mg	1000	维生素 B_2 RNI/mg	1.4
碘 RNI/μg	230	维生素 C RNI/mg	115

脂肪：能量（kcal）×脂肪占总能量百分比（20%～30%）÷脂肪的产能系数＝2100×25%÷9＝58.3（g）

碳水化合物：[能量(kcal)－蛋白质提供能量(kcal)－脂肪提供能量(kcal)]÷碳水化合物产能系数＝(2100－70×4－2100×25%)÷4＝323.8（g）

② 确定餐次及比例　孕妇可分为三餐三点制，早餐、早点占 25%～30%，午餐、午点和晚餐、晚点各占 30%～40%。

③ 确定主食和副食数量　分别挑选早、中、晚的主食和副食，考虑食物多样以及口味和经济因素。

④ 设计食谱　按照食谱设计原则进行食物分配，并做出具体食谱设计。

⑤ 食谱营养成分计算　对食谱营养成分进行计算，并按照表 3-22 和表 3-23 各项进行统计。

表 3-22　食谱提供的营养素量评价表

项目	能量/kcal	蛋白质 RNI/g	脂肪占总能量百分比/%	维生素 A RNI/μg RAE	维生素 B_1 RNI/mg	维生素 B_2 RNI/mg	维生素 C RNI/mg	钙 RNI/mg	铁 RNI/mg	锌 RNI/mg
摄入量										
目标量										
比例/%										

表 3-23　三餐餐次能量比及宏量营养素供能比

餐　别	提供能量/kcal	能量比例/%
早餐、早点		
午餐、午点		
晚餐、晚点		
合计		

餐别	能量/%	蛋白质		脂肪/%	碳水化合物/%
		%	g		
功能比	100				

⑥ 食谱差距核对　根据能量、各种营养素膳食参考摄入量及餐次比例，查找食谱提供的营养素与预定目标的差别。相差在±10%可认为基本符合要求。

⑦ 食谱调整　根据上述差距，适当调整食物，以满足孕妇营养需要。

任务2　乳母食谱制定

从婴儿出生，母亲就要开始育婴。乳母对营养的需要，一是为泌乳提供物质基础和正常泌乳的条件；二是恢复或维持母体健康的需要。乳母配餐设计应注意的膳食制备和评价要点，包括乳母吃的食物应该尽量做到种类齐全，不要偏食；需要特别注意经常供给一些汤汁以利泌乳，如鸡、鸭、鱼、肉汤，或以豆类及其制品和蔬菜为原料制成的菜汤等；要摄入足够的新鲜蔬菜、水果和海藻类，以供给多种维生素，并且这些食物还具有通便或预防便秘的作用；少食盐，不食用刺激性大的食品（如某些香辛料）及污染食品；若母亲吸烟、饮酒、喝咖啡或长期服用某些药物，这些都可通过乳汁影响婴儿的健康生长，特别需要加以注意。

一、乳母营养状况对乳汁分泌的影响

哺乳期间乳母的营养一是要保证母亲自身的营养需要，同时还要考虑为哺乳宝宝所需的乳汁质量的需要。乳汁分泌是一个十分复杂的神经内分泌调节过程。除精神方面的刺激对乳汁分泌质量的影响外，乳母的饮食、营养状况也是影响乳汁分泌质量的重要因素。乳母营养不良将会影响乳汁的分泌量和泌乳期的长短。一般营养较差的乳母，在产后前6个月每日泌乳量为500～700mL，后6个月每日为400～600mL；当乳母能量摄入很低时，可使泌乳量减少到正常的40%～50%；严重营养不良的乳母，泌乳量可降至每日100～200mL；长期营养不良的乳母，甚至可能完全终止泌乳。

乳母的营养状况对乳汁中的营养成分有一定的影响，特别是当营养素的摄入量变动范围较大时影响更明显。表3-24中列出了哺乳期母体微量营养素缺乏和补充对母乳和婴儿微量营养素营养状况的影响。

表3-24　哺乳期母体微量营养素缺乏和补充对母乳和婴儿微量营养素营养状况的影响

营养素	正常母乳浓度	母体缺乏对乳含量的影响	母体缺乏对婴儿的影响	母体补充对母乳含量的影响	母体补充对婴儿的影响
维生素A /(μg RAE/L)	500	↓至170～500	低血清视黄醇，耗竭	↑	大剂量补充后血清视黄醇↑和肝脏储备用于2～3个月
维生素D /(μg/L)	0.55	↓至0.25	依赖于UV暴露，佝偻病危险性↑	↑	如剂量>20IU/日，血清25-(OH)-D₃↑
维生素B_1 /(mg/L)	0.21	↓至0.11	维生素B_1缺乏症	↑至正常	婴儿维生素B_1缺乏症↓
维生素B_2 /(mg/L)	0.35	↓至0.2	EGRAC升高	↑	母亲和婴儿的EGRAC↓
维生素B_6 /(mg/L)	0.93	↓至0.9	神经问题	↑	神经问题↓
维生素B_{12} /(μg/L)	0.97	↓至<0.5	尿MMA↑,神经问题,发育迟缓	↑	MMA↓
叶酸 /(μg/L)	85	无变化	未知	↑	无,但母亲状况↑

续表

营养素	正常母乳浓度	母体缺乏对母乳含量的影响	母体缺乏对婴儿的影响	母体补充对母乳含量的影响	母体补充对婴儿的影响
维生素C/(mg/L)	40	↓至25	未知	↑(微)	未知
钙/(mg/L)	280	↓至215	骨矿物质↓	↑	无
铁/(mg/L)	0.3	无变化	无	无	无
锌/(mg/L)	1.2	无变化	无	无	无
铜/(mg/L)	0.25	无变化	无	无	无
碘/(μg/L)	110	无变化/轻度↓	不确定;妊娠期缺乏更为重要	↑	未知
硒/(μg/L)	20	↓至≤10	血浆和红细胞含量↓	↑	未知

二、乳母的营养需要

1. 能量和宏量营养素

产后1个月内，由于乳汁分泌每日约500mL，乳母的膳食能量适当供给即可。至3个月后每日泌乳量增加到750~850mL，对能量的需求增加。每升乳汁含能量为2900kJ（700kcal），机体转化乳汁的效率约为80%，约需3661kJ（875kcal）才能合成1L的乳汁。虽然孕期的脂肪储备可为泌乳提供约1/3的能量，但另外的2/3则需要由膳食提供。

中国营养学会2013年提出的乳母每日能量推荐摄入量在非孕成年妇女的基础上每日增加约2090kJ（500kcal）。母乳蛋白质平均含量为1.2g/100mL，正常情况下每日泌乳量约为750mL，中国营养学会建议乳母每日增加蛋白质20g，达到每日80g，其中1/2应为优质蛋白质。某些富含蛋白质的食品（如牛肉、鸡蛋、肝和肾等）有促进泌乳的作用。乳母脂肪推荐摄入量与成人相同，膳食脂肪供给占一日总能量的20%~30%。

2. 主要营养素

与孕妇对营养素的需求相同，钙、铁和维生素A对于乳母也是比较重要的营养素，它们提供的目的一是保证母体健康的需要，同时也可保证乳汁中含量的稳定及母体平衡。乳母膳食钙参考摄入量为1000mg/d，UL为2000mg/d。乳母膳食铁的适宜摄入量为24mg/d，UL为42mg/d；由于维生素A可以通过乳腺进入乳汁，乳母膳食维生素A的摄入量可以影响乳汁中维生素A的含量。乳母维生素A的膳食推荐摄入量为1300μg RAE/d，UL为3000μg RAE/d。其他数值参考《中国居民膳食营养素参考摄入量》表。

3. 乳母的膳食指南

在中国营养学会发布的《中国居民膳食指南2016》中，对于乳母的膳食有特别的推荐，主要为：

① 增加富含优质蛋白质及维生素A的动物性食物和海产品，选用碘盐。
② 产褥期食物多样不过量，重视整个哺乳期营养。
③ 愉悦心情，充足睡眠，促进乳汁分泌。
④ 坚持哺乳，适度运动，逐步恢复适宜体重。
⑤ 忌烟酒，避免浓茶和咖啡。

乳母每天分泌600~800mL的乳汁来喂养孩子，当营养供应不足时，即会破坏本身的组织来满足婴儿对乳汁的需要。所以，为了保护母亲和分泌乳汁的需要，必须供给乳母充足的营养。

乳母在妊娠期所增长的体重中约有4kg为脂肪，这些孕期储存的脂肪可在哺乳期被消耗以供能。以哺乳期为6个月计算，则每日由储存脂肪提供的能量为200kcal。母乳的钙含量比较稳定，乳母每日通过乳汁分泌的钙近300mg。当膳食摄入钙不足时，为了维持乳汁中钙含量的恒定，就要动用母体骨骼中的钙，所以乳母应增加钙的摄入量。钙的最好来源为牛奶，建议每日饮奶至少500mL，以补充约500mg的优质钙。此外，还要注意补充维生素D（多晒太阳或服用鱼肝油等），以促进钙的吸收与利用。乳母应多吃些动物性食物和大豆制品以供给优质蛋白质，同时应多吃些水产品，海鱼脂肪富含二十二碳六烯酸（DHA）和二十碳五烯酸（EPA），牡蛎富含锌，海带、紫菜富含碘，乳母多吃些海产品对婴儿的生长发育有益。鸡汤、鱼汤、猪蹄汤等可增加乳汁分泌。

三、食谱编制

案例：王某，27岁，乳母，身高163cm，体重76kg，产后第2个月，母乳喂养，每天泌乳量为750mL，请设计和指导其膳食营养需要和食谱安排。

1. 工作准备

① 记录笔、记录本、《中国居民膳食营养素参考摄入量》表（2013年）。

② 乳母基本情况调查表，见表3-25。

表3-25 乳母基本情况调查表

项　　目	基本情况	项　　目	基本情况
姓名	王某	劳动强度	轻
年龄	27岁	是否母乳喂养	是√　否
身高	163cm	婴儿年龄	2个月
体重	76kg	每日泌乳量	750mL

2. 食谱制定

① 确定乳母每天营养需要目标　根据乳母年龄、体力活动水平，查《中国居民膳食营养素参考摄入量》表确定乳母每天的营养需要，见表3-26。

表3-26 乳母能量和各种营养素RNIs和AIs数值

项　　目	数　　值	项　　目	数　　值
劳动强度	轻	锌 RNI/mg	12
能量/kcal	1800+500	维生素A RNI/μg RE	1300
蛋白质 RNI/g	55+25	维生素D RNI/μg	10
脂肪占总能量百分比/%	20~30	维生素B_1 RNI/mg	1.5
钙 RNI/mg	1000	维生素B_2 RNI/mg	1.5
碘 RNI/μg	240	维生素C RNI/mg	150
铁 RNI/mg	24		

脂肪＝能量(kcal)×脂肪占总能量百分比(20%~30%)÷脂肪的产能系数＝2300×

25%÷9＝63.9（g）

碳水化合物＝［能量(kcal)－蛋白质提供能量(kcal)－脂肪提供能(kcal)］÷碳水化合物产能系数＝(2300－80×4－2300×25%)÷4＝351.3（g）

② 确定餐次比　乳母一般不应少于五餐，常为三餐三点制，早餐、早点占25%～30%，午餐、午点占40%，晚餐、晚点占30%～35%。

③ 确定主食和副食数量　分别挑选早、午、晚的主食和副食，考虑食物多样、口味和经济因素，以及适当增加汤类。

④ 设计食谱　按照食谱设计原则进行食物分配，并做出具体食谱设计。

⑤ 食谱营养成分计算　对食谱营养成分进行计算，结果填入表3-27和表3-28。

表3-27　食谱提供的营养素量评价表

项目	能量/kcal	蛋白质 RNI/g	脂肪占总能量百分比/%	维生素A RNI/μg RAE	维生素B_1 RNI/mg	维生素B_2 RNI/mg	维生素C RNI/mg	钙 RNI/mg	铁 RNI/mg	锌 RNI/mg
摄入量										
目标量										
比例/%										

表3-28　三餐餐次能量比和宏量营养素供能比

餐别	能量/kcal	蛋白质/g	脂肪/g	碳水化合物/g
早餐、早点				
午餐、午点				
晚餐、晚点				
合计				

餐别	能量/%	蛋白质/%	脂肪/%	碳水化合物/%
早餐、早点				
午餐、午点				
晚餐、晚点				
供能比	100			

⑥ 食谱差距核对　根据能量、各种营养素膳食参考摄入量及餐次比例，查找食谱提供的营养素与预定目标的差别。达到RNI或低于UL，可认为符合要求，否则需增加或更换食物的种类和数量。

⑦ 食谱调整　根据计算比对，判断产能营养素（蛋白质、脂肪、碳水化合物）供能与膳食目标是否接近，餐次比是否合理。如果某营养素供应高于或低于推荐摄入量的10%，则要进行调整，并达到目标量，如差距过大可适当补充生物制剂。

子情境8　疾病人群食谱编制

任务1　糖尿病人群食谱编制

正常人在饮食以后，随着血糖升高，胰岛素分泌也增多，从而使血糖下降并维持在正常范围，因此不会发生糖尿病。而糖尿病患者，由于胰岛功能减退，胰岛素分泌绝对或相对不足，胰岛素不能在饮食后随血糖升高而增加，不能起到有效的降血糖作用，于是血糖就超过正常范围。糖尿病的诊断标准参见表3-29。此时，若再像正常人那样饮食，不进行饮食控制，甚至过度饮食，就会使血糖升得过高，并且会对本来就分泌不足的胰岛组织产生不利影响，使胰岛功能更加减退，胰岛素的分泌更加减少，从而使病情进一步加重。所以，对糖尿病患者要合理地进行饮食控制。

饮食疗法是各型糖尿病的治疗基础，是糖尿病最根本的治疗方法之一，必须严格遵守。

表3-29 糖尿病的诊断标准

指　标	静脉血浆葡萄糖水平 /[mmol/L(mg/dL)]
糖尿病症状（典型症状包括多饮、多尿和不明原因的体重下降）加下列症状：	
①随机血糖（指不考虑上次用餐时间，一天中任意时间的血糖）	≥11.1(200)
或	
②空腹血糖（空腹状态指至少8小时没有进食热量）	≥7.0(126)
或	
③葡萄糖负荷后2小时血糖	≥11.1(200)

注：引自《Ⅱ型糖尿病防治指南2007》。

一、饮食治疗的目的

① 减轻胰岛负担，使血糖、血脂达到或接近正常值，并防止或延缓心血管等并发症的发生与发展。

② 维持健康，能正常生长发育和进行各种正常的活动。

③ 维持正常的体重。

二、饮食疗法应用要点

（1）饮食治疗是治疗糖尿病的基础疗法，是一切治疗方法的前提，适用于各型糖尿病病人　轻型病例以食疗为主即可收到好的效果，中、重型病人，也必须在饮食疗法的基础上，合理应用体疗和药物疗法。只有饮食控制得好，口服降糖药或胰岛素才能发挥疗效。否则，一味依赖所谓新药、良药而忽略食疗，临床很难取得好的效果。

（2）饮食疗法应根据病情随时调整、灵活掌握　消瘦病人可适当放宽，保证总热量。肥胖病人必须严格控制饮食，以低热量脂肪饮食为主，减轻体重。对于用胰岛素治疗者，应注意酌情在上午9～10点、下午3～4点或睡前加餐，防止发生低血糖。体力劳动或活动多时也应注意适当增加主食或加餐。

（3）饮食疗法应科学合理，不可太过与不及　既不能主观随意，也不能限制过严，一点碳水化合物也不敢吃反而加重病情，甚至出现酮症。应根据自己的病情、体重、身高，严格进行计算，在控制总热量的前提下科学地、合理地安排饮食，达到既满足人体最低需要，又能控制总热量的目的。蛋白质供能占总能量的10%～20%或为1.0g/kg体重，其中优质蛋白占40%～50%；脂肪供能占总能量的20%～30%。

（4）科学地安排主食与副食，不可只注意主食而轻视副食　虽然主食是血糖的主要来源，应予以控制，但是副食中的蛋白质、脂肪进入体内同样有一部分也可变成血糖，成为血糖的来源。因此，除合理控制主食外，副食也应合理搭配，否则同样不能取得预期效果。

(5) 选择好适宜糖尿病病人的食物　对糖尿病的控制也是非常重要的，应注意以下几点。

① 注意选择食物　不宜吃的食物有：一是易于使血糖迅速升高的食物，如白糖等糖类及其制品、水果罐头、汽水等含糖量高的饮料、甜点等；二是易使血脂升高的食物，如动物油脂、肥肉、富含胆固醇的食物。另外还有不宜饮酒，因为酒中所含的酒精不含其他营养素，只供热能，每克酒精产热约7kcal，长期饮用对肝脏不利，而且易引起血清甘油三酯的升高。

② 适宜吃的食物　主要是可延缓血糖、血脂升高的食物。如大豆及其制品，这类食品除富含蛋白质、无机盐、维生素之外，在豆油中还含有较多的不饱和脂肪酸，既能降低血胆固醇，又能降低血甘油三酯，所含的谷固醇也有降脂作用；粗杂粮，如莜麦面、荞麦面、热麦片、玉米面含多种微量元素、B族维生素和膳食纤维，实验证明，它们有延缓血糖快速升高的作用。

(6) 糖尿病病人应少吃水果　水果中含有较多的葡萄糖、蔗糖等碳水化合物，对它们消化吸收的速度快，可迅速导致血糖升高，这对糖尿病病人不利。吃水果时，一般认为在两餐之间（血糖下降时）少量食用较为合适。

(7) 糖尿病病人还应限制饮食中胆固醇的含量　因糖尿病病人病情控制不好时，易使血清胆固醇升高，造成糖尿病血管并发症等。

三、饮食控制原则

① 少吃多餐。既保证了热量和营养的供给，又可避免餐后血糖高峰。餐次比为（1/5，2/5，2/5）或（1/3，1/3，1/3）或（25%，40%，35%）。

② 碳水化合物食物要按规定吃，不能少吃，也不能多吃。碳水化合物供能占总能量的50%~65%。

③ 以淀粉为主要成分的蔬菜应算在主食的量中，这些蔬菜为马铃薯、白薯、藕、山药、菱角、芋头、百合、荸荠等。

④ 除黄豆以外的豆类，如红小豆、绿豆、蚕豆、芸豆、豌豆，它们的主要成分也是淀粉，所以也要算作主食的量。

⑤ 多吃含膳食纤维的食物，35g/d。

⑥ 选择血糖生成指数（GI）低的食物。

⑦ 多食用植物油，少用动物油，最好戒烟、戒酒。

⑧ 糖尿病病人千万不要限制喝水。

⑨ 运动，每次30min，建议每周至少3~4次。

糖尿病病人一日配餐设计步骤与成人相同（具体配餐设计略），在进行具体食物设计时要注意上述事项，尤其是三餐混合膳食的血糖生成指数。

案例：王某，男，45岁，教师，下面是一位公共营养师为糖尿病患者开出的营养早餐：1杯牛奶（100g）、1片吐司面包（30g）、盐水花生（50g）。请你结合早餐的血糖生成指数、血糖负荷，对该餐做出评价。

(1) 评价目标

① 评价能量摄入是否符合人体需要；

② 混合膳食的血糖生成指数及血糖负荷是否满足要求。

本例中只评价血糖生成指数及血糖负荷是否满足要求。

（2）步骤

① 计算各种食物中的碳水化合物含量、混合膳食中总碳水化合物含量，见表 3-30。

表 3-30　食物营养成分及 GI 值表

食物名称	食部/%	碳水化合物含量/(g/100g)	GI
牛奶	100	3.4	27.6
吐司面包	100	58.6	69
花生仁	100	21.7	14
西瓜	56	5.8	72
国光苹果	78	13.3	36

② 计算不同食物碳水化合物含量占混合膳食总碳水化合物的权重，见表 3-31。

表 3-31　早餐食物及所占权重表

食物名称	食部/%	碳水化合物含量/(g/100g)	GI	进食量/g	膳食中碳水化合物质量/g	权重/%	加权GI	GL
牛奶	100	3.4	27.6	100	3.4	10.8	2.98	
吐司面包	100	58.6	69	30	17.58	55.7	38.43	
花生仁	100	21.7	14	50	10.58	33.5	4.69	
合计					31.56	100	46.10	14.55

③ 混合膳食中不同食物碳水化合物的权重乘以食物的血糖生成指数之和即为混合膳食的血糖生成指数。

④ 混合膳食血糖负荷（GL）＝混合膳食血糖生成指数（GI）×混合膳食中实际可利用碳水化合物含量（g）÷100。

结果评价：该早餐 GI 值为 46.10＜55，为低 GI 膳食；血糖负荷 GL 为 14.55，在 11～19 之间，属于中等 GL 膳食，比较适合糖尿病患者。

任务 2　痛风病人食谱编制

一、食谱编制原则

① 控制总能量：肥胖者减肥，保持理想的体重。

② 限制蛋白质的摄入（实际是为了限制嘌呤），蛋白质供能占总能量的 10%～20%，含高蛋白的肉类，尤其是内脏和海鲜，因含有大量嘌呤，要减少摄入，但牛奶（酸奶不可以）和鸡蛋是例外，嘌呤含量几乎为 0，可正常食用。

③ 脂肪供能比为 20%～30%；碳水化合物供能比为 50%～65%。

④ 多吃蔬菜水果等碱性食物，必要时补碱（如苏打水或苏打片）。

⑤ 忌酒。

⑥ 多饮水及多吃利尿食物，如西瓜等，促进尿酸排出。

⑦ 注意烹调的方法，肉类可采用炖的形式，不要食用肉汤（含大量嘌呤）。

二、食物中的嘌呤含量

① 含量很高的：海鲜和内脏、菌藻类（如木耳、蘑菇、海带、紫菜等）、发酵类食物（如啤酒、酸奶、馒头、面包、豆腐乳等）。
② 含量比较高的：鱼、肉类、豆类。
③ 含量比较低的：蔬菜和水果。
④ 含量很少的：牛奶、鸡蛋、糖。

三、食谱编制

案例：李某，男，公司领导，40岁，身高172cm，体重80kg。请为他编制一日食谱。

(1) 工作准备　准备记录笔、记录本、《中国居民膳食营养素参考摄入量》表（2013年）。
(2) 食谱制定
① 确定李某能量需要目标
标准体重＝172－105＝67（kg）
BMI＝$80/1.72^2$＝27.04，查表可知超重。
李某一日所需总能量＝标准体重×能量系数＝67×30＝2010（kcal）。
② 确定餐次及比例　李某为成人，餐次同正常人，餐次比为早餐、午餐、晚餐各占30％、40％、30％。
三大营养素占总能量比例：蛋白质占14％，脂肪占25％，碳水化合物占61％。
蛋白质需要量：2010×14％÷4＝70.4（g）
脂肪需要量：2010×25％÷9＝55.8（g）
碳水化合物需要量：2010×61％÷4＝306.5（g）
根据三餐餐次比，每餐需要产能营养素的量如表3-32所示。

表3-32　产能营养素三餐分配表

餐　　次	蛋白质/g	脂肪/g	碳水化合物/g
早餐	21.1	16.7	92
午餐	28.2	22.4	122.5
晚餐	21.1	16.7	92

③ 确定主食和副食数量　分别挑选早餐、中餐、晚餐的主食和副食，考虑食物多样、口味和经济因素，以及适当增加汤类。
④ 设计食谱
早餐
200g牛奶，提供蛋白质6g（200×3.0％），脂肪6.4g（200×3.2％），碳水化合物6.8g（200×3.4％）。
剩余碳水化合物全部由馒头提供。
馒头（富强粉）：（92－200×3.4％）÷50.9％＝167.4（g），提供蛋白质11.9g（167.4×7.1％），脂肪2.2g（167.4×1.3％）。
剩余蛋白质为：21.1－6－11.9＝3.2（g），全部由鸡蛋提供。
鸡蛋需要量：3.2÷13.3％＝24.1（g），提供脂肪2.1g（24.1×8.8％）。
剩余脂肪：16.7－6.4－2.2－2.1＝6.0（g）
植物油：6.0÷99.9％≈6.0（g）

午餐

碳水化合物由稻米和小米各提供50%。

稻米：122.5×50%÷77.2%=79.3（g），提供蛋白质6.3g（79.3×7.9%）、脂肪0.7g（79.3×0.9%）。

小米：122.5×50%÷75.1%=81.6（g），提供蛋白质7.3g（81.6×9.0%）、脂肪2.5g（81.6×3.1%）。

剩余蛋白质为：28.2－6.3－7.3=14.6（g），由猪肉和鸡肉提供。

猪肉（后肘）：14.6×50%÷17%=42.9（g），提供脂肪12.0g（42.9×28%）。

鸡肉：14.6×50%÷19.3%=37.8（g），提供脂肪3.6g（37.8×9.4%）。

剩余脂肪：22.4－0.7－2.5－12.0－3.6=3.6（g）

植物油：3.6÷99.9%≈3.6（g）

晚餐

碳水化合物由小麦粉（代表值）提供70%，由黑米提供30%。

小麦粉：92×70%÷74.1%=86.9（g），提供蛋白质10.8g（86.9×12.4%）、脂肪1.5g（86.9×1.7%）。

黑米：92×30%÷72.2%=38.2（g），提供蛋白质3.6g（38.2×9.4%）、脂肪0.96g（38.2×2.5%）。

剩余蛋白质为：21.1－10.8－3.6=6.7（g），由鸭肉提供。

鸭肉：6.7÷15.5%=43.2（g），提供脂肪8.5g（43.2×19.7%）。

剩余脂肪：16.7－1.5－0.96－8.5=5.7（g）

植物油：5.7÷99.9%≈5.7（g）

具体食谱见表3-33。

表3-33 痛风病人一日食谱（按可食部计）

餐　　次	食物名称	原料及质量
早餐	馒头	（富强粉）167.4g
	番茄炒鸡蛋	鸡蛋24.1g
		番茄80g
		色拉油5.0g
	拌黄瓜	黄瓜70g
		芝麻油1.0g
	牛奶	牛奶200g
	哈密瓜	哈密瓜100g
午餐	二米饭	稻米79.3g
		小米81.6g
	小鸡炖土豆	鸡肉37.8g
		土豆50g
		胡萝卜10g
		花生油2.0g
	猪肉炖白菜	猪肉42.9g
		白菜100g
		芝麻油1.6g
	苹果	苹果80g

续表

餐次	食物名称	原料及质量
晚餐	黑米粥	黑米 38.2g
	馒头	小麦粉 86.9g
	鸭肉炖萝卜	鸭肉 43.2g
		胡萝卜 10g
		花生油 4.7g
	拌鲜菜	生菜 40g
		苦苣 40g
		香菜 40g
		芝麻油 1.0g

⑤ 食谱营养成分计算　对食谱营养成分进行计算。

⑥ 食谱差距核对　根据能量、各种营养素膳食参考摄入量及餐次比例，查找食谱提供的营养素与预定目标的差别。达到 RNI 或低于 UL，可认为符合要求，否则需增加或更换食物的种类和数量。

⑦ 食谱调整。

任务3　高脂血症病人食谱编制

一、高血脂饮食注意事项

（1）多饮水　血液浓缩、血液黏度增高，流速减慢，促使血小板在局部沉积，易形成血栓。多饮水有利于冲淡血液，缓解血液黏稠的程度，保持体内血液循环顺畅。

（2）吃大量的蔬菜和水果　如大蒜、洋葱、黄瓜、香菇、生姜、藻类、茄子、胡萝卜、芹菜、韭菜、山楂、苹果、梨、猕猴桃、柑橘等。新鲜蔬菜与水果除含有大量水分外，还含有丰富的维生素C及膳食纤维。维生素C具有降血脂的作用，膳食纤维在肠道可以阻止胆固醇的吸收，有利于降低血液黏稠度。

（3）多吃粗粮　如燕麦、玉米、荞麦等。

（4）多吃大豆制品　大豆含有丰富的卵磷脂，有利于脂类透过血管壁为组织所利用，可使血液中的胆固醇下降，改善血液的黏稠度，避免胆固醇在血管内沉着，有利于防治高黏度血症及高脂血症。

（5）限制钠盐的摄入，饮食应以清淡为宜　每天吃盐应在5g以下。吃盐过多，会使血管硬化和血压升高。

（6）少吃动物脂肪　动物脂肪胆固醇含量高，可加速动脉硬化。食用油每日摄入量不超过15g，待血脂恢复正常后每日不超过25g。

（7）少食甜食　甜食含糖量高，可在体内转化成脂肪，容易促进肥胖和动脉硬化。

（8）戒烟忌酒　有烟酒嗜好的患者，会因吸烟、饮酒过多引起心肌梗死、脑卒中（脑中风）等。

（9）坚持锻炼身体　散步、慢跑、打太极拳、打羽毛球、爬山、游泳等，可以促进血液循环，有利于体内脂类的代谢。

二、高脂血症病人食谱编制

案例：刘某，男，厨师，体重 75kg，身高 170cm，高脂血症病人。请给出一日食谱设计方案。

（1）工作准备　准备记录笔、记录本、《中国居民膳食营养素参考摄入量》表（2013 年）。

（2）食谱制定

① 计算体质指数（BMI）

标准体重＝170－105＝65（kg）

BMI（体质指数）＝$75/1.7^2$＝25.95

24.0≤25.95＜28.0，查表可知为超重。

② 计算能量需求　厨师为中等体力活动水平，标准体重能量系数为 35kcal/kg。

总能量＝标准体重×标准体重能量需要量（kcal/kg）
＝65×35＝2275（kcal）

③ 确定餐次比　为 30%：40%：30%。

④ 确定产能营养素供能比，一般为蛋白质 10%～20%，常为 15%，脂肪 20%～30%，碳水化合物 50%～65%。由于刘某为超重，故脂肪供能比为 25%、碳水化合物供能比为 60%。

蛋白质需要量为：2275×15%÷4＝85.3（g）

脂肪需要量为：2275×25%÷9＝63.2（g）

碳水化合物需要量为：2275×60%÷4＝341.3（g）

⑤ 根据三餐餐次比分配产能营养素供应量

早餐、晚餐

蛋白质：85.3×30%＝25.6（g）

脂肪：63.2×30%＝19.0（g）

碳水化合物：341.3×30%＝102.4（g）

午餐

蛋白质：85.3－25.6×2＝34.1（g）

脂肪：63.2－19.0×2＝25.2（g）

碳水化合物：341.3－102.4×2＝136.5（g）

⑥ 具体配餐计划　根据上述注意事项及成人配餐案例，学生自行设计。

⑦ 食谱营养成分计算　对食谱营养成分进行计算，尤其是食用油使用量。

⑧ 食谱调整　根据计算比对，调整食谱。具体食谱编制可参见表 3-34。

表 3-34　一日参考食谱（按可食部计）

餐　次	食物名称	原料名称及质量
早餐	粥	燕麦 46.7g，小米 16g
	玉米饼	玉米 71.9g
	牛奶（酸）	酸牛奶 150mL
	凉拌海带	海带 100g，大蒜 5g，胡萝卜 1.5g，芝麻油 1.5g
	鸡丁黄瓜	鸡丁 36.2g，黄瓜 100g，花生油 2g
	水果	苹果 100g，梨 50g

续表

餐　　次	食物名称	原料名称及质量
中餐	米饭	大米 94.8g
	馒头	面粉 167g
	尖椒豆腐丝	尖椒 80g,豆腐丝 41.6g,大豆油 2.5g
	清炖草鱼	草鱼 40.5g,姜片 5g,花生油 2.5g
	香菇油菜	香菇 100g,油菜 100g,油 2.2g
	水果	山楂 50g,柑橘 100g
晚餐	牛奶	牛奶 150g
	粥	荞麦 43.5g,薏米 29.7g
	花卷	面粉 116g
	猪腿肉炒洋葱	猪腿肉 34g,洋葱 100g,花生油 1.5g
	紫菜汤	木耳 50g,紫菜 10g,番茄 30g,胡萝卜丝 10g,黄瓜 20g,芝麻油 1.6g
	水果	猕猴桃 100g

任务 4　高血压病人食谱编制

一、高血压饮食原则

高血压病人的饮食治疗,是以减少钠盐、减少膳食脂肪并补充适量优质蛋白,注意补充钙和钾,多吃蔬菜和水果、戒烟戒酒、科学饮水为原则。

1. 饮食宜清淡

提倡素食为主,素食方式可使高血压患者血压降低。因此,高血压患者饮食宜清淡,宜高维生素、高纤维素、高钙、低脂肪、低胆固醇饮食。总脂肪小于总热量的 30%,蛋白质占总热量的 15% 左右。提倡多吃粗粮、杂粮、新鲜蔬菜、水果等食物,提倡食用植物油,少吃猪油、油腻食品及白糖、辛辣食品、浓茶、咖啡等。

2. 降低食盐量

吃钠盐过多是高血压的致病因素,而控制钠盐摄入量有利于降低和稳定血压。临床试验表明,对高血压病人每日食盐量控制在 4g 以内。

3. 戒烟、戒酒

烟、酒是高血压病的危险因素,嗜烟、酒有增加高血压并发心、脑血管病的可能,酒还能降低病人对抗高血压药物的反应性。因此对高血压病人要求戒烟戒酒,戒酒有困难的人也应限制饮酒。

4. 饮食有节

做到一日三餐饮食定时定量,不可过饥、过饱,不暴饮、暴食。

5. 科学饮水

水的硬度与高血压的发生有密切的联系。研究表明,硬水中含有较多的钙、镁离子,它们是参与血管平滑肌细胞舒缩功能的重要调节物质,如果缺乏,易使血管发生痉挛,最终导致血压升高,因此对于高血压患者,要尽量饮用硬水,如泉水、深井水、天然矿泉水等。

二、常见降压食物

有些食物益于降压,易于购买,包括以下几类。

1. 叶菜类

芹菜、茼蒿、苋菜、韭菜、黄花菜、荠菜、菠菜等。

2. 根茎类

茭白、芦笋、萝卜、胡萝卜、荸荠（马蹄）等。

3. 瓜果、水果类

西瓜、冬瓜、番茄（西红柿）、山楂、柠檬、香蕉、红枣、桑葚等。

4. 花、种子、坚果类

菊花、罗布麻、芝麻、豌豆、蚕豆、绿豆、玉米、荞麦、花生、西瓜子、核桃、向日葵子、莲子心等。

5. 水产类

海带、紫菜、海蜇、海参、海藻、牡蛎、鲍鱼、虾皮、银鱼等。

6. 动物类及其他

牛奶（脱脂）、猪胆、牛黄、蜂蜜、食醋、豆制品、黑木耳、白木耳、香菇等。

作业：李某，男，40岁，经理，身高174cm，体重70kg，高血压。请编制一日食谱。

子情境9 食堂一周食谱编制（交换份法）

生活中，食堂营养师、餐厅营养师比例很高，在进行具体配餐设计时，以个体单独计算存在操作上的不可能性，同时，按照上述方法分配食物也存在计算的复杂性，尤其是一周或更长时间的配餐设计。因此，食物交换份法成为食堂等的首选配餐方法。

食物交换份法便于对食物进行换算，可为糖尿病患者、低血糖患者、集体用餐人群等提供方便、快捷的计算模式，且易被非医务人员掌握并使用，广泛应用于临床营养、公共营养、社区营养中。

食物交换份法首先将日常食物按营养特点分类。按每一类食品中选择一种食用最为广泛的食物，按该食物的习惯用量设定为1份，并粗略计算1份该食物所含能量及蛋白质、脂肪、碳水化合物含量，然后以此为参照，计算出提供相同能量/产能营养素时同类食品中每种食物的摄入量，即等价值营养成分的使用量，依此类推，计算出每一类食物中等值营养成分的使用量。

食物交换份法一般将食物分成五大类和多个食物组，在每组食物中，选择消费频率高或消费量大、对营养素贡献权重大的作为该类食物中的代表性食物。

例如谷类食物，选择馒头、米饭作为代表性食物，其分量值是以等同能量（700～750kJ或160～180kcal）来确定，相当于面粉、大米50～60g为"一份"。对于蔬菜、水果、坚果等食物，由于种类多，则按照嫩叶茎类、富含碳水化合物或能量值等原则来划分类别，常见代表性食物（11种）的分量结果见表3-35。

表3-35 常见食物的标准分量（以可食部计）

食物类别	分量/(g/份)	能量/kcal	备注
谷类	50～60	160～180	面粉50g=70～80g馒头 大米50g=100～120g米饭
薯类	80～100	80～90	红薯80g=马铃薯100g （能量相当于0.5份谷类）
蔬菜类	100	15～35	高淀粉类蔬菜,如甜菜、鲜豆类,应注意能量的不同,每份的用量应减少

续表

食物类别		分量/(g/份)	能量/kcal	备注
水果类		100	40~55	100g梨和苹果,相当于高糖水果如枣25g,柿子65g
畜禽肉类	瘦肉(脂肪含量<10%)	40~50	40~55	瘦肉的脂肪含量<10% 肥瘦肉的脂肪含量为10%~35% 肥肉、五花肉脂肪含量一般超过50%,应减少食用
	肥瘦肉(脂肪含量10%~35%)	20~25	40~55	
水产品类	鱼类	40~50	50~60	鱼类蛋白质含量为15%~20%、脂肪为1%~8%
	虾贝类		35~50	虾贝类蛋白质含量为5%~15%、脂肪为0.2%~2%
蛋类(含蛋白质7g)		40~50	65~80	一般鸡蛋50g,鹌鹑蛋10g,鸭蛋80g左右
大豆类(含蛋白质7g)		20~25	65~80	黄豆20g=北豆腐60g=南豆腐110g=内酯豆腐120g=豆干45g=豆浆360~380mL
坚果类(含油脂5g)		10	40~55	淀粉类坚果相对能量低,如葵花籽仁10g=板栗25g=莲子20g (能量相当于0.5份油脂类)
乳制品	全脂(含蛋白质2.5%~3.0%)	200~250mL	110	200mL液态奶=20~25g奶酪=20~30g奶粉 全脂液态奶 脂肪含量约3% 脱脂液态奶 脂肪含量<0.5%
	脱脂(含蛋白质2.5%~3.0%)	200~250mL	55	
水		200~250mL	0	

注:1. 谷类按能量一致原则或40g碳水化合物进行代换。薯类按20g碳水化合物等量原则进行代换,能量相当于0.5份谷类。

2. 蛋类和大豆按7g蛋白质,乳类按5~6g蛋白质等量原则进行代换。脂肪不同时,能量有所不同。

3. 畜禽肉类、鱼虾类以能量为基础进行代换,参考脂肪含量区别。

4. 坚果类按5g脂肪等量原则进行代换,每份蛋白质含量大约2g。

确定食物量最简单的方法是应用表3-36或者表3-37,选择适宜的能量水平,按照不同组食物的量进行对应选择,其中食物建议量均为食物的可食部分的生重量。膳食指南建议的各组食物摄入量是一个平均值,每天膳食中应尽量包含五大类各种各样的食物。在一段时间内,比如1~2周,各类食物摄入量的平均值应当符合表3-36或者表3-37的建议量。

表3-36 不同身体活动水平的成年人食物份数　　　　　　　　　　单位:份/天

食物组	分量/(g/份)	轻度身体活动水平		中度身体活动水平		重度身体活动水平	
		男性	女性	男性	女性	男性	女性
谷类	50~60	5.5	4.5	7	5	8	6
薯类	80~85	1.0	0.5	1.5	1.0	1.5	1.5
蔬菜	100	4.5	4	5	4.5	6	5
水果	100	3	2	3.5	3	4	3.5
畜禽肉类	40~50	1.5	1	1.5	1	2	1.5
蛋类	40~50	1	1	1	1	1	1
水产类	40~50	1.5	1	1.5	1	2.5	1.5
大豆	20~25	1	0.5	1	0.5	1	1
坚果	10	1	1	1	1	1	1
乳品	200~250	1.5	1.5	1.5	1.5	1.5	1.5
食用油	10	2.5	2.5	2.5	2.5	3	2.5

表 3-37　不同能量需要水平的平衡膳食模式和食物量　　　　单位：g/(d·人)

食物种类	不同能量摄入水平/kcal										
	1000	1200	1400	1600	1800	2000	2200	2400	2600	2800	3000
谷类	85	100	150	200	225	250	275	300	350	375	400
全谷物及杂豆	适量			50~150							
薯类	适量			50~100					125	125	125
蔬菜	200	250	300	300	400	450	450	500	500	500	600
深色蔬菜				占所有蔬菜的二分之一							
水果	150	150	150	200	200	300	300	350	350	400	400
畜禽肉类	15	25	40	40	50	50	75	75	75	100	100
蛋类	20	25	25	40	40	50	50	50	50	50	50
水产类	15	20	40	40	50	50	75	75	75	100	125
乳制品	500	500	350	300	300	300	300	300	300	300	300
大豆	5	15	15	15	15	15	25	25	25	25	25
坚果	—	适量		10	10	10	10	10	10	10	10
烹调油	15~20	20~25		25	25	25	30	30	30	35	
食盐	<2	<3	<4	<6	<6	<6	<6	<6	<6	<6	<6

注：膳食宝塔的能量范围在 1600~2400kcal；薯类为鲜重。

同类食物可以互换，互换可以更好地增加主食和菜肴的丰富性。同类互换如以粮换粮、以豆换豆、以肉换鱼或蛋。例如大米可与面粉或杂粮互换，馒头可与相应量的面条、烙饼、面包等互换；大豆可与相当量的豆制品互换；原则上动物性食品可以互换，或者瘦肉可与等量的鸡、鸭、牛、羊、兔肉互换；鱼可与虾、蟹等水产品互换；牛奶可与羊奶、酸奶、奶粉或奶酪等互换。

食物小分量是保证食物多样化的良好措施，也可以根据烹调方法、形态、颜色、口感的多样进行变换。

 复习思考题

1. 体力活动水平的分级标准是什么？
2. 不同人群食谱配餐设计中产能营养素供能比一般各为多少？
3. 请说出不同人群的餐次比。
4. 不同人群能量需求确定方法有哪几种，如何确定？
5. 不同人群食谱编制的基本原则是什么？
6. 食谱编制的基本步骤是什么？
7. 食谱编制过程中如果出现奶及奶制品，是否计算其碳水化合物含量？
8. 食谱编制完成后，评价方式有哪几种？如何评价。
9. 简述食物交换份法的优点及其适用对象。
10. 你认为食谱编制过程能否优化？如何进行优化？

学习情境 4 营养教育

 学习目标

- ◆ 能够解读食品的营养标签。
- ◆ 能够制作食品的营养标签。
- ◆ 能够进行食品说明书的制作。
- ◆ 能够对疾病人群进行膳食指导。
- ◆ 知道营养缺乏症的概念。
- ◆ 掌握各种营养缺乏症发病病因、发病症状。
- ◆ 能够针对各种营养缺乏症给予膳食指导。
- ◆ 掌握营养咨询及教育的对象、主要内容,正确运用相关技巧。
- ◆ 掌握食品和饮料的选购要点和指导原则。
- ◆ 掌握应用膳食宝塔指南评估膳食的方法。
- ◆ 能够推算膳食纤维的摄入量充足与否并给出合理建议。
- ◆ 了解健康生活方式的准确信息,并给出评价和建议。
- ◆ 能够对体力活动与健康的常见问题给出建议。
- ◆ 能够撰写营养教育的科普文章。

子情境 1 营养标签解读

食品营养标签是显示食品组成成分、食品的特征和性能,向消费者传递食品营养信息的主要手段,是消费者直接获取营养知识、正确选择适合于自己营养需要的食品的最佳途径。食品营养标签也是促进规范化生产、防止伪劣食品、增加市场监督、促进食品正常贸易和公平竞争、促进产品向知性发展的有效手段。通过营养标签,消费者可以了解食品的营养特性,比较并根据自身需要选择食品,计算食用一定量食品对日营养素需要的贡献值,从而有利于平衡膳食,降低膳食相关疾病的发生危险。食品营养素含量也是食品营养质量和食品相关营养声称的基础。

一、食品营养标签的基本构成

营养标签是指食品标签上向消费者提供食品营养信息和特性的说明,包括营养成分表、营养声称和营养成分功能声称。营养标签是预包装食品标签的一部分。

1. 营养成分表

营养成分表是标有食品营养成分名称、含量和占营养素参考值（NRV）百分比的规范性表格。

(1) 营养成分标示及营养成分计算　营养成分标示是一个标准化的食品营养成分表，直接以数据形式显示某一食品中所含有的营养成分含量。营养成分标示项目可以涉及能量、蛋白质、脂肪（饱和脂肪酸、不饱和脂肪酸、多不饱和脂肪酸、单不饱和脂肪酸、反式脂肪酸）、胆固醇、碳水化合物、糖、膳食纤维（可溶性和不可溶性膳食纤维、单体成分）、维生素（维生素A、维生素D、维生素K、维生素E、维生素B_1、维生素B_2、维生素B_6、维生素B_{12}、维生素C、烟酸、叶酸、泛酸、生物素和胆碱等）、矿物质（钙、磷、钾、钠、镁、铁、锌、碘、铜、硒、氟、铬、锰和钼）等的含量。

原则上，营养成分的定义应与相应的分析方法相匹配，但实际上由于技术和认识上的不足，能量和某些营养素采用了计算或换算的方法，下面简要说明。

① 能量　能量指食品中的供能物质在人体代谢中产生的能量。计算公式和折算系数如下：

能量（kcal）＝4kcal/g×蛋白质（g）＋4kcal/g×碳水化合物（g）＋9kcal/g×脂肪（g）＋3kcal/g×有机酸（g）＋7kcal/g×乙醇（酒精）（g）＋2kcal/g×膳食纤维（g）

② 蛋白质　蛋白质是含氮的有机化合物，以氨基酸为基本单位组成。食品中蛋白质含量可通过"总氮量"乘以"氮折算系数"或食品中各氨基酸含量的总和来表示。

食品中蛋白质含量（g）＝总氮量（g）×6.25

③ 脂肪和脂肪酸　由于检测方法不同，脂肪可用粗脂肪（crude fat）或总脂肪（total fat）表示，在营养标签上均可标示为"脂肪"。

a. 粗脂肪　粗脂肪是指食品中的一大类不溶于水而溶于有机溶剂（乙醚或石油醚）的化合物的总称。除了甘油三酯外，还包括磷脂、固醇、色素等。

b. 总脂肪　食物中单个脂肪酸甘油酸酯的总和称为总脂肪。

④ 碳水化合物　食品中的碳水化合物是指单糖、寡糖、多糖的总称，是提供能量的重要营养素。食品中的碳水化合物可由减法或加法获得。

a. 减法　食品总质量为100，分别减去蛋白质、脂肪、水分和灰分的质量即是碳水化合物的量。该减法包含了膳食纤维成分，当计算能量时，应减去膳食纤维。

b. 加法　淀粉和糖的总和即为碳水化合物，仅适用于普通食物。

⑤ 膳食纤维　膳食纤维是植物的可食部分，不能被人体小肠消化吸收，对人体有健康意义，主要包括木质素、纤维素、半纤维素、果胶、菊粉等。膳食纤维或膳食纤维单体成分含量可通过 GB 5009.88—2014 规定的测定方法获得。

(2) 营养成分的表达方式　预包装食品中能量和营养成分的含量应以每100克（g）或每100毫升（mL）或每份食品可食部中的具体数值来标示。当用份标示时，应标明每份食品的量。份的大小可根据食品的特点或推荐量规定。营养成分表中强制标示和可选择性标示的营养成分的名称和顺序、标示单位、修约间隔、"0"界限值应符合表 4-1 的规定。当不标示某一营养成分时，依序上移。当标示 GB 14880 和卫生部公告中允许强化的除表 4-1 外的其他营养成分时，其排列顺序应位于表 4-1 所列营养素之后。能量和营养成分含量的允许误差范围见表 4-2。

表 4-1　能量和营养成分名称、顺序、表达单位、修约间隔和"0"界限值

能量和营养成分的名称和顺序	表达单位①	修约间隔	"0"界限值(每 100g 或 100mL)②
能量	千焦(kJ)	1	≤17kJ
蛋白质	克(g)	0.1	≤0.5g
脂肪	克(g)	0.1	≤0.5g
饱和脂肪(酸)	克(g)	0.1	≤0.1g
反式脂肪(酸)	克(g)	0.1	≤0.3g
单不饱和脂肪(酸)	克(g)	0.1	≤0.1g
多不饱和脂肪(酸)	克(g)	0.1	≤0.1g
胆固醇	毫克(mg)	1	≤5mg
碳水化合物	克(g)	0.1	≤0.5g
糖(乳糖③)	克(g)	0.1	≤0.5g
膳食纤维(或单体成分,或可溶性、不可溶性膳食纤维)	克(g)	0.1	≤0.5g
钠	毫克(mg)	1	≤5mg
维生素 A	微克视黄醇当量(μgRE)	1	≤8μgRE
维生素 D	微克(μg)	0.1	≤0.1μg
维生素 E	毫克 α-生育酚当量(mg α-TE)	0.01	≤0.28mg α-TE
维生素 K	微克(μg)	0.1	≤1.6μg
维生素 B_1(硫胺素)	毫克(mg)	0.01	≤0.03mg
维生素 B_2(核黄素)	毫克(mg)	0.01	≤0.03mg
维生素 B_6	毫克(mg)	0.01	≤0.03mg
维生素 B_{12}	微克(μg)	0.01	≤0.05μg
维生素 C(抗坏血酸)	毫克(mg)	0.1	≤2.0mg
烟酸(烟酰胺)	毫克(mg)	0.01	≤0.28mg
叶酸	微克(μg)或微克叶酸当量(μg DFE)	1	≤8μg
泛酸	毫克(mg)	0.01	≤0.10mg
生物素	微克(μg)	0.1	≤0.6μg
胆碱	毫克(mg)	0.1	≤9.0mg
磷	毫克(mg)	1	≤14mg
钾	毫克(mg)	1	≤20mg
镁	毫克(mg)	1	≤6mg
钙	毫克(mg)	1	≤8mg
铁	毫克(mg)	0.1	≤0.3mg
锌	毫克(mg)	0.01	≤0.30mg
碘	微克(μg)	0.1	≤3.0μg
硒	微克(μg)	0.1	≤1.0μg
铜	毫克(mg)	0.01	≤0.03mg
氟	毫克(mg)	0.01	≤0.02mg
锰	毫克(mg)	0.01	≤0.06mg

① 营养成分的表达单位可选择表格中的中文或英文,也可以两者都使用。
② 当某营养成分含量数值≤"0"界限值时,其含量应标示为"0";使用"份"的计量单位时,也要同时符合每 100g 或 100mL 的"0"界限值的规定。
③ 在乳及乳制品的营养标签中可直接标示乳糖。

表 4-2　能量和营养成分含量的允许误差范围

能量和营养成分	允许误差范围
食品的蛋白质，多不饱和及单不饱和脂肪（酸），碳水化合物、糖（仅限乳糖），总的、可溶性或不溶性膳食纤维及其单体，维生素（不包括维生素 D、维生素 A），矿物质（不包括钠），强化的其他营养成分	≥80%标示值
食品中的能量以及脂肪、饱和脂肪（酸），反式脂肪（酸），胆固醇、钠、糖（除外乳糖）	≤120%标示值
食品中的维生素 A 和维生素 D	80%～180%标示值

（3）食品标签营养素参考值（NRV）　营养素参考值（NRV）专用于食品营养标签，用于比较食品营养成分含量的参考值。使用营养声称和零数值的标示时，用作标准参考值。使用方式为营养成分含量占营养素参考值（NRV）的百分数；指定 NRV% 的修约间隔为 1，如 1%、5%、16% 等。营养成分含量占营养素参考值（NRV）的百分数计算公式如下：

$$NRV\% = \frac{X}{NRV} \times 100\%$$

式中　X——食品中某营养素的含量；

NRV——该营养素的营养素参考值。

规定的能量和 32 种营养成分参考数值如表 4-3 所示。

表 4-3　中国食品标签营养素参考值（NRV）

营养成分	NRV	营养成分	NRV	营养成分	NRV
能量①	8400kJ	维生素 B_2	1.4mg	钾	2000mg
蛋白质	60g	维生素 B_6	1.4mg	镁	300mg
脂肪	≤60g	维生素 B_{12}	2.4μg	铁	15mg
饱和脂肪酸	≤20g	维生素 C	100mg	锌	15mg
胆固醇	≤300mg	烟酸	14mg	碘	150μg
碳水化合物	300g	叶酸	400μgDFE	硒	50μg
膳食纤维	25g	泛酸	5mg	铜	1.5mg
维生素 A	800μgRE	生物素	30μg	氟	1mg
维生素 D	5μg	胆碱	450mg	锰	3mg
维生素 E	14mg α-TE	钙	800mg		
维生素 K	80μg	磷	700mg		
维生素 B_1	1.4mg	钠	2000mg		

① 能量相当于 2000kcal；蛋白质、脂肪、碳水化合物供能分别占总能量的 13%、27% 与 60%。

2. 营养声称

营养声称是对食品营养特性的描述和声明，如能量水平、蛋白质含量水平。应该说从某种意义上讲，食品的营养声称体现了产品的营养特点，同时它们满足了消费者对食品营养价值的知情权。营养声称包括含量声称和比较声称。

（1）营养素含量声称　营养素含量声称指描述食品中能量或营养成分含量水平的声称。声称用语包括"来源""含有""提供""高""富含""低""不含""无""零"等。能量和营养成分含量声称和比较声称的要求、条件和同义语见表 4-4、表 4-5。

表 4-4　能量和营养成分含量声称的要求和条件

项目	含量声称方式	含量要求①	限制性条件
能量	无能量	≤17kJ/100g(固体)或100mL(液体)	其中脂肪提供的能量≤总能量的50%
	低能量	≤170kJ/100g 固体 ≤80kJ/100mL 液体	
蛋白质	低蛋白质	来自蛋白质的能量≤总能量的5%	总能量指每100g/mL 或每份
	蛋白质来源,或含有蛋白质	每100g 的含量≥10%NRV 每100mL 的含量≥5%NRV 或者 每420kJ 的含量≥5%NRV	
	高,或富含蛋白质	每100g 的含量≥20%NRV 每100mL 的含量≥10%NRV 或者 每420kJ 的含量≥10%NRV	
脂肪	无或不含脂肪	≤0.5g/100g(固体)或100mL(液体)	
	低脂肪	≤3g/100g 固体；≤1.5g/100mL 液体	
	瘦	脂肪含量≤10%	仅指畜肉类和禽肉类
	脱脂	液态奶和酸奶:脂肪含量≤0.5%；乳粉:脂肪含量≤1.5%	仅指乳品类
	无或不含饱和脂肪	≤0.1g/100g(固体)或100mL(液体)	指饱和脂肪及反式脂肪的总和
	低饱和脂肪	≤1.5g/100g 固体； ≤0.75g/100mL 液体	1. 指饱和脂肪及反式脂肪的总和 2. 其提供的能量占食品总能量的10%以下
	无或不含反式脂肪酸	≤0.3g/100g(固体)或100mL(液体)	
胆固醇	无或不含胆固醇	≤5mg/100g(固体)或100mL(液体)	应同时符合低饱和脂肪的声称含量要求和限制性条件
	低胆固醇	≤20mg/100g 固体； ≤10mg/100mL 液体	
碳水化合物(糖)	无或不含糖	≤0.5g/100g(固体)或100mL(液体)	
	低糖	≤5g/100g(固体)或100mL(液体)	
	低乳糖	乳糖含量≤2g/100g(mL)	仅指乳品类
	无乳糖	乳糖含量≤0.5g/100g(mL)	
膳食纤维	膳食纤维来源或含有膳食纤维	≥3g/100g(固体)； ≥1.5g/100mL(液体)或 ≥1.5g/420kJ	膳食纤维总量符合其含量要求；或者可溶性膳食纤维、不溶性膳食纤维或单体成分任一项符合含量要求
	高或富含膳食纤维或良好来源	≥6g/100g(固体)； ≥3g/100mL(液体)或 ≥3g/420kJ	
钠	无或不含钠	≤5mg/100g 或 100mL	符合"钠"声称的声称时,也可用"盐"字代替"钠"字,如"低盐""减少盐"等
	极低钠	≤40mg/100g 或 100mL	
	低钠	≤120mg/100g 或 100mL	
维生素	维生素×来源或含有维生素×	每100g 中≥15% NRV； 每100mL 中≥7.5% NRV 或 每420kJ 中≥5% NRV	含有"多种维生素"指3种和(或)3种以上维生素含量符合"含有"的声称要求
	高或富含维生素×	每100g 中≥30%NRV； 每100mL 中≥15% NRV 或 每420kJ 中≥10% NRV	富含"多种维生素"指3种和(或)3种以上维生素含量符合"富含"的声称要求
矿物质(不包括钠)	×来源,或含有×	每100g 中≥15% NRV； 每100mL 中≥7.5% NRV 或 每420kJ 中≥5% NRV	含有"多种矿物质"指3种和(或)3种以上矿物质含量符合"含有"的声称要求
	高,或富含×	每100g 中≥30% NRV； 每100mL 中≥15% NRV 或 每420kJ 中≥10% NRV	富含"多种矿物质"指3种和(或)3种以上矿物质含量符合"富含"的声称要求

① 用"份"作为食品计量单位时,也应符合 100g (mL) 的含量要求才可以进行声称。

表 4-5 含量声称的同义语

标准语	同义语	标准语	同义语
不含,无	零(0),没有,100%不含,无,0%	含有,来源	提供,含,有
极低	极少	富含,高	良好来源,含丰富××、丰富(的)××,提供高(含量)××
低	少、少油①		

① "少油"仅用于低脂肪的声称。

（2）比较声称　比较声称是指与消费者熟知的同类食品的营养成分含量或能量值进行比较以后的声称。声称用语包括"减少""少于""增加""大于""加"等的声称。能量和营养成分比较声称的要求和条件见表 4-6，比较声称的同义语见表 4-7。

表 4-6　能量和营养成分比较声称的要求和条件

比较声称方式	要　求	条件
减少能量	与参考食品比较,能量值减少 25% 以上	
增加或减少蛋白质	与参考食品比较,蛋白质含量增加或减少 25% 以上	
减少脂肪	与参考食品比较,脂肪含量减少 25% 以上	
减少胆固醇	与参考食品比较,胆固醇含量减少 25% 以上	参考食品(基准食品)应为消费者熟知、容易理解的同类或同一属类食品
增加或减少碳水化合物	与参考食品比较,碳水化合物含量增加或减少 25% 以上	
减少糖	与参考食品比较,糖含量减少 25% 以上	
增加或减少膳食纤维	与参考食品比较,膳食纤维含量增加或减少 25% 以上	
减少钠	与参考食品比较,钠含量减少 25% 以上	
增加或减少矿物质(不包括钠)	与参考食品比较,矿物质含量增加或减少 25% 以上	
增加或减少维生素	与参考食品比较,维生素含量增加或减少 25% 以上	

表 4-7　比较声称的同义语

标准语	同义语	标准语	同义语
增加	增加×%(×倍)	减少	减少×%(×倍)
	增、增×%(×倍)		减、减×%(×倍)
	加、加×%(×倍)		少、少×%(×倍)
	增高、增高(了)×%(×倍)		减低、减低×%(×倍)
	添加(了)×%(×倍)		降×%(×倍)
	多×%,提高×倍等		降低×%(×倍)等

一般来说，当产品营养素含量条件符合含量声称要求时，可以首先选择含量声称。因为含量声称的条件和要求明确，更加容易使用和理解。当产品不能满足含量声称条件，或者参考食品被广大消费者熟知，用比较声称更能说明营养特点的时候，可以用比较声称。

3. 营养成分功能声称

营养成分功能声称指某营养成分可以维持人体正常生长、发育和正常生理功能等作用的声称。

营养成分功能声称标准用语应从 GB 28050—2011 中选择，不得删改、添加和合并，更不能任意编写。例如，如果产品声称高钙，可选择本标准中给出的 1 条或多条功能声称用语，但不能删改、添加和合并。如同时使用钙的两条功能声称用语，正确的使用方法举例如下：

① 钙是骨骼和牙齿的主要成分，并维持骨骼密度。钙有助于骨骼和牙齿更坚固。

② 钙是人体骨骼和牙齿的主要组成成分，许多生理功能也需要钙的参与。钙有助于骨

骼和牙齿的发育。

使用营养成分功能声称用语，必须同时在营养成分表中标示该营养成分的含量及占 NRV 的百分比，并满足营养声称的条件和要求。

二、营养标签的格式

目前营养标签有 6 种表示格式，分别是仅标示能量和核心营养素的格式、标注更多营养成分的格式、附有外文的格式、横排格式、文字格式、附有营养声称和（或）营养成分功能声称的格式，下面列出了常见的三种格式。

1. 仅标示能量和核心营养素的格式

仅标示能量和核心营养素的营养标签见表 4-8。

表 4-8　营养成分表示例 1

项目	每 100 克(g)或 100 毫升(mL)或每份	营养素参考值%/NRV %
能量	千焦(kJ)	%
蛋白质	克(g)	%
脂肪	克(g)	%
碳水化合物	克(g)	%
钠	毫克(mg)	%

2. 标注更多营养成分的格式

标注更多营养成分的营养标签见表 4-9。

表 4-9　营养成分表示例 2

项目	每 100 克(g)或 100 毫升(mL)或每份	营养素参考值%/NRV %
能量	千焦(kJ)	%
蛋白质	克(g)	%
脂肪	克(g)	%
——饱和脂肪	克(g)	%
胆固醇	毫克(mg)	%
碳水化合物	克(g)	%
——糖	克(g)	%
膳食纤维	克(g)	%
钠	毫克(mg)	%
维生素 A	微克视黄醇当量(μg RE)	%
钙	毫克(mg)	%

注：核心营养素应采取适当形式使其醒目。

3. 附有营养声称和（或）营养成分功能声称的格式

附有营养声称和（或）营养成分功能声称的营养标签见表 4-10。

表 4-10　营养成分表示例 3

项目	每 100 克(g)或 100 毫升(mL)或每份	营养素参考值%/NRV %
能量	千焦(kJ)	%
蛋白质	克(g)	%
脂肪	克(g)	%
碳水化合物	克(g)	%
钠	毫克(mg)	%

营养声称如：低脂肪××。

营养成分功能声称如：每日膳食中脂肪提供的能量比例不宜超过总能量的30%。

营养声称、营养成分功能声称可以在标签的任意位置。但其字号不得大于食品名称和商标。

三、相关标准和法规

由于食品营养标签仅是食品标签的一部分，因此在大的标签标示原则方面与食品通用标签具有一般的共性特点。我国涉及营养标示方面的标准、法规主要有《食品安全国家标准 预包装特殊膳食用食品标签》（GB 13432—2013）、《食品安全国家标准 较大婴儿和幼儿配方食品》（GB 10767—2010）、《食品安全国家标准 保健食品》（GB 16740—2014），以及《食品安全国家标准预包装食品营养标签通则》（GB 28050—2011）。

四、参考标准

对标签中营养成分含量多少的比较，常以中国食品标签营养素参考值（NRV）或中国居民膳食营养素参考摄入量（DRIs）作为参考。NRV是专用于食品营养标示的营养素日需要量参考值，许多国家用NRV来替代膳食参考摄入量在标签上的使用。我国在居民膳食参考摄入量的基础上，结合我国居民膳食消费习惯和消耗量制定了NRV，大致可以满足正常成人的营养需要，但不适用于4岁以下儿童。

任务1 营养标签解读（以儿童牛奶为例）

一、准备工作

① 准备儿童牛奶营养标签，准备一套NRV表或中国居民膳食营养素参考摄入量表。NRV是一套适用于所有预包装食品营养标签的单一数值，但4岁以下的婴幼儿食品和孕妇食品标签除外。能量、6个宏量营养素、14个维生素和12个矿物质的营养素参考值参见表4-3。

② 准备食物成分表和计算器。

③ 准备一套记录表格，见表4-11。

表4-11 营养标签解读记录表（样例）

1. 基本信息
食品名称：_____ 净含量：_____
配料表：_____
2. 是否有营养成分表：<u>有/无</u>
  标示的营养成分：≥4,≥6,≥8,≥10,≥19,≥24 种
是否有营养声称：<u>如有,请记录</u>
是否有健康声明：<u>如有,请记录</u>
3. 营养标签解读
食物分量：包装质量_____g,每个包装份数_____,每份质量_____g

观察内容	每100g（或每份）含量	描述或计算结果	判断
能量和三大营养素含量		能量 碳水化合物提供能量 脂肪提供能量 蛋白质提供能量	
营养成分含量		占NRV百分数	

4. 营养标签总评

二、工作步骤

1. 初步观察

首先初步观察儿童牛奶的食品标签、配料表，记录食品基本信息。观察该食品标签是否有标明了食物营养成分含量的食物成分表或相关信息，是否有说明该食品营养价值的声称（如高钙、低脂），是否有说明营养素健康作用的文字与表述，如"DHA有助于大脑发育"。如果有，则结合配料表提供的信息预测该食品可能的营养价值，并将这些内容一一列于记录表中。

经过观察，该儿童牛奶产品在主示面（如图4-1）注明"智慧型""专为儿童设计的营养配方DHA藻油＋牛磺酸"，背面注明"特别添加DHA藻油和牛磺酸，适合儿童大脑发育的特殊营养需要"；结合配料表，确定主料为鲜牛奶、白砂糖、食品添加剂、牛奶香精、牛磺酸、DHA藻油、维生素E等，推测其营养成分蛋白质、脂肪、碳水化合物、牛磺酸含量较高。

2. 阅读食品标签的净含量

在营养标签的主示面、侧面、背面查找食品净含量或质量；是否含有小包装，如有，记录小包装的份数以及每个小包装的质量。除此之外，阅读食用方法和推荐量，看是否有说明每日（或每餐、每份）食用量的信息，如有，详细记录单位质量（如g/日、g/餐、g/份）。确定该食品是以每100g或每100mL或每份（包装）标示食品营养成分含量的。

本例中的儿童牛奶样品，无菌复合包装，净含量为125mL，无小包装。

3. 对营养成分含量及相关内容进行解读

（1）首先明确食物营养素含量的表达单位 以每100g或每100mL计，还是以每包、每粒、每份计。

（2）然后逐一阅读营养成分数据 记录在记录纸上，如图4-2所示。

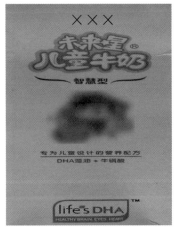

图4-1　儿童牛奶正面标识

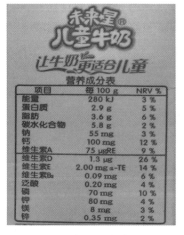

图4-2　儿童牛奶营养成分表

（3）对能量和三大产能物质（蛋白质、脂肪、碳水化合物）供能比进行计算和评估

① 按脂肪、碳水化合物、蛋白质供能换算系数计算三大物质提供的能量值

能量（kcal）＝4kcal/g×蛋白质（g）＋4kcal/g×碳水化合物（g）＋9kcal/g×脂肪（g）＋

3kcal/g×有机酸（g）+7kcal/g×乙醇（酒精）（g）+2kcal/g×膳食纤维（g）

碳水化合物供能=17（kJ/g）×碳水化合物含量（g）=17×5.8=98.6（kJ）

脂肪供能=37（kJ/g）×脂肪含量（g）=37×3.6=133.2（kJ）

蛋白质供能=17（kJ/g）×蛋白质含量（g）=17×2.9=49.3（kJ）

总能量=碳水化合物供能+脂肪供能+蛋白质供能=98.6+133.2+49.3≈281（kJ）

② 分别计算三大营养物质供能比

碳水化合物供能比=碳水化合物供能÷总能量×100%=98.6÷281×100%=35.1%

脂肪供能比=脂肪供能÷总能量×100%=133.2÷281×100%=47.4%

蛋白质供能比=蛋白质供能÷总能量×100%=49.3÷281×100%=17.5%

在以上计算结果的基础上，按照如下标准判断该食品提供的能量高低和来源分布，并记录在表4-12中。

表4-12 儿童牛奶营养成分计算表（样例）

营养成分	含量（以每100g计）	描述指标	计算结果	判断
能量	280kJ	三大物质供能比 碳水化合物 脂肪 蛋白质	98.6kJ(35.1%) 133.2kJ(47.4%) 49.3kJ(17.5%)	属于中等能量食品，主要功能物质为脂肪
蛋白质	2.9g	占NRV百分数	5%	
脂肪	3.6g	占NRV百分数	6%	
碳水化合物	5.8g	占NRV百分数	2%	
牛磺酸	30～50mg			牛磺酸含量丰富

③ 在了解了食物能量值后，可根据如下指标判断该产品能量的高低。以小于40kcal/100g（167kJ/100g）为低能量食品，40~100kcal/100g（167~418kJ/100g）为中等能量食品，高于400kcal/100g（约1673kJ/100g）为高能量食品。本例儿童牛奶为中等能量食品。

④ 根据三大物质供能比，判断该食品能量分配状况。根据中国居民膳食营养素参考摄入量，碳水化合物、蛋白质、脂肪适宜供能比分别为50%~65%、10%~20%、20%~30%。本例儿童牛奶能量主要来源于脂肪。

(4) 对营养成分价值的估算

① 根据食品的营养成分含量，评估由该食品提供的营养成分占每日营养素需要量的百分数。按照《食品安全国家标准 预包装特殊膳食用食品标签》（GB 13432—2013），每日营养素需要量可采用中国居民膳食营养素参考摄入量作为参照，见表4-3。但是相比之下，NRV从理论层面更适合作为食品营养标签的参考标准，也更便于操作，因此本单元以营养素NRV%进行营养价值评估，这可能与当前食品营养标签有些出入，但原理一致。其计算公式如下：

$$某营养素\ NRV\% = \frac{某营养素含量×单位质量}{该营养素\ NRV} × 100\%$$

按上式分别计算儿童牛奶各营养素NRV%，计算结果记录到表4-12中。

注意：对于脂肪、胆固醇、钠，不是%NRV越高越好，因为过多摄入脂肪、胆固醇、钠不利于健康。如果可能，除了解脂肪供能比外，还可分析脂肪酸构成、饱和脂肪含量等。

② 考虑到每种食品的实际消费量差异较大，以每100g食品营养素含量标示并不代表从该食品中直接获取的营养素含量，因此可根据每份食品营养素含量按如上程序操作和计算，

结果更接近实际摄入情况。

4. 营养标签评价

以表 4-13 所列内容为根据将以上程序获得的结果进行总结，以便理解食品营养标签。

表 4-13　食品营养标签解读总结表

观察项目	了解重点	判断根据
标示项目	主要营养素是否齐全	GB 13432—2013 或其他标准条款
能量供给	三大营养素供能比是否合理	NRV 或 DRI
脂肪	脂肪含量、供能比和胆固醇含量是否过高	NRV 或 DRI
微量营养素	铁、维生素 A、碘、钙、锌等营养素占日需要量百分比	NRV 或 DRI
钠	钠含量是否过高	NRV 或 DRI
格式	是否规范	GB 13432—2013，GB 7718—2011 或其他标准条款
其他	声称了"特别添加 DHA 藻油和牛磺酸"	

任务 2　液态奶营养标签的制作

一、准备工作

1. 液态奶分析计划的制订

产品分析是一门研究和评定食品品质及其变化的学科，具有较强的技术性和实用性。原则上讲，产品分析应涉及从食品原料到产品产出、储藏、运输等各个环节。食品分析的任务是根据国家、行业或企业制定的技术标准，运用化学、物理或仪器等分析手段对食品工业生产的原料、辅料、中间过程和终产品进行检测分析，从而对产品的品质、营养和卫生等方面做出评价。就食品营养标签制作而言，产品分析的最终目标是获得可以用于标示的食物营养成分基础数据。

分析液态奶产品的特点，了解液态奶的配方和原辅料清单，查询食物成分表、辅料添加剂的说明书，初步计算和估计其营养成分含量，同时分析加工工艺和加工操作对产品特性和营养成分的影响，研究和比较营养成分检测标准方法的适宜性和差异，以确定产品分析计划的方向和目标。

用于标签的产品分析计划一般根据产品标准和质量要求而确定。一般来说，食品产品的分析主要包括感官分析和评价、卫生学检验（微生物和污染物）、营养成分分析、功效成分分析、添加剂分析等几方面。检测项目根据分析目的而确定。除了宏观的食品卫生法规外，每种食品都有各自的食品卫生标准、要求和技术指标。液态奶重点关注的营养成分应为蛋白质和氨基酸、脂肪和脂肪酸、乳糖、维生素、钙、磷、胆固醇，如果添加其他营养素，一般为维生素 A 和维生素 D，卫生学指标有微生物、重金属（如 Pb、Cr）、抗生素等。具体分析计划参考液态奶卫生标准。

2. 液态奶相关标准的查询和了解

我国有关液态奶的相关国家标准和行业标准主要有以下几个，此外还有乳品中不同成分的分析方法的标准，乳品企业的公共营养师应仔细研读。

（1）食品安全国家标准　生乳（GB 19301—2010）。

(2) 食品卫生微生物学检验　鲜乳中抗生素残留检验（GB/T 4789.27—2008）。

(3) 食品安全国家标准　食品微生物学检验　乳与乳制品检验（GB 4789.18—2010）。

(4) 散装乳冷藏罐（GB/T 10942—2017）。

(5) 食品安全国家标准　灭菌乳（GB 25190—2010）。

(6) 食品安全国家标准　巴氏杀菌乳（GB 19645—2010）。

3. 奶源的营养成分数据及参考文献的准备

根据中国食物成分表 2009 版和 2018 版，牛奶中的营养成分的大致数量级为：蛋白质和脂肪为 2.5～3.5g/100g；碳水化合物（即乳糖）为 4.5～5.5g/100g；维生素 B_2 为 0.10～0.20mg/100g；胆固醇含量根据脱脂与否变异较大，为 10～50mg/100g；钙为 110mg/100g；磷为 70mg/100g。

4. 检测项目

一般来说，不同类型的产品标准要求项目不同，但大致包括感官指标、卫生指标和营养指标。以灭菌乳为例，质量检验项目见表 4-14。

表 4-14　灭菌乳质量检验项目表

序号	检验项目	发证检验	定期监督检验	出厂检验	备注
1	脂肪	√	√	√	
2	蛋白质	√	√	√	
3	非脂乳固体	√	√	√	
4	酸度	√	√	√	
5	杂质度	√	√	√	
6	硝酸盐	√	√	*	
7	亚硝酸盐	√	√	*	
8	黄曲霉毒素（M_1）	√		*	
9	微生物	√	√	√	
10	食品添加剂与营养强化剂	√		*	

注：1. 依据标准 GB 19644—2010、GB 2760—2014、GB 7718—2011、GB 14880—2012、GB 4789.26—2013、GB 5009.33—2016 等。标签检查内容为生产日期、厂名、厂址、产品标准编号、产品名称、净含量标识等。

2. * 为每年检验 2 次。

液态奶中的各营养成分均可用 GB 5009 系列或 GB 5413 系列的检测方法来分析，方法编号见表 4-15。

表 4-15　营养成分分析方法列表

分析项目	分析方法编号
能量	GB 13432—2013
蛋白质	GB 5009.5—2016
氨基酸	GB 5009.124—2016
脂肪	GB 5009.6—2016
碳水化合物（乳糖）	GB 5009.8—2016 或 GB 5413.5—2010
胆固醇	GB 5009.128—2016
维生素 B_2	GB 5009.85—2016
维生素 A	GB 5009.82—2016
维生素 D	GB 5009.82—2016
钙	GB 5009.92—2016
磷	GB 5009.87—2016

5. 产品营养成分检测分析单的制作

将要检测分析的项目及相关信息绘制成表格，以备工作需要，见表4-16。

表 4-16　营养成分分析单

样品名称	样品信息	检测项目	检测方法	检测结果	检测日期
×××	生产批号、采样量、外观、采样人等	蛋白质			
		脂肪			
		乳糖			
		……			

检验员：_____

二、工作程序

步骤1　了解产品分析计划

认真阅读产品分析计划，核对液态奶的原辅料和生产环节的信息，确定抽检样品来自不同批次的终样品。

步骤2　确定检验项目

根据液态奶产品的原料和添加的辅料确定产品的营养特点，如是否强化了维生素B_2、维生素D，是否用乳糖酶降解奶中的乳糖等。若没有，普通液态奶的检测项目可选择能量、蛋白质、脂肪、碳水化合物（乳糖）、胆固醇、钙、维生素B_2，也可以不定期地增加脂肪酸、氨基酸、维生素A等内容。

步骤3　送检样品

按照分析计划中的采样方案采集原料乳或产品，送到本企业实验室或合同实验室进行分析检测，同时记录检测结果及相关信息。用于制作营养标签的检测数据量要大，不能仅根据数次的分析结果草草决定。

步骤4　整理检验数据

对样品检验单的数据进行整理，找出异常值。核对采样和送检信息，查出导致异常值的原因。如果是分析误差所致，则予以剔除；如果是样品所致，要对产品的质量做进一步检查。将其他数据与文献中的食物原料的营养成分数据核对，检查其是否在正常范围内，要注意添加的营养成分。

用于计算营养标签标示值的数据，至少有6～10次的送检结果才比较稳定。并且在不断地送检过程中，所有的检测数据要全部纳入本企业产品营养成分数据库中，以便观察产品质量的变化或调整标签数据。

步骤5　数据修约

对所有的检测结果计算均值和标准差，以及单侧95％的可信限。

食品营养成分的数值常常需要经过修饰后再标在标签上，以下介绍常用到的几个概念。

（1）数值　用数字表示量的多少，称为这个量的数值。如3m的"3"，5kg的"5"等。

（2）有效位数　对有小数位数的数值，以最左侧一位的非零数字向右数得到的位，对没有小数位且以若干个零结尾的数值，从非零数字最左一位向右数得到的位数减去无效零（即仅为定位用的零）的个数，对其他十进位数，从非零数字最左一位向右数而得到的位数，就是有效位数。例如35000，若有两个无效零，则为三位有效位数，应写为$350×10^2$；若有三个无效零，则为两位有效位数，应写为$35×10^3$。

(3) 指定数位

① 指定修约间隔为 10^{-n}（n 为正整数），或指明将数值修约到 n 位小数。

② 指定修约间隔为 1，或指明将数值修约到个数位。

③ 指定修约间隔为 10^n，或指明将数值修约到 10^n 数位（n 为正整数），或指明将数值修约到"十""百""千"……数位。

并按照数据修约的要求，将均值和单侧 95% 可信限的数值进行修约。计算公式如下：

$$\overline{X} = \sum X_i / n$$

$$S = \sqrt{\frac{\sum X_i^2 - (\sum X_i)^2 / n}{n-1}}$$

单侧 95% 可信上限 = $\overline{X} + t_{0.05(v)} \times S$

单侧 95% 可信下限 = $\overline{X} - t_{0.05(v)} \times S$

式中　n——检测结果的总个数（或次数）；

　　　X_i——第 i 个检测结果，其中 i 在 $1 \sim n$ 范围内；

　　　$\overline{X}$——n 个检测结果的均值；

　　　S——n 次检测结果的标准差，表示均值的离散性，S 越大表示检测结果的变异程度越大；

　　　$t_{0.05(v)}$——由 t 界值表查到的自由度为 v、概率界限为 0.05 的 t 值，$v = n - 1$。

某牛奶的 12 组蛋白质、脂肪和碳水化合物的检测结果见表 4-17。

表 4-17　某牛奶 12 次检测结果　　　　　　　　　　　　　　　　单位：g

次数	1	2	3	4	5	6	7	8	9	10	11	12
蛋白质	2.9	2.8	2.9	3.0	2.8	2.9	2.9	2.8	2.9	3.0	3.0	2.9
脂肪	3.0	3.1	3.2	3.0	3.1	3.1	3.1	3.0	3.0	3.1	3.1	3.0
乳糖	4.6	4.8	4.5	4.7	4.7	4.6	4.6	4.5	4.6	4.7	4.8	4.9

查 t 界值表可知，当 $n=12$ 时，$v=12-1=11$，选择单侧概率 t 值，$t_{0.05}=1.796$，代入上述公式，计算结果见表 4-18。

表 4-18　某牛奶营养成分检测结果的数据统计表

项目	均值	标准差	单侧 95% 可信上限	单侧 95% 可信下限
蛋白质/g	2.90	0.074	3.03	2.77
脂肪/g	3.07	0.065	3.18	2.95
乳糖/g	4.67	0.12	4.89	4.45
能量/kcal	56	1	59	54

注：1. 根据掌握知识得知纯牛奶中碳水化合物 90% 以上来自乳糖，因此在计算牛奶能量时可用乳糖含量代替碳水化合物计算，能量计算采用换算系数，蛋白质、脂肪、碳水化合物分别为 4kcal/g、9kcal/g、4kcal/g。

2. 当乳制品中添加了葡萄糖、蔗糖等物质时，采用乳糖含量与其之和为碳水化合物总量计算能量。

步骤 6　核对

把以上计算数值与企业产品质量标准、国家相关产品标准［如巴氏杀菌乳（GB 19645—2010）］进行比较，标准规定的产品合格指标为：全脂乳脂肪含量≥3.1g/100g，蛋白质≥2.9g/100g，非脂乳固体≥8.1g/100g。核对后检查被测产品营养成分含量是否过低或者过高。

如不符合要求，应重新检查分析结果的正确性，并检查产品生产的细节和关键步骤。

步骤 7　营养素参考值计算

把营养成分数值代入下式，计算营养成分占 NRV 的多少。

$$某营养素\%NRV = \frac{某营养素含量 \times 单位质量}{该营养素\ NRV} \times 100\%$$

步骤 8　营养声称选择

根据以上营养素含量多少和声称要求条件挑选营养素和声称内容，如检查钙含量是否可以做营养声称，见表 4-19。

表 4-19　食品营养声称的选择和判断

营养素	声称内容	钙含量要求	实际检测钙含量	判断
维生素	维生素 D 的来源	>0.5μg/100g	1.3μg/100g	√
	富含钙	>1.0μg/100g		√
	增加钙	比同类增加 25%	假设普通牛奶维生素 D 的含量为 1.04μg/100g	√

步骤 9　营养标签的核定和归档

在符合标准的情况下，根据液态奶的包装大小和设计安排，在预先设计的营养成分表中写入营养成分数据。这些数据是按照步骤 5 的方法计算后的均数，并经过与标准核对后适当地调整。调整的原则是：不违背国家标准，不高于检测数据可信上限或低于可信下限，以保证货架期内产品质量，同时给监督检查留出一定余地。本例确定的营养成分数值和营养成分表式样见表 4-20。

表 4-20　某儿童牛奶营养成分表

项　　目	每 100g(mL)或每份	NRV%
能量	千卡(kcal)或千焦(kJ)	%
蛋白质	g	%
总脂肪	g	%
碳水化合物	g	%
维生素 D	1.3μg	%
其他营养素	××毫克或微克(mg 或 μg)	%
××牛奶是维生素 D 的来源(营养声称)		

步骤 10　分析结果存档

对检验数据报告编号，存档保留一年以上，并写出档案的名称、日期、产品等说明。

如封面：某产品检验单、检验单位、时间、记录人。

内容：分析报告、数据计算结果、标签确定数值或标签式样。

任务 3　果汁说明书的制作

一、产品说明书基本知识

1. 食品标签的基本内容

食品标签在《预包装食品标签通则》(GB 7718—2011) 中定义为食品包装上的文字、图形、符号及一切说明物。标签包括很多内容，如食品名称、生产厂家、生产日期、生产批号等，其中营养标签是其中很重要的一部分。食品所标示内容的说明材料即为产品说明书。它通常包括产品详细情况说明和营养特征信息，要求的内容分为强制标示和非强制标示两部分，强制标示的内容有食品名称、配料表、配料的定量标示、净含量和规格以及生产者、经销者的名称、地址和联系方式，日期标示和贮存条件，食品生产许可证编号等内容，非强制标示的内容有批号、食用方法、致敏物质等。产品说明书是对其不能表达意思的解释和说明，一般比食品标签更详尽。

2. 产品说明书的作用

食品标签说明书是附在包装外的对产品或对产品标签的具体说明，是用来提交给相关监督部门进行标签审核和监督的文件，同时也可使消费者更加清楚地了解包装标签上没有交代的内容，有一定宣传功能。

如保健食品的说明书一般包括品牌、产品名称、主要原（辅）料、营养或功效成分（标志性成分）及含量、保健功能、适宜人群、不适宜人群、食用量与食用方法、规格、保质期、贮藏方法和注意事项等。标签说明书和标签一样，须经批准才能流通使用。

3. 产品说明书的基本格式

产品说明书必须与标签保持严格的一致性，保证内容真实可靠，无虚假信息，不得欺骗消费者。产品标签和说明书通常应由同一组人员完成。

说明书没有严格的形式要求，一般是由一个纵列表或者文档格式组成，前言部分有3～5行的产品描述，简述标签所示内容和适宜人群等。

特殊标示的内容常根据产品特点而定，如工艺是否经过辐照、是否是高科技提取制作方法、营养作用和功能作用、达到什么要求或标准、人群使用经验等。表4-21为纵排表示的简单说明书。

表4-21 食品说明书基本内容

```
×××说明书
×××是以××、××、××为主要原料组成的,采取××工艺,符合××标准,具有××作用,适用于××人群等。
【食品名称】通用名称,汉语拼音。
【配料】
【主要成分】
【净含量和沥干物(固形物)含量】
【规格】
【食用方法】
【贮藏条件】
【生产日期】
【保质期】
【执行标准】
【批准文号】
【生产企业】
企业名称：
生产地址：
邮政编码：
电话号码：
传真号码：
注册地址：
网址：
```

二、果汁标签说明书的制作过程

1. 工作准备

准备一个苹果汁饮料的营养素分析检验单。

2. 工作程序

步骤 1　分析资料

仔细分析和阅读相关的法规、标准。

在我国现行的食品标准中,与食品标签密切相关的标准有:《食品安全国家标准　预包装食品标签通则》(GB 7718—2011)、《食品安全国家标准　食品营养强化剂使用标准》(GB 14880—2012)、《食品安全国家标准　预包装特殊膳食用食品标签》(GB 13432—2013)。前两个标准的适用范围为普通食品。

与食品标签相关的特殊类别的食品标准有:《食品安全国家标准　保健食品》(GB 16740—2014)、《食品安全国家标准　食品添加剂使用标准》(GB 2760—2014)、婴幼儿食品的卫生标准(GB 10765—2010,GB 10767—2010,GB 10769—2010)等。

上述的特殊类别的食品标准或规章文件涉及了营养素标示和营养健康的部分内容,尽管是某一类别产品的标准,但就普通食品的营养标签管理而言,也有一定的借鉴和参考意义。

步骤 2　分析报告

仔细分析苹果汁的原料配方和产品营养或功能分析报告,思考和提炼产品推广的思路。如是否是苹果提取纯果汁,是否添加了什么功效成分,是否采取先进工艺,是否最大限度地保持了口味和营养。

步骤 3　撰写产品名称

【食品名称】能够清晰地反映食品真实属性的专用名称。在 GB 7718—2011 中规定,当国家标准、行业标准或地方标准中已规定了某食品的一个或几个名称时,应选用其中的一个,或等效的名称。无国家标准、行业标准或地方标准规定的名称时,应使用不使消费者误解或混淆的常用名称或通俗名称。标示"新创名称""奇特名称""音译名称""牌号名称""地区俚语名称"或"商标名称"时,应在所示名称的同一展示版面标示前述的规定名称,但若上述名称含有易使人误解食品属性的文字或术语(词语)时,应在所示名称的同一展示版面邻近部位使用同一字号标示食品真实属性的专用名称。当食品真实属性的专用名称因字号或字体颜色不同易使人误解食品属性时,也应使用同一字号及同一字体颜色标示食品真实属性的专用名称。如"苹果汁饮料"中的"苹果汁"和"饮料"应使用同一字号。为避免消费者误解或混淆食品的真实属性、物理状态或制作方法,可以在食品名称前或食品名称后附加相应的词或短语。如干燥的、浓缩的、复原的、熏制的、油炸的、粉末的、粒状的等。本例中,食品名称为苹果汁饮料,汉语拼音为"ping guo zhi yin liao"。

步骤 4　撰写配料表

【配料】各种配料应按制造或加工食品时加入量的递减顺序一一排列;加入量不超过 2% 的配料可以不按递减顺序排列。如果某种配料是由两种或两种以上的其他配料构成的复合配料(不包括复合食品添加剂),应在配料表中标示复合配料的名称,随后将复合配料的原始配料在括号内按加入量的递减顺序标示。当某种复合配料已有国家标准、行业标准或地方标准,且其加入量小于食品总量的 25% 时,不需要标示复合配料的原始配料。在食品制造或加工过程中,加入的水应在配料表中标示。在加工过程中已挥发的水或其他挥发性配料不需要标示。如果在食品标签或食品说明书上特别强调添加了或含有一种或多种有价值、有特性的配料或成分，应标示所强调配料或成分的添加量或在成品中的含量。如在绿茶饮料中添加了青梅，在配料中应强调用量。同样，如果在食品的标签上特别强调一种或多种配料或成分的含量较低或无时，应标示所强调配料或成分在成品中的含量。食品名称中提及的某种配料或成分而未在标签上特别强调，不需要标示该种配料或成分的添加量或在成品中的含量。

步骤 5　确定净含量

【净含量和沥干物（固形物）含量】净含量的标示应由净含量、数字和法定计量单位组成。应依据法定计量单位，按以下形式标示包装物（容器）中食品的净含量。

（1）液态食品　用体积表示：L（升），mL（毫升）；或用质量表示：g（克），kg（千克）。
（2）固态食品　用质量表示：g（克），kg（千克）。
（3）半固态或黏性食品　用质量或体积表示。如本例中，苹果汁"净含量 350mL"。

步骤 6　编写食用方法

【食用方法】对于某些有具体食用方法的食品应该注明。如有必要，可以标示容器的开启方法、食用方法、烹调方法、复水再制方法等对消费者有帮助的说明。本例中苹果汁不必交代。

步骤 7　列出成分表

【营养成分表】即制作好的营养标签的表格。营养成分的名称、表达单位、计算方式、数据修约、标签格式都要符合相关的标准和规定。卫生学指标有时也列在标签说明书上。

步骤 8　列出执行标准和产品批准文号

【执行标准】国内生产并在国内销售的预包装食品（不包括进口预包装食品）应标示企业执行的国家标准、行业标准、地方标准或经备案的企业标准的代号和顺序号。

【批准文号】标注企业获得的食品生产许可证编号。

步骤 9　其他内容

【贮存条件】需要注明具体温度的，如置阴凉处（不超过 20℃）。适宜的贮存方式可以延长安全的食用时间，如本例的苹果汁，在打开后应在冷藏的环境中存放（不超过 20℃），并在×日内喝完。如果不标明，某些消费者容易在打开产品后放置时间过长，再次饮用后造成食物中毒。

【保质期】应以月为单位表述。可按下列方式之一标示保质期："最好在……之前食用"或"最好在……之前饮用""……之前最佳""……之前食用最佳"或"……之前饮用最佳""此日期前最佳……""此日期前食用最佳……"或"此日期前饮用最佳……""保质期（至）……""保质期××个月［××日（天），×年］"。如果食品的保质期与贮存条件有关，应标示食品的特定贮存条件。

【生产日期】常放于瓶口、盒底等，便于印制。

【生产企业】

企业名称：应标示食品的制造、包装或经销单位经依法登记注册的名称和地址。
电话号码：须标明区号。
注册地址：应与《食品生产许可证》中的注册地址一致。
网址：如无网址，此项可不保留。
其他项目，如生产地址、邮政编码和传真号码应如实标明。

子情境 2　疾病人群饮食教育

科学研究表明，人体慢性疾病的发生与发展与膳食选择行为存在密切联系。合理的膳食结构对于预防疾病，乃至促进某些疾病的康复，都起着不可忽略的重要作用。

任务 1　肥胖病人膳食营养教育

肥胖病（Obesity）是由于长期能量摄入超过能量消耗而导致体内脂肪积聚过多达到危害程度的一种营养代谢失衡性疾病。肥胖病不仅是一种独立的疾病，也是高血压、心脑血管疾病、糖尿病等多种慢性疾病的重要病因。

肥胖在全球范围内广泛流行，在欧洲、美国和澳大利亚等发达地区肥胖的患病率高，在我国肥胖人数也日益增多，肥胖已经成为不可忽视的严重威胁国民健康的危险因素。

一、判断肥胖病的常用指标

1. 体质指数（BMI）

这是世界卫生组织推荐的国际统一使用的肥胖判断方法，计算公式为：

体质指数（BMI）＝体重（kg）÷[身高(m)]^2

标准：18.5~24.9 为正常，25~29.9 为超重，大于 30 为肥胖。我国提出了适合中国居民的判断标准：正常为 18.5~23.9，超重为≥24，肥胖为≥28。

2. 腰围（WC）

腰围是用来测定脂肪分布异常的指标，腹部脂肪过度积聚危害性最强，称作向心性肥胖。判断标准为：男性＞85cm，女性＞80cm。

3. 腰臀比（WHR）

评价标准：男性＞0.9，女性＞0.8，可诊断为中心性肥胖。

4. 理想体重和肥胖度

（1）计算公式

理想体重（kg）＝身高（cm）－105

肥胖度＝[（实测体重－理想体重）÷理想体重]×100%

（2）肥胖的判定标准　体重超过理想体重 10% 为超重；超过 20% 以上即认为是肥胖；超过 20%~30% 为轻度肥胖；超过 30%~50% 为中度肥胖；超过 50% 以上为重度肥胖；超过 100% 为病态肥胖。

二、肥胖的原因

1. 内在因素

（1）遗传因素　动物实验和人类流行病学研究表明，单纯性肥胖可呈一定的家族倾向。肥胖的父母常有肥胖的子女，父母体重正常者其子女肥胖的概率约 10%，而父母中 1 人或 2 人均肥胖者其子女肥胖概率分别增至 50% 和 80%，但未确定遗传方式。遗传因素是肥胖的易发因素，肥胖是多基因遗传、多后天因素的疾病。

（2）瘦素　瘦素又称脂肪抑制素，是肥胖基因所编码的蛋白质，是由脂肪细胞合成和分泌的一种激素。瘦素对机体能量代谢和肥胖的发生有重要作用。瘦素一方面作用于下丘脑的摄食中枢，产生饱食感而抑制摄食行为；另一方面广泛作用于肝脏、肾脏、脑组织、脂肪组织等的瘦素受体，使其活跃，增加能量消耗。在肥胖人中有95%以上的人存在内源性瘦素缺乏和瘦素抵抗。

(3) 胰岛素抵抗　表现为高胰岛素血症，使食欲旺盛，进食量大，促进脂肪的合成和积蓄。

2. 饮食因素

(1) 摄食过多　摄食过多又称过食。由于摄取的食物过多，即摄入的能量过剩，在体内多余的能量以脂肪的形式储存于脂肪组织，导致体内脂肪的增加。

(2) 不良的进食习惯

① 进食能量密度较高食物　食物的能量密度与食物中各种产能营养素的关系十分密切，脂肪是重要的产能营养素之一，因此脂肪含量较高的食物往往具有较高的能量密度。

② 不良的进食行为　肥胖样进食几乎见于绝大多数肥胖患者，其主要特征是进食时所选择的食物块大、咀嚼少、进食速度较快，以及在单位时间内吃的块数明显较多、吃甜食频率过多、非饥饿状况下看见食物或看见别人进食也易诱发进食动机，以进食缓解心情压抑或情绪紧张、边看电视边进食及睡前进食等，这些进食行为的异常均可大大加速肥胖的发生发展。

③ 进餐次数少　国内外调查研究发现，不论性别，进餐次数较少的人发生肥胖的机会和程度高于进餐次数稍多的人。

3. 社会、心理行为因素

不恰当的食物政策与广告宣传、社会偏见等都是社会促进肥胖的因素。不良的生活事件、恶劣的工作环境、精神压抑、感情冲动可导致某些人肥胖。这与食欲中枢的功能可能受制于心理及精神状态有关。

4. 维生素、矿物质与肥胖

维生素和矿物质对调节机体生理生化反应非常重要，应保证膳食中有足够的维生素和矿物质。有些维生素可促进脂肪的氧化分解，降低血清甘油三酯和胆固醇含量，有利于体重的降低和预防心血管合并症，必要时可口服维生素制剂补充。

三、控制肥胖饮食原则

肥胖的预防比治疗更重要且易奏效，调整饮食结构和坚持运动是预防肥胖的关键。

1. 膳食总原则是控制总能量的摄入

减少能量的摄入，使能量代谢呈现负平衡，促进脂肪动员，有利于降低体脂量。但能量摄入量的降低要适量，减少能量是以必须保证人体能从事正常的活动为原则。一般地，轻度肥胖者，每天能量的摄入可低于消耗的125～250kcal（523～1046kJ），每月可减轻0.5～1.0kg体重；中度以上肥胖者，每天摄入的能量可低于消耗量的550～1100kcal（2301.2～4602.4kJ），每周可减轻0.5～1.0kg体重。但每天能量的摄入至少在1000kcal（4184kJ），否则将影响正常活动，甚至会危害健康。

控制三餐能量分配，一日三餐，早餐30%、午餐40%、晚餐30%。开始减肥阶段，为解决饥饿问题，可在午餐或早餐中留相当于5%能量的食物，约折合主食25g，在下午加餐。

2. 严格限制脂肪的摄入

肥胖者往往血脂高，因此应适量限制脂肪的摄入量，脂肪供能控制在15%左右，尤其需要限制动物性脂肪、饱和脂肪酸的摄入。应多吃瘦肉，少吃肥肉等油脂含量高的食物。要减少烹调油，一天不超过25g。适当增加粗杂粮，限制甜食、含糖饮料。

3. 适量碳水化合物的摄入

膳食中的碳水化合物消化快，易造成饥饿，对减肥不利，可适当降低碳水化合物的比例,但过低可能诱发机体出现因脂肪氧化过多引起酮症。一般碳水化合物提供的能量不低于总能量的50%为宜。应限制单糖的摄入,坚持多糖饮食,增加膳食纤维的摄入。

4. 保证蛋白质的摄入

为维持蛋白质平衡,应保证膳食中有足够的蛋白质。由于总能量的下降,可以适当提高蛋白质的比例,但也不能太高,过高不仅会生成能量,还会加重肝肾负担,造成肝肾损伤。在蛋白质选择中,动物性蛋白质可占总蛋白质的50%左右。动物性食品以鱼、虾等水产品以及禽类和瘦肉为好。

5. 保证维生素和无机盐的供给

维生素和矿物质对调节机体生理生化反应非常重要,应保证膳食中有足够的维生素和矿物质。有些维生素可促进脂肪的氧化分解,降低血清甘油三酯和胆固醇,有利于体重的降低和预防心血管合并症。选择新鲜蔬菜、水果、豆类、牛奶等,是维生素和无机盐的主要来源。必要时在医生的指导下适当服用多种维生素和无机盐制剂。

6. 改掉不良的饮食习惯和行为

如暴饮暴食、吃零食、挑食偏食、喜吃洋快餐等,戒烟酒,采用适宜的烹调方法,同时限制食盐的摄入量。

四、肥胖的宣传教育和营养防治

① 大力宣传心脑血管疾病的两级预防,尤其重视一级预防。

② 宣传肥胖防治的生物—心理—社会现代医学模式的科学性,倡导文明生活方式。

③ 宣传饮食营养防治的要点是控制总能量、脂肪摄入量(包括肥肉、荤油和烹调油)、甜食、甜饮料、烟酒。养成良好饮食习惯,生活规律,精神情绪稳定,加强体育锻炼等。

④ 社区健康管理的重点是:有肥胖家族史者、孕期体重超重者、出生体重过大或过低者、超重者、经常在外就餐者;已经确诊为糖尿病、高血压、高血脂、冠心病者。建立膳食营养监测档案,制订饮食营养防治计划,定期随访。

⑤ 为肥胖者制订操作性强的减肥计划,定期与减肥者沟通计划进行情况,并做好观察记录。

任务2　高血压病人膳食营养教育

[案例]

在2001年,辽宁省下派医疗队到辽宁省××村进行乡村服务,前来就诊的人当中,患高血压疾病的患者,达到35%左右,远远超过了全国平均的患病水平。这到什么原因引起的呢?经过调查了解到,这里村民以食用猪油为主、盐摄入量高、经常性大量饮酒、吸烟,以上情形都是高血压形成的重要因素。

[启示]要养成良好的饮食习惯,培养健康的生活方式,实施"三减三健",树立全面健康理念,强化普及营养健康责任和担当意识,推动健康中国行动。

"三减三健"是国家《全民健康生活方式行动方案(2017—2025年)》中提出的六个专项行动,即:减盐、减油、减糖、健康口腔、健康体重、健康骨骼。每个人都是自己健康的第一责任人,健康的身体要从健康的生活方式开始。减少盐类摄入,减少糖类摄入,减少油脂摄入。倡导健康口腔,倡导健康体重,倡导健康骨骼。

高血压是指体循环动脉收缩期和(或)舒张期血压持续增高,当收缩压≥140mmHg和

(或)舒张压≥90mmHg而导致的对健康产生不利影响或引发疾病的一种状态。

高血压是最常见的心血管病,是全球范围内的重大公共卫生问题,世界各国的患病率高达10%~20%,不仅患病率高、致残率高、死亡率高,而且可引起心、脑、肾并发症,是冠心病、脑卒中和早死的主要危险因素。

随着我国经济的发展、人民生活水平的提高,高血压已日益成为一个重要的公共卫生问题。高血压的病因尚未完全明了,但大量证据表明营养因素与遗传因素相结合对人类高血压的发生起重要作用。

电子血压计的使用

一、高血压的分类

临床上高血压分为两类:一是原发性高血压,又称高血压病,是以血压升高为主要症状而病因未明确的独立疾病,占所有高血压病人的90%以上;二是继发性高血压,又称症状性高血压,病因明确,是某种疾病的临床表现之一。

二、高血压的表现

高血压根据病程分为缓进型和急进型。前者又称良性高血压,大多数患者属于此型。高血压的主要表现是:①起病隐匿,病情发展缓慢,常在体检时发现;②早期血压时高时低,受精神情绪、生活变化影响明显;③血压持续高水平,可有头痛、头晕、头颈疼痛;④长期高血压可引起肾、心和眼睛的病变;⑤精神情绪变化、失眠、耳鸣、日常生活能力下降、生活懒散、易疲劳、厌倦外出和体育活动、易怒、神经质。

三、高血压病的膳食营养因素

1. 脂肪

膳食中脂肪摄入过多,尤其是动物性脂肪摄入过多,可导致机体能量过剩,使身体变胖、血脂增高、血液的黏滞系数增大、外周血管的阻力增大,血压上升。

增加不饱和脂肪酸的摄入,能使胆固醇氧化,从而降低血清甘油三酯与胆固醇水平,降低血液的黏滞系数,防止动脉粥样硬化,防止血管狭窄,降低血液阻力,防止血压升高,还可延长血小板的凝聚,抑制血栓形成,防止脑卒中。其中的必需脂肪酸还有利于血管活性物质的合成,对降低血压、防治血管破裂有一定作用。

2. 碳水化合物

碳水化合物摄入过多,尤其是精制糖,可升高血脂,导致血压升高,且易出现合并症,因此应限制摄入。可在总碳水化合物摄入量不变的情况下适当增加淀粉类食物的比例。过量饮酒与血压升高有密切关系。

3. 蛋白质

膳食蛋白质可以影响血压的根本机制尚不清楚。有人提出特殊氨基酸如精氨酸、酪氨酸、色氨酸、蛋氨酸和谷氨酸是影响神经介质或影响血压的激素因子。因此有人推测大豆蛋白能降低血压是因大豆富含精氨酸,它是一种潜在的血管抑制剂。一组接近绝经期的妇女补充大豆蛋白质6周,舒张压有明显降低,但是其他营养素包括钙、镁和钾的摄入量在大豆蛋白质组也有所增加,血压降低可能并非大豆蛋白的单一作用。

4. 维生素

维生素C可增加血管的弹性,降低外周阻力,有一定的降压作用,并可降低血清胆固醇,软化血管,有利于预防高血压的合并症,防止心脑血管意外。维生素E的抗氧化作用可以稳定细胞膜的结构，防止血小板凝聚，可预防高血压并发症动脉粥样硬化的发生。B族维生素可保护血管结构，改善脂质代谢。

5. 矿物质

（1）钠　人群调查发现，食盐摄入量的增加可引起血压升高。钠主要存在于细胞外，使胞外渗透压增大，造成心输出量高，水分向胞外移动，细胞外液包括血液总量增多，血容量增大，血压增高。钠摄入量每降低1.0mmol/d，高血压者的收缩压下降5.8mmHg，舒张压下降2.5mmHg；血压正常者，收缩压和舒张压各下降2.3mmHg和1.4mmHg。此外，钠会使血小板功能亢进，产生凝聚现象，进而出现血栓堵塞血管。

50岁以上的人及家族性高血压者对盐敏感性较正常人高。过多摄入食盐还可改变血压昼高夜低的规律，是老年高血压患者发生脑卒中的危险因素。

（2）钾　低钾饮食是血压升高的因素之一。钾对血压的影响主要是钾可增加尿中钠的排出，使血容量降低，血压下降。限制钠盐补充钾盐比单独限制钠盐降低血压的效果要好。

（3）钙　现代医学研究发现钙水平的高低与高血压有一定的关系。高钙膳食有利于降低血压，可能和钙摄入高时的利尿作用有关，此时钠的排出增多。此外，高钙时血中降钙素的分泌增加，降钙素可扩张血管，有利于血压的降低。

（4）镁　镁具有调节血压的作用。研究表明，加镁能降压，而缺镁时降压药的效果降低。脑血管对低镁的痉挛反应最敏感，脑卒中（中风）可能与血清、脑、脑脊液低镁有关。

6. 膳食纤维

摄入膳食纤维，可减轻体重，间接辅助降压。膳食纤维能减少脂肪吸收，具有降低血清甘油三酯和胆固醇的作用，有一定的降压作用，还可延缓因高血压所引起的心血管合并症。在一些研究中，以可溶性和不溶性膳食纤维混合物作为来源，研究表明仅可溶性膳食纤维影响胃肠道功能并间接地影响胰岛素代谢。

四、控制高血压饮食原则

1. 控制总能量的摄入，达到并维持理想体重

肥胖者高血压发病率比正常体重者显著增高，过重者减轻体重和避免肥胖是防治高血压的关键策略。减肥目标是适度的体重减轻，即减轻10%也许甚至5%的体重足以控制或改善大多数肥胖症的并发症。

2. 减少脂肪摄入，限制胆固醇，补充适量优质蛋白质

将膳食脂肪控制在占总能量的25%以下，每日脂肪供给40～50g，同时限制动物脂肪摄入，选择富含不饱和脂肪酸的油脂和肉类。降低胆固醇的摄入，应低于300mg/d。适量补充优质蛋白质，大豆蛋白对血浆胆固醇水平有显著的降低作用，可防止高血压的发生发展，应多加食用。鱼类、鸡类蛋白质可改善血管弹性和通透性，每周进食2～3次。此外脱脂牛奶、酸奶、海鱼类、虾类等对于降低血压也有一定作用。

3. 降低钠盐摄入量，增加钾和钙的摄入

轻度高血压每日供给食盐以3～5g为宜，中度高血压每日1～2g，重度高血压者应给予无盐膳食。在限制钠的摄入量的同时要注意适当增加钾、钙的摄入，它们具有降低血压和保护心脏的功能。大部分食物都含有钾，但蔬菜和水果是钾的最好来源。此外，钙治疗高血压病有一定疗效。奶和奶制品是钙的主要来源，其含钙量丰富，吸收率也高。发酵的酸奶更有利于钙的吸收。奶还是低钠食品，对降低血压亦有好处。奶制品还能降低血小板凝集和降低胰岛素抵抗。

4. 限制饮酒过量

长期饮酒者体内的升压物质含量较多，酒精能影响细胞膜的通透性，使细胞内游离钙浓度增高,引起外周小动脉收缩,导致血压升高,增加患高血压脑卒中等危险,而且饮酒可增加服用降压药物的抗性,故提倡高血压患者应戒酒。

5. 多吃新鲜的瓜果蔬菜

它们富含维生素 C、胡萝卜素及膳食纤维等,有利于改善心肌功能和血液循环,还可促进胆固醇的排出,防止高血压的发展。

6. 饮食有节,科学饮水

要定时定量进食,不过饥过饱,不暴饮暴食。要改变不良进食行为,如放慢吃饭的速度,要细嚼慢咽,不狼吞虎咽。不挑食偏食。要少吃肥肉和荤油、油炸食品,少吃或不吃高能量零食,如糖果、巧克力、甜点和含糖饮料等。

任务3 糖尿病病人膳食营养教育

糖尿病是由于胰岛素分泌的绝对或相对不足而引起的以碳水化合物、脂肪和蛋白质的代谢紊乱为主的一种综合征。其主要特征是高血糖和糖尿,典型的临床症状是"三多一少"——多尿、多饮、多食、体重减少,乏力,视力模糊,容易感染。由于长期的高血糖,会使一些器官受损,尤其是眼睛、肾脏、神经、心脏和血管,导致其机能障碍甚至衰竭。

1985年WHO将糖尿病分为Ⅰ型和Ⅱ型。1997年美国糖尿病协会(ADA)公布了新的诊断标准和分型的建议,1999年WHO也对此做了认可,已被普遍采用。

1. Ⅰ型糖尿病

原来称作胰岛素依赖型糖尿病,胰腺分泌胰岛素的β细胞自身免疫功能受损伤引起胰岛素绝对分泌不足。在我国糖尿病患者中此型约占5%,有遗传倾向,儿童发病较多,其他年龄也可发病。

2. Ⅱ型糖尿病

主要是胰岛素细胞功能缺陷和胰岛素阻抗引起。此型占我国糖尿病患者的90%~95%,多发于中老年。

3. 妊娠糖尿病

妊娠期间的糖尿病有两种情况,一种为妊娠前已确诊患糖尿病,称"糖尿病合并妊娠";另一种为妊娠前糖代谢正常或有潜在糖耐量减退、妊娠期才出现或确诊的糖尿病,又称为"妊娠糖尿病(GDM)"。糖尿病孕妇中80%以上为GDM,糖尿病合并妊娠者不足20%。GDM发生率世界各国报道为1%~14%,我国发生率为1%~5%,近年有明显增高趋势。

4. 其他类型糖尿病

是指某些内分泌疾病、化学物品、感染及其他少见的遗传、免疫综合征所致的糖尿病,国内非常少见。

糖尿病是一种常见病、多发病,全世界发病率都很高。发达国家糖尿病患病率在6%~10%以上,我国糖尿病患病率在2%~4%。2017年全国糖尿病患者人数已在1.14亿以上,成为继心血管和肿瘤之后的第三位"健康杀手"。糖尿病的治疗是一项长期艰苦的工作,在糖尿病的综合治疗措施中饮食治疗尤为重要。

一、糖尿病的诊断标准

见表4-22。

表 4-22　糖尿病、糖耐量减退和空腹血糖调节受损的诊断标准

项　目	静脉血糖	
	空腹/(mmol/L)	餐后 2 小时（或口服葡萄糖 75g)/(mmol/L)
正常人	<6.1	<7.8
糖尿病	≥7.0	≥11.1（或随机血糖）
糖耐量减低（IGT）	<7.0	7.8～11.1
空腹血糖受损（IFG）	6.1～7.0	<7.8

二、糖尿病的病因

1. 遗传因素

糖尿病是遗传性疾病，Ⅰ型糖尿病的病因中遗传因素的重要性为 50%，而在Ⅱ型糖尿病中其重要性达 90%以上。中国人属于Ⅱ型糖尿病的易患人群。

2. 肥胖

肥胖是糖尿病的一个重要诱发因素，80%的糖尿病患者有肥胖的病史。我国调查资料显示，超重者糖尿病患病率是非肥胖者的 5 倍，超重和肥胖者均有高胰岛素血症和胰岛素抵抗。

3. 年龄

老年人糖尿病患病率升高快。

4. 饮食因素

高能量、高脂肪、低膳食纤维饮食不仅是肥胖和高脂血症的饮食营养原因，这样的饮食习惯还会引起胰岛素抵抗。

5. 吸烟

长期大量吸烟易发生血红蛋白糖化。同样的体质指数，吸烟者内脏脂肪量、空腹血糖和胰岛素水平均高于不吸烟者。

三、糖尿病的饮食营养防治原则

1. 适宜的能量摄入量

糖尿病的饮食治疗首要措施就是控制每日总能量，能量的摄入量应以能维持正常体重或略低于正常体重为宜。热能摄入过多，造成肥胖，增加患糖尿病的危险性，实际操作中应按标准体重计算能量供给量。年龄超过 50 岁的患者，每增加 10 岁，能量供应应减少 10%。

2. 合理控制碳水化合物的摄入

糖尿病病人的碳水化合物摄入量未予严格限制，占能量的 50%～60%，但对碳水化合物的来源要求很高，因为不同的碳水化合物对血糖的影响不同，要经常选用血糖生成指数较低的食物。一般地，高分子碳水化合物如淀粉对血糖的影响较小，可适量食用，但要相应减少主食摄入；而小分子糖如蔗糖、葡萄糖、乳糖等对血糖的影响较大，应严格限制其摄入量，水果中因含有较多的小分子糖，空腹血糖控制不理想者也应限制其摄入量。限制蜂蜜、白糖、红糖等精制糖的摄入，选用淀粉等作为碳水化合物的来源。

无糖食品

3. 蛋白质的适量摄入

糖尿病病人的糖异生作用加强，蛋白质分解加速，出现负氮平衡，因此可适量增加蛋白质的摄入。成人每日1.0～1.5g/kg，约占能量的18%。当出现糖尿病性肾损伤时，若仅有尿蛋白症状，可增加蛋白质的摄入量；若有肝、肾功能衰竭，则限制蛋白质的摄入量，每日0.5～0.8g/kg。多选用大豆及豆制品、兔、鱼、禽、瘦肉等优质蛋白质，至少占1/3以上。

4. 控制脂肪和胆固醇的摄入

每天供热比占总能量的20%～30%，如高脂血症伴肥胖、动脉粥样硬化或冠心病者，应控制脂肪供热比占总能量的25%以下。此外，应限制饱和脂肪酸的摄入量，使其不超过总能量的10%，多不饱和脂肪酸、单不饱和脂肪酸、饱和脂肪酸的最佳比例为1∶1∶1。胆固醇的摄入也应予以限制，摄入量<300mg/d；合并高胆固醇血症的糖尿病病人摄入量应<200mg/d。每日用油量宜20g左右，减少含饱和脂肪酸的牛油、羊油、奶油的摄入，植物油至少占总能量的1/3以上。

5. 增加可溶性膳食纤维的摄入

建议每日摄入量为35～40g。可溶性膳食纤维较多的食物有南瓜、糙米、玉米面、魔芋、燕麦等。

6. 保证丰富的维生素和矿物质

足量的维生素C可提高靶细胞受体对胰岛素的敏感性，有助于血糖的氧化代谢，改善糖尿病的代谢紊乱；糖尿病病人由于代谢紊乱，脂肪氧化增多，维生素B_1、维生素B_2、烟酸的消耗增加，维生素A对视觉的影响可延缓糖尿病病人的眼部损伤，所以糖尿病病人应多食用富含维生素C、维生素A、B族维生素的食物，必要时服用制剂。

三价铬是葡萄糖耐量因子的组成部分，是胰岛素的辅助因子，故能增加周围组织对胰岛素的敏感性，使碳水化合物的氧化分解加速，降低血糖。锌是胰岛素的组成成分，镁与外周组织对胰岛素的敏感性有关，镁能促进胰岛素的合成与分泌，从而降低血糖。因此应适量增加铬、锌、镁等微量元素的摄入，减少钠盐的摄入。

7. 定时定量进餐，或少食多餐

定时定量进餐，或少食多餐，对糖尿病病人来说是一种很好的饮食习惯，可使血糖维持在基本正常水平，既不高也不至于太低。同时要求三餐食谱内容搭配均匀，每餐都有含糖、脂肪和蛋白质的食物，这种配餐方法有利于减缓葡萄糖的肠道吸收，增加胰岛素的释放，符合营养配餐的原则。

8. 良好的生活习惯

禁烟酒，合理选择食物烹调方法，忌煎炸和熏烤食物。

9. 其他

糖尿病患者应坚持饮食治疗，树立抗病信心，要学会应用食物交换份法和熟悉常用食物血糖生成指数。

任务4 痛风病人膳食营养教育

痛风首先在西方富有的学者、名人中发现，有"富贵病"之称。痛风（gout）是由于嘌呤代谢障碍及（或）尿酸排泄减少，其代谢产物尿酸在血液中积聚，因血浆尿酸浓度超过饱和限度而引起组织损伤的一组疾病。其临床主要表现包括：无症状的高尿酸血症；特征性急性发作的关节炎；关节滑液中的白细胞内含有尿酸钠晶体痛风石（尿酸钠结晶的聚集物），主要沉积在关节内及关节周围，有时可导致畸形或残疾、肾尿酸结石或痛风性肾实质病变，以上表现可以不同的组合方式出现。高尿酸血症是痛风最重要的诊断依据。

随着经济的发展和膳食结构的改变，亚洲各国如日本、印度尼西亚等的痛风患病率也不断上升。2018 年中国痛风现状报告白皮书中指出，我国高尿酸血症患者人数已达 1.7 亿，痛风患者超过 8000 万人，预计 2020 年痛风人数将达到 1 亿。痛风病与饮食关系密切，因此，合理控制饮食是预防和治疗痛风的根本。

一、痛风的病因

1. 遗传因素

古代即发现痛风有家族性发病倾向，原发性痛风患者中有 10%～25% 有痛风家族史，而痛风患者近亲中发现有 15%～25% 患高尿酸血症。

2. 环境因素

痛风虽与遗传有一定关系，但大部分病例没有遗传史，反映环境因素如饮食、酒精、疾病等会造成种族和地域间的差别。凡使嘌呤合成代谢或尿酸生成增加或使尿酸排泄减少的缺陷、疾病或药物均可导致高尿酸血症，例如高嘌呤饮食、酒精、饥饿，疾病如肥胖、高血压病、慢性肾衰、糖尿病酸中毒，药物如利尿剂、小剂量水杨酸、泻药滥用等。

在原发性高尿酸血症和痛风患者中 90% 是由于尿酸排泄减少，尿酸生成一般正常，患者的肾功能其他方面均正常，尿酸排泄减少主要是由于肾小管分泌尿酸减少所致，肾小管重吸收增加亦可能参与。常见的诱发因素有激烈肌肉运动、酗酒、缺氧、外科手术、放疗化疗、受凉、体重减轻过快、间断性饥饿减体重等，是由于 ATP 加速分解，其代谢产物即次黄嘌呤、黄嘌呤和尿酸明显增加所致。继发性高尿酸血症和痛风的发病因素有继发于其他先天性代谢紊乱疾病，如糖原累积病。

二、营养治疗

1. 限制总能量，保持适宜体重，避免和治疗超重或肥胖

流行病学和临床研究发现肥胖是高脂血症、高血压、高尿酸血症及痛风的共同发病因素之一。MeCarty 观察到痛风患者中 52% 是肥胖者。总能量一般给予 20～25kcal/(kg·d)。临床资料显示，肥胖的痛风患者在缓慢稳定降低体重后，不仅血尿酸水平下降，尿酸清除率和尿酸转换率升高，尿酸池缩小，未引起痛风急性发作。据美国 Framingham 的研究资料表明，男子的相对体重减少 10%，可使血清尿酸下降 19.6mmol/L，血清葡萄糖下降 0.14mmol/L，血清胆固醇下降 0.292mmol/L，收缩压下降 6.6mmHg。

2. 多食用素食为主的碱性食物

尿液的 pH 与尿酸盐的溶解度有关，当 pH 在 5.0 时，每 100mL 只能溶解尿酸盐 60mg；pH 在 6.0 时，尿酸盐可有 220mg 溶解；pH 在 6.6 时，几乎所有的尿酸盐呈溶解状态。但大部分痛风患者尿液的 pH 值常较低，尿酸过饱和，易出现肾结石。有些食物含有较多的钠、钾、钙、镁等元素，在体内氧化生成碱性离子，故称为碱性食物，属于此类食物的有各种蔬菜、水果、鲜果汁、马铃薯、甘薯、海藻、紫菜、海带等。增加碱性食物的摄入量，可使尿液 pH 值升高，有利于尿酸盐的溶解。西瓜与冬瓜不但属碱性食物，且有利尿作用，对痛风治疗有利。

3. 合理的膳食结构

在总能量限制的前提下，蛋白质的供热比为10%～20%，或每千克标准体重给予蛋白质0.8～1.0g。蛋白质不宜过多，因为合成嘌呤核苷酸需要氨基酸作为原料，高蛋白食物可过量提供氨基酸，使嘌呤合成增加，尿酸生成也多，高蛋白饮食可能诱发痛风发作。脂肪供热比<30%，其中饱和、单不饱和、多不饱和脂肪酸比例约为1∶1∶1，全日脂肪包括食物中的脂肪及烹调油在50g以内，碳水化合物供热比为50%～65%。充足的碳水化合物可防止产生酮体。注意补充维生素与微量元素。

4. 液体摄入量充足

液体摄入量充足增加尿酸溶解，有利于尿酸排出，预防尿酸肾结石，延缓肾脏进行性损害。每日应饮水2000mL以上，为8～10杯，伴肾结石者最好能达到3000mL。为了防止夜尿浓缩，夜间亦应补充水分。饮料以普通开水、淡茶水、矿泉水、鲜果汁、菜汁、豆浆等为宜。

5. 禁酒

乙醇可抑制糖异生，尤其是空腹饮酒，使血乳酸和酮体浓度升高，乳酸和酮体可抑制肾小管分泌尿酸，使肾排泄尿酸降低。酗酒如与饥饿同时存在，常是痛风急性发作的诱因。饮酒过多，产生大量乙酰辅酶A，使脂肪酸合成增加，使甘油三酯进一步升高。啤酒本身含大量嘌呤，可使血尿酸浓度增高。

6. 建立良好的饮食习惯

暴饮暴食，或一餐中进食大量肉类，常是痛风性关节炎急性发作的诱因。要定时定量，也可少食多餐。注意烹调方法，少用刺激调味品，肉类煮后弃汤可减少嘌呤量。

7. 选择低嘌呤食物

由于外源性尿酸占体内总尿酸的20%，严格的饮食控制只能使血尿酸下降10～20mg/L，对改善高尿酸血症的作用有限，再加上药物治疗的进展，已不提倡长期采用严格的限制嘌呤的膳食。合理的饮食结构、适宜的体重、良好的饮食行为和生活方式是预防痛风的最有效措施。一般人正常膳食每日摄入嘌呤为600～1000mg。在急性期，嘌呤摄入量应控制在150mg/d以内，对于尽快终止急性痛风性关节炎发作、加强药物疗效均是有利的。在急性发作期，宜选用第一类含嘌呤少的食物（分类方法见后文），以牛奶及其制品、蛋类、蔬菜、水果、细粮为主。在缓解期，可适量选含嘌呤中等量的第二类食物，如肉类食用量每日不超过120g，尤其不要集中一餐中进食。不论在急性或缓解期，均应避免含嘌呤高的第三类食物，如动物内脏、沙丁鱼、凤尾鱼、小鱼干、牡蛎、蛤蜊、浓肉汁、浓鸡汤及鱼汤、火锅汤等。常见食物嘌呤含量见表4-23。

为了使用上的方便，一般将食物按嘌呤含量分为三类，供选择食物时参考。

（1）第一类含嘌呤较少，每100g含量<50mg

① 谷薯类　大米、米粉、小米、糯米、大麦、小麦、荞麦、富强粉、面粉、通心粉、挂面、面条、面包、馒头、麦片、白薯、马铃薯、芋头。

② 蔬菜类　白菜、卷心菜、芥菜、芹菜、青菜叶、空心菜、芥蓝菜、茼蒿、韭菜、黄瓜、苦瓜、冬瓜、南瓜、丝瓜、西葫芦、菜花、茄子、豆芽菜、青椒、萝卜、胡萝卜、洋葱、番茄、莴苣、泡菜、咸菜、葱、姜、蒜头、荸荠、鲜蘑、四季豆、菠菜。

③ 水果类　橙、橘、苹果、梨、桃、西瓜、哈密瓜、香蕉、菜果汁、果冻、果干、糖、糖浆、果酱。

表 4-23　常见食物嘌呤含量　　　　　　　　　　　单位：mg/100g

食物	含量	食物	含量	食物	含量	食物	含量	食物	含量
谷薯类		干鲜豆类及制品		蔬菜类		韭菜	25.0	水产类	
大米	18.1	黄豆	166.5	丝瓜	11.4	茼蒿	33.4	海参	4.2
糙米	22.4	黑豆	137.4	西葫芦	7.2	苦瓜	11.3	乌贼	87.9
米粉	11.1	绿豆	75.1	茄子	14.3	黄瓜	14.6	海蜇皮	9.3
糯米	17.7	红豆	53.2	菜花	20.0	冬瓜	2.8	鳝鱼	92.8
小米	6.1	豌豆	75.7	蘑菇	28.4	南瓜	2.8	鳗鱼	113.1
面粉	17.1	花豆	57.0	青椒	8.7	肉类		鲤鱼	137.1
麦片	24.4	豆干	66.6	豆芽菜	14.6	猪肉	122.5	草鱼	140.2
玉米	9.4	四季豆	29.7	萝卜	7.5	牛肉	83.7	鲢鱼	202.4
白薯	2.4	硬果及其他		胡萝卜	8.0	羊肉	111.5	黑鲳鱼	140.6
马铃薯	5.6	瓜子	24.5	洋葱	3.5	鸡肉	140.3	白鲳鱼	238.0
水果类		杏仁	31.7	番茄	4.3	鸡肫	138.4	白带鱼	291.6
橙	1.9	栗子	34.6	白菜	12.6	肝	233.0	沙丁鱼	295.0
橘	2.2	花生	32.4	葱	4.7	肾	132.6	凤尾鱼	363.0
苹果	0.9	黑芝麻	57.0	姜	5.3	肚	132.4	鱼丸	63.2
梨	0.9	红枣	8.2	蒜头	8.7	脑	175.0	小鱼干	1638.9
桃	1.3	葡萄干	5.4	卷心菜	12.4	小肠	262.2	虾	137.7
西瓜	1.1	木耳	8.8	芥菜	12.4	猪血	11.8	牡蛎	239.0
香蕉	1.2	蜂蜜	3.2	芹菜	10.3	浓肉汁	160～400		
奶蛋类		海藻	44.2	青菜叶	14.4				
牛奶	1.4	酵母粉	589.1	菠菜	23.0				
奶粉	15.7	茶	2.8	空心菜	17.5				
鸡蛋(1个)	0.4			芥蓝菜	18.5				

④ 奶蛋类　鸡蛋、鸭蛋、皮蛋、牛奶、奶粉、酸奶、炼乳。

⑤ 硬果及其他　猪血、猪皮、海参、海蜇皮、海藻、红枣、葡萄干、木耳、蜂蜜、瓜子、杏仁、栗子、莲子、花生、核桃仁、花生酱、枸杞、茶、咖啡、巧克力、可可、油脂（在限量中使用）。

(2) 第二类含嘌呤较高，每 100g 含 50～150mg

① 植物类　米糠、麦麸、麦胚、粗粮、绿豆、红豆、花豆、豌豆、菜豆、豆干、豆腐、青豆、昆布。

② 动物类　猪肉、牛肉、小牛肉、羊肉、鸡肉、兔肉、鸭、鹅、鸽、火鸡、火腿、牛舌、鳝鱼、鳗鱼、鲤鱼、草鱼、鳕鱼、鲢鱼、黑鲳鱼、大比目鱼、鱼丸、虾、龙虾、乌贼、螃蟹。

(3) 第三类含嘌呤高的食物，每 100g 含 150～1000mg　猪肝、牛肝、猪小肠、脑、胰脏、白带鱼、白鲳鱼、沙丁鱼、凤尾鱼、鲢鱼、鲱鱼、鲭鱼、小鱼干、牡蛎、蛤蜊、浓肉汁、浓鸡汤及肉汤、火锅汤、酵母粉。

以上资料与分类摘自多种来源，由于食物的品种、分析的方法有别，所得的结果不尽相同。而且烹调方法对食物亦有影响，如肉类煮沸后熟肉会丢失部分嘌呤到汤液中。主张避免嘌呤过高的食物，在药物的控制下，可不必计较其绝对嘌呤含量。

任务 5　肿瘤病人膳食营养教育

肿瘤（tumor）指机体中成熟或正在发育中的细胞，呈现过度增生或异常分化而形成的新生物。肿瘤分为良性肿瘤和恶性肿瘤。良性肿瘤有包膜，肿瘤的发展局限在包膜内，对人体的危害较小；恶性肿瘤无包膜，可浸润生长及转移，对人体的危害较大。习惯上称恶性肿瘤为癌。

研究表明，在引起肿瘤的发病原因中，除环境因素是重要因素外，膳食营养因素约占1/3。膳食摄入物的成分，膳食习惯，营养素摄入不足、过剩或营养素间的摄入不平衡，都可能与癌症的发病有关，并且在肿瘤的发生、发展、恶化、治疗等的全过程均发挥作用，所以通过膳食营养的干预来防治肿瘤是可行的措施。

一、肿瘤的病因

1. 膳食营养素的影响

（1）脂肪　食物中的脂肪主要与胃肠道肿瘤和内分泌器官肿瘤，特别是结肠癌、直肠癌、睾丸癌、卵巢癌及乳腺癌的发生有关。饮食中脂肪含量高时，刺激胆汁分泌增多，胆汁在大肠细菌的作用下被分解，形成石胆酸，而石胆酸已被证明具有一定的致癌作用，且高脂膳食易造成便秘，使食物中的致癌物质在直肠存留时间长，诱发直肠癌。摄入的脂肪过高，还可诱导雌激素的分泌增加，导致乳腺癌的发生率增高。高胆固醇饮食与肺癌、胰腺癌有关。脂肪酸中应限制的是饱和脂肪酸、多不饱和脂肪酸和反式脂肪酸。

（2）蛋白质　在日常饮食中，蛋白质含量不足与过量均对癌症的发生与发展具有促进作用，高动物蛋白饮食常常伴高脂肪存在。

（3）膳食纤维　膳食纤维有较强的吸水性，可吸收有害、有毒及致癌物质，促进肠蠕动，缩短有害物质在肠道的停留时间，降低肿瘤的发病危险。肿瘤发生常常同时存在低膳食纤维饮食的因素。

（4）维生素

① 维生素 A　维生素 A 可维护上皮组织的健康，增强对疾病的抵抗力，能阻止、延缓或使癌变消退，抑制肿瘤细胞的生长和分化。许多病例对照研究表明上皮细胞癌的发生率与维生素 A 摄入量呈负相关。

② 维生素 C　实验证明，维生素 C 对化学致癌物亚硝胺的形成有阻断作用，可抑制人体内亚硝胺的合成。维生素 C 还能巩固和加强机体的防御能力，使癌细胞丧失活力。缺乏维生素 C 时，与食道癌、喉癌、宫颈癌的发生有关。

③ 维生素 E　不少动物实验资料证明维生素 E 能对抗多种致癌物的作用。维生素 E 也能阻断食物中某些成分合成亚硝胺，故有防癌作用。缺乏维生素 E 时，与肺癌、结肠癌、直肠癌的发病有关。

（5）矿物质

① 硒　硒有抗癌作用。动物实验表明硒有预防一系列化学致癌物诱发肿瘤的作用。流行病学资料也说明消化道癌症患者血硒水平明显低于健康人。美国调查发现，农作物中硒含量越低的地区，消化系统和泌尿系统肿瘤的死亡率就越高。

② 锌　Schrauzer（1977）估计了 27 个国家的食物摄入量，发现锌摄入量与白血病、肠癌、乳腺癌、前列腺癌和皮肤癌呈正相关。而其他一些研究则认为锌摄入量低与食管癌发生有关。

③ 其他矿物质　碘缺乏时可能增加患甲状腺癌的危险。钼缺乏可增加食道癌的发病率，如我国河南林州市土壤中缺钼，是食道癌的高发区，当施以钼盐后，食道癌的发病率显著降低。镉在职业性接触下能引起肾癌和前列腺癌，但对在膳食和饮水中镉的作用却报告不一，动物实验也未发现饮水中镉有致癌作用。砷和铅已被证明对人有致癌作用。

2. 其他因素

引发癌症的还有遗传因素和环境因素。临床发现某些肿瘤具有家族性或遗传性现象。环境因素主要是环境被致癌物所污染，人们在生活中接触到的致癌物，其途径为空气、土壤、水等，环境污染所引起的癌症死亡率占总癌症死亡率的20%左右。此外，病毒与肿瘤发生也有关，与人类肿瘤密切相关的病毒有乙型肝炎病毒、乳头状瘤病毒、EB病毒及T系淋巴细胞病毒、免疫缺陷病毒等。

二、控制肿瘤发病饮食原则

研究表明，肿瘤的发病高低与饮食习惯不同密切相关，应针对饮食致癌因素调整膳食结构，注重合理营养，讲究平衡膳食，改善不良饮食习惯。因此，为预防或减少癌症发生的危险性，应从如下方面注意饮食的控制。

(1) 健康的膳食结构　食物要多样，保证营养素的全面均衡，符合膳食要求。应以植物性食物为主，多吃蔬菜水果，减少摄入精制谷类和糖类食物。增加粗加工米、面及杂粮的摄入量。碳水化合物占摄入总能量适宜比例为50%~65%。适量摄入蛋白质，蛋白质摄入量约占膳食总能量的15%。增加优质蛋白质的摄入，经常适量食用大豆及其制品，经常适量食用鱼虾和禽类。减少畜肉类食用量，每天摄入量不超过80g。控制脂肪摄入量，不超过总能量的30%。饱和脂肪与不饱和脂肪比例适当，合理选择植物油。食盐摄入量不超过6g，减少食用腌制食品和香肠类食品。

(2) 控制总能量的摄入　限制能量摄入可以抑制肿瘤形成、延长肿瘤潜伏期、降低肿瘤发病率。体重超重或肥胖的人比体重正常的人更易有患肿瘤的危险，但是如果成年人能量摄入不足，同时蛋白质、脂肪、碳水化合物的量也不能满足需要，导致消瘦，会使抵抗力下降，使胃癌的发病率增高。能量供给应以能维持理想体重或略轻于理想体重为标准。

(3) 适当增加膳食纤维特别是可溶性膳食纤维的摄入

(4) 增加蔬菜和水果的摄入。特别多食含抗氧化维生素如维生素A、维生素C、维生素E等多的果蔬，增加含锌、硒等矿物质多的食物摄入量。真菌类如金针菇、香菇、木耳能提高机体免疫力，提高抑制肿瘤的能力，应注意增加摄入量。

(5) 戒烟，限饮酒

(6) 提高饮食卫生质量，减少食品中致癌物质的摄入　不吃熏烤食物，少吃油、煎、炸食物；不吃霉变的食物，少吃腌制的食物；尽量减少摄入化学药物、化肥、微生物污染的食物。

(7) 合理服用营养补充剂

子情境3　膳食与营养素缺乏病判断

营养缺乏病（nutritional deficiency diseases）指长期严重缺乏一种或多种营养素而造成机体出现各种相应的临床表现或病症，如维生素C缺乏病、缺铁性贫血、夜盲症、地方性甲状腺肿等。营养缺乏病的病因有原发性和继发性两类，原发性病因指单纯营养素摄入不足，继发性病因指由于其他疾病过程而引起的营养素不足。

营养缺乏病的发生与社会经济、文化教育、饮食习惯、地域风俗、宗教信仰、食品生产供应状况、食品加工、储运、烹调、销售以及营养知识普及教育等都有密切关系。营养缺乏病的预防要从营养素之间的相互关系综合考虑，在现有条件下充分利用各种食物来预防营养素的缺乏。

任务1 蛋白质-能量营养不良判断

蛋白质-能量营养不良（protein-energy malnutrition，PEM）是由于能量和蛋白质摄入不足引起的营养缺乏病。PEM多数由贫困、战乱和灾害等引起，是急性食物缺乏的结果。该病在成人和儿童均可发生，但以婴幼儿最为敏感，约有一半的蛋白质-能量营养不良患儿很难活到5岁。本病主要分布在非洲、中美洲、南美洲、中东、东亚和南亚地区，许多发展中国家其死亡率为发达国家的20～50倍，已成为世界上许多发展中国家重要的公共卫生问题。我国当前在个别地区或特殊情况下亦有发病。

1. 病因

由于社会的、自然的、生理的、病理的原因使能量和蛋白质摄入不足时，都可能发生蛋白质-能量营养不良。引起该病的病因主要有：食物摄入不足，如食物缺乏，长期低蛋白质、低能量膳食；需要量增多，如妊娠、生长发育；消耗增加，如肿瘤、肺结核；其他疾病，如胃肠道疾病等。

2. 发病症状

蛋白质-能量营养不良主要危害婴幼儿的生长发育，按其临床表现可分为以下几种类型。

（1）水肿型营养不良　主要由于摄入蛋白质的质量差且数量严重不足，多见于4个月至5岁的小儿。病儿生长迟缓，虚弱无力，体重在其标准体重的60%～80%。以水肿为主要特征。凹陷性水肿常见于腹部、腿部，也可能遍及全身，包括面部，最明显的是下肢。腹水和胸膜渗出通常较轻。水肿型营养不良的儿童因为水肿，也有一些皮下脂肪，使体重减轻不像干瘦型儿童那么严重，但其生长会处于停滞状态。水肿情况取决于蛋白质缺乏的程度，也取决于膳食中盐和水的量。主要表现为水肿、腹泻，常伴发感染、头发稀少易脱落、表情冷漠或情绪不好。

（2）消瘦型营养不良　以能量不足为主，体重低于其标准体重的60%。主要表现为皮下脂肪消失，肌肉萎缩无力，皮肤黏膜干燥萎缩，两颧突出，额部有皱纹，头发干枯，貌似"小老头"；皮下脂肪和骨骼肌显著消耗及内在器官萎缩。四肢犹如"皮包骨"，腹部因无脂肪呈舟状腹或因胀气呈蛙状腹，腹壁薄，甚至可见肠蠕动或摸到大便包块。精神神经发育落后，对外界反应淡漠或易激惹、记忆力减退、注意力不集中、有饥饿感或食欲不振。

（3）混合型　即蛋白质和能量均有不同程度的缺乏，临床表现介于上述二型之间。病人生长迟滞、体重低于标准体重的60%，有水肿。临床表现主要是皮下脂肪消失、肌肉萎缩、急躁不安或表情淡漠、明显饥饿感或食欲不振，常伴有腹泻、腹壁变薄、腹部凹陷呈舟状、肝脾肿大，常同时伴有维生素和其他营养素缺乏。

3. 蛋白质-能量营养不良体征判断

症状/体征（特征）判断和考虑要点见表4-24。

表4-24　营养评价的可能诊断指标

营养评价	可能的诊断指标（必须包括一个或更多）
个人史	先天性营养不良 吸收不良 疾病或残疾 服用影响食欲的药物，如多动症使用的药

续表

营养评价	可能的诊断指标(必须包括一个或更多)	
食物/营养史(报告或观察)	长期食物摄入不足 母乳不足 喂养不当 饥饿 拒食	
个人测量	皮褶厚度减少 BMI<18.5,儿童可根据生长发育曲线图	
体检结果	消瘦型 明显消瘦,肌肉质量减少,肌萎缩 皮肤干燥、毛发稀少	水肿型 凹陷性水肿,肝脏肿大 皮肤干燥、毛发稀少 色素沉着 精神萎靡、反应冷淡
生化数据,临床检验	血红蛋白浓度、血清白蛋白、血清运铁蛋白、血清甲状腺素结合前白蛋白等指标下降	

4. 改善蛋白质-能量营养不良的建议

(1) 合理膳食　膳食提供充足的能量和蛋白质是基本的预防措施。在饮食上,补足每天的能量和蛋白质。同时应充分利用各种食物资源,通过合理搭配,并注意充分发挥食物蛋白质的互补作用,全面改善营养。

婴儿尽可能给予母乳喂养,断奶时间不要过早;采用含蛋白质丰富的断奶食品,及时添加辅食;改进饮食卫生、个人卫生和家庭卫生,控制儿童的腹泻和感染;进行有计划的营养调查和监测,及时采取卫生保健措施。

(2) 推广儿童生长发育监测图的应用　定期测量婴幼儿体重并将体重值在生长发育监测图上标出,几次结果连接成线;如果发现体重增长缓慢、不增或下跌者应寻找原因,予以及时纠正。

(3) 合理安排生活制度　生活要规律,养成良好的生活习惯,每天适当进行户外活动,坚持锻炼身体,以增进食欲,提高消化能力。

(4) 减少感染,早期诊断和治疗　营养不良和感染互为因果,营养不良幼儿很容易感染疾病,而感染的儿童又很容易患营养不良。有营养不良的人要注意防止呼吸道和消化道感染,并尽早进行诊断,尽早治疗;患腹泻的儿童应及时喂食适合腹泻儿童的食品,以预防营养不良的发生。

[案例1]

在安徽阜阳一农村从2003年开始,100多名婴儿陆续患上了一种怪病。本来健康出生的孩子,在喂养期间,开始变得四肢短小,身体瘦弱,尤其是婴儿的脑袋显得偏大。当地人称这些孩子为"大头娃娃"。经调查组核实,阜阳市因食用劣质奶粉造成营养不良的婴儿229人,死亡婴儿12人。调查证实,不法分子用淀粉、蔗糖等价格低廉的食品原料全部或部分替代乳粉,再用奶香精等添加剂进行调香调味,制造出劣质奶粉,婴儿生长发育所必需的蛋白质、脂肪以及维生素和矿物质含量远低于国家相关标准,长期食用这种劣质奶粉会导致婴幼儿营养不良、生长停滞、免疫力下降,进而并发多种疾病甚至死亡。

[案例2]

2008年9月,很多食用三鹿婴幼儿奶粉的婴儿被发现患有肾结石,随后在其奶粉中发现化工原料三聚氰胺。根据我国官方公布的数字,截至2008年9月21日,因使用婴幼儿奶粉而接受门诊治疗咨询且已康复的婴幼儿累计39,965人,正在住院的有12,892人,此前已治愈出院1,579人,死亡4人。事件引起各国的高度关注和对乳制品安全的担忧。在公布对国内的乳制品厂家生产的婴幼儿奶粉的三聚氰胺检验报告后,事件迅速恶化,涉及22个厂家69批次产品中都检出三聚氰胺。该事件重创中国制造商品信誉,多个国家禁止了中国乳制品进口。

[启示] 食品安全问题的解决不仅需要依靠国家政策及法律法规,更重要的是需要食品生产者自身的道德约束。重视诚信道德,提高思想道德素质和社会责任意识,为今后从事本专业所需掌握的职业能力奠定基础。责任公民意识的培育,意识到身上所肩负的责任,明确自己的社会责任,在学习、生活及工作中守卫食品安全、维护国家荣誉,促进社会稳定,为食品领域的建设添砖加瓦。

任务2 维生素缺乏症判断

一、维生素A缺乏症

维生素A缺乏症是世界卫生组织确认的世界四大营养缺乏病之一,是一种因体内维生素A缺乏引起的以眼、皮肤改变为主的全身性疾病。维生素A缺乏症及其导致的眼干燥症患病率在发展中国家部分地区非常高,甚至呈流行趋势。故维生素A缺乏已经成为全球性的营养问题之一。

1. 缺乏原因

(1) 摄入不足 长期以糕、面糊等谷物,脱脂乳或炼乳喂哺小儿而未及时添加辅食;动物性食物为主;贫困、战争和灾荒等导致食品短缺等原因造成维生素A摄入不足,不能满足生理需要。

(2) 吸收利用障碍 慢性消化道疾病,如慢性腹泻、慢性痢疾、结肠炎、肝胆系统疾病等均可影响维生素A的消化、吸收和储存。

(3) 需要量增加 生长发育迅速的早产儿、重体力劳动者、急慢性消耗性疾病及各种传染病等均可使机体对维生素A的需要增多,易造成维生素A的相对缺乏。

(4) 代谢障碍 甲状腺功能低下和患糖尿病时,β-胡萝卜素转变成维生素A障碍等。

(5) 其他营养素的影响 缺乏蛋白质和锌可影响维生素A的转运和利用。

(6) 其他因素 酗酒和长期使用一些药物(如消胆胺、新霉素、秋水仙碱等)均可导致维生素A的缺乏。

2. 发病症状

维生素A对维持视力、上皮细胞的生长和分化、人体的生长发育等都具有非常重要的意义。维生素A缺乏症以儿童及青少年较多见,男性多于女性,其病变可累及视网膜、上皮、骨骼等组织,甚至影响免疫、生殖功能。主要的症状如下。

(1) 眼部症状 眼部症状出现最早。甚至在一些发达国家,维生素A缺乏仍为致盲的重要原因。主要表现为以下三种类型。

① 眼干燥症 维生素A缺乏时病人常感眼部不适、发干,有烧灼感,畏光,流泪,故本病又称为干眼病。当球结膜干燥时,会失去正常光泽和弹性,透亮度减低,并呈混浊的颜

色。维生素 A 缺乏时间较长时，在眼睑裂部球结膜靠近角膜缘处有灰白色微小泡沫状小点散在表面，随后集成圆形或卵圆形或三角形，表面微隆起、干燥，不易擦去，即为毕托斑(Bitot's spot)。毕托斑具有特征性，对维生素 A 缺乏的诊断有参考意义。

② 夜盲症　夜盲是指在黑夜中看不见东西。在未发生夜盲前有暗适应障碍。暗适应是指从亮处进入暗处时眼睛在黑暗中需要适应一定时间才能看到物体的生理现象。这段在黑暗中看不到物体的时间称暗适应时间。维生素 A 缺乏会导致视网膜上维持暗视力的视紫红质生成障碍，影响视网膜对暗光的敏感度，导致暗适应能力降低以至夜盲。病人多在黎明及黄昏时看物不清，病情较重则发展为夜盲。

③ 角膜软化　维生素 A 缺乏严重时，初期会引起角膜干燥、角化，失去光泽，后期可出现软化、溃疡、穿孔，导致失明。

(2) 皮肤症状　维生素 A 缺乏者皮肤的典型症状是皮肤干燥，以后由于毛囊上皮角化出现角化过度的毛囊性丘疹，以上臂后侧与大腿前外侧最早出现，以后扩展到上下肢伸侧、肩和下腹部，但很少累及胸、背和臀部。丘疹呈圆形或椭圆形，针头大小，坚实而干燥，暗棕色，去除后留下坑状凹陷，无炎症。由于皮脂腺分泌减少，皮肤干燥且有皱，外表与蟾蜍的皮肤相似，又称"蟾皮症"。严重时皱纹明显如鱼鳞。

(3) 骨骼系统　维生素 A 缺乏时，在儿童可表现为骨骼停止生长，发育迟缓。另外，可出现齿龈增生角化，牙齿生长延缓，其表面可出现裂纹，并容易发生龋齿。

(4) 生殖功能　维生素 A 缺乏，可影响女性受孕和怀孕，或导致胎儿畸形和死亡；男性则会出现精子减少，性激素合成障碍，从而影响生殖功能。

(5) 免疫功能　维生素 A 缺乏可使机体免疫功能低下，患儿易发生反复呼吸道感染及腹泻等。

3. 维生素 A 缺乏的判断

(1) 营养评价

① 血清、血浆视黄醇含量　正常成年人血清视黄醇浓度为 $1.05\sim3.15\mu mol/L$。WHO 认为，血清视黄醇浓度低于 $0.70\mu mol/L$ 时表示机体视黄醇不足，低于 $0.35\mu mol/L$ 时表示机体视黄醇缺乏；儿童正常血清视黄醇浓度应大于 $1.05\mu mol/L$，$0.70\sim1.02\mu mol/L$ 为边缘缺乏，小于 $0.70\mu mol/L$ 为缺乏。

血浆视黄醇结合蛋白水平能比较敏感地反映体内维生素 A 的营养状态，正常值为 $23.1mg/L$，低于此值有缺乏可能。

② 暗适应能力测定　暗适应能力降低可作为早期诊断维生素 A 缺乏的依据。用暗适应计和视网膜电流变化检查，如发现暗光视觉异常，有助诊断。

③ 生理盲点　生理盲点的变化对判断人体维生素 A 的缺乏程度是一个较灵敏的指标，正常人生理盲点面积约为 $1.8cm^2$，若维生素 A 缺乏，生理盲点会扩大。

④ 眼结膜印迹细胞学法　眼结膜印迹细胞学法为新发展的技术，对早期发现角膜组织异常有一定帮助。在维生素 A 缺乏期间，眼结膜杯状细胞消失，上皮细胞变大且角化。可用醋酸纤维薄膜贴于受试者的球结膜上取样，然后染色，镜检。

⑤ 尿液上皮细胞检查　取 10mL 新鲜、清洁中段尿，加 1% 龙胆紫溶液数滴。计数上皮细胞，超过 $3个/mm^3$，排除尿路感染后，可认为是维生素 A 缺乏。

(2) 维生素 A 缺乏的判断　维生素 A 缺乏的判断要点见表 4-25。

表 4-25　维生素 A 缺乏的可能诊断指标

营养评价	可能的诊断指标(必须包括一个或更多)
个人史	吸收不良 其他代谢疾病或消化疾病 服用影响维生素 A 吸收的药物或食物
体检结果	夜盲症,毕托斑,滤泡角化过度 干眼症 上皮干燥、增生、毛囊角化过度 发育不良,毛发干燥、易脱落
食物/营养史(报告或观察)	长期富含维生素 A 的食物摄入不足 喂养不当 脂肪摄入不足 节食和/或限制食物类别、偏食 食物选择不当和/或不良的膳食行为
生化数据,临床检验	维生素 A:血清视黄醇浓度<0.70μmol/L

4. 改善维生素 A 缺乏建议

(1) 摄入含维生素 A 丰富的食物　如动物性食品（肝脏、鱼类、蛋类、肉类、禽类、奶类及其制品等）、深绿色蔬菜、胡萝卜、番茄、红薯等食物，养成不偏食、不挑食的习惯。

(2) 监测易感人群　包括对婴幼儿、儿童、孕妇、乳母等易感人群进行暗适应能力、眼部症状、血清视黄醇浓度等方面的监测，及时发现亚临床的缺乏者，及时给予纠正。

(3) 对易患人群进行干预　近来研究表明，在维生素 A 缺乏地区，每年或每半年 1 次口服 30 万单位视黄醇油滴，可以起到预防作用。

(4) 选用膳食补充剂和维生素 A 强化食品　有条件的地方可选用维生素 A 强化食品，必要时适当选用膳食补充剂，以提高维生素 A 的摄入量。

二、维生素 D 缺乏症

维生素 D 是人类生命所必需的营养素，是钙平衡的最重要生物调节因子之一。维生素 D 直接或间接地参与骨内进行的所有过程：骨细胞的增生、分化，骨基质的形成、成熟和钙化，骨质的重吸收等。维生素 D 缺乏病根据年龄不同有不同的临床表现。婴幼儿时期维生素 D 缺乏可导致佝偻病（rickets）的发生，成人阶段维生素 D 缺乏则会形成骨软化症（osteomalacia）。维生素 D 缺乏病主要发生在气温偏低、日光照射不足的地区，以食物中缺乏维生素 D 来源的人群中多见，特别是婴幼儿、孕妇、乳母和老年人。

1. 缺乏原因

维生素 D 及钙、磷的原发性缺乏和代谢异常可导致维生素 D 缺乏。引起维生素 D 缺乏的常见原因如下。

① 阳光照射不足。
② 维生素 D 及钙、磷摄入不足。
③ 维生素 D 及钙、磷的肠道吸收障碍。
④ 其他原因，如肝、肾疾病时可直接影响维生素 D 的正常合成代谢。

2. 发病症状

维生素 D 缺乏的危害主要是造成钙、磷吸收和利用障碍，从而引发佝偻病或骨软化症。

(1) 佝偻病　多发生于婴幼儿，主要表现为神经精神症状和骨骼的变化。

① 神经精神症状 神经精神症状为佝偻病初期的主要临床表现,可持续数周至数月。表现为多汗、夜惊、易激怒等,特别是入睡后头部汗多,与气候无关,由于汗液刺激,患儿经常摇头擦枕,形成枕秃或环形脱发。以上症状虽非特异性表现,但在好发地区可以作为早期诊断的参考依据。

② 骨骼变化 骨骼的变化与年龄、生长速度及维生素D缺乏的程度等因素有关。

a. 头部。颅骨软化为佝偻病的早期表现。多见于3～6个月婴儿,轻者前囟边缘软化,闭合延迟,可迟至2～3岁才闭合。重者颞枕部呈乒乓球样软化,以手指按压枕、顶骨中央,有弹性。由于骨膜下骨样组织增生,可导致额、顶骨对称性隆起,形成"方颅""鞍状头"或"十字头"。佝偻病患儿出牙晚,可延至1岁,或3岁才出齐。严重者牙齿排列不齐,釉质发育不良。

b. 胸部肋骨串珠。在肋骨与肋软骨交界区呈钝圆形隆起,外观似串珠,以第7～第10肋最显著。也可向内隆起,压迫肺而导致局部不张,易患肺炎。

c. 胸廓畸形。1岁以内的患儿肋骨软化,胸廓因受肠肌收缩而内陷,呈现沿胸骨下缘水平的凹沟,称为赫氏沟。2岁以上患儿可见有鸡胸等胸廓畸形;剑突区内陷,形成漏斗胸。

d. 四肢及脊柱。由于骨骼软化,上下肢均可因承重而弯曲变形,婴儿爬行时可发生上肢弯曲,较大的儿童站立行走时则发生下肢变曲,出现O形腿或X形腿。脊柱受重力影响可发生侧向或前后向弯曲。严重佝偻病儿可能发生骨折。另外,长骨干骺端肥大,以腕部明显,桡骨、尺骨端呈钝圆形隆起,形似"手足镯"。

佝偻病患儿一般发育不良,神情呆滞,条件反射建立缓慢且不巩固。能直立行走的时间也较晚。由于低血钙,6个月以下的小儿常出现肌痉挛或手足抽搐,更大些的儿童可有骨痛、骨变形等表现。

③ X射线检查 以发育较快的长骨的X射线改变最为明显,尤其以尺桡骨远端及胫腓骨近端更为明显。其各期表现见表4-26。

表4-26 佝偻病的X射线检查表现

时期	X射线检查表现
初期或轻症期	改变不显著,干骺端钙化预备线可有轻度模糊,以尺桡骨端明显
活动期	干骺端钙化预备线消失,呈毛刷状,常有杯口状凹陷;骺线显著增宽,骨质稀疏,皮质变薄,可伴有不完全骨折及下肢弯曲畸形
恢复期	钙化预备线重新出现,但仍不太规则,杯口状改变渐消失,骨密度渐恢复

(2) 骨软化症 发生于成年人,多见于寒冷、贫困地区的妊娠多产妇女及体弱多病的老人,少数病例是肾小管病变药物或酶缺乏药物、肝病药物、抗惊厥药物等所致。最常见的症状就是骨痛、肌无力和骨压痛。发病初期,骨痛往往是模糊的,常在背腰部或下肢,疼痛部位不固定,其发作也没有一定的规律性,一般在活动时加重,但没有明显的体征。肌无力是维生素D缺乏的重要表现,初期患者的感觉是在上楼梯或从座位起立时吃力,病情加剧时行走困难。在骨痛与肌无力同时存在的情况下,患者步态特殊,被称为"鸭步"。重度者有脊柱压迫性弯曲、身材变矮、骨盆变形等现象。体检时骨软化病患者的胸骨、肋骨、骨盆及大关节处往往有明显压痛。

成年人由于维生素D缺乏发生骨软化症时,特别是妊娠、哺乳期妇女和老年人,主要表现为骨骼软化、变形,易折断,严重时发生骨骼脱钙,骨质疏松,有自发性、多发性骨折。

3. 维生素 D 缺乏的判断与评价

（1）维生素 D 缺乏的判断标准　正常血浆维生素 D 的浓度是 1～2ng/mL。由于维生素 D 半衰期仅接近 24h，且血清维生素 D 的浓度仅依赖于最近吸收的维生素 D 和最后一次的阳光接触，因此在临床上几乎没有实用价值。

25-(OH)-D_3 是血浆中的主要存在形式，测定血浆 25-(OH)-D_3 的浓度是评价个体维生素 D 营养状况最有价值的指标，它的半衰期约 3 周，在血浆中的浓度稳定，是几周甚至是几个月来自膳食和通过紫外线照射产生的总和。低于 25nmol/L（10ng/mL）为维生素 D 缺乏。

1,25-$(OH)_2$-D_3 的半衰期估计为 4～6h，正常的血清浓度范围在 38～144pmol/L（16～60pg/mL）。当病人维生素 D 的储存降低或正在发展成维生素 D 缺乏时，1,25-$(OH)_2$-D_3 的血液中浓度可以是低的、正常的，甚至是高的，因此血清 1,25-$(OH)_2$-D_3 浓度对评价维生素 D 缺乏几乎没有价值。

（2）佝偻病的判定标准　见表 4-27。

表 4-27　佝偻病的诊断

项　目	佝偻病诊断检查项目	
	主要条件	次要条件
临床症状	多汗、夜惊	烦躁不安
体征	乒乓头、方颅、肋串珠、鸡胸、手足镯、"O"形腿、典型肋软沟	枕秃、方颅、肋软沟
血液钙磷乘积/(mg/dl)	<30	30～40
碱性磷酸酶活性(金氏法)	>28 单位	20～28 单位
胸骨 X 射线（干骺端）	毛刷状/杯口状	钙化预备线模糊

（3）骨软化症的判定标准　主要表现为骨质软化，骨样组织增生，骨骼变形。病因多为维生素 D 和钙、磷缺乏。早期表现腰酸腿痛、行动不便、骨骼压痛，偶有抽搐或麻木，骨质疏松、骨骼变形，并可出现骨折或假性骨折或成人的青枝骨折、骨盆 X 射线片常呈三叶形上口。椎体受压而成楔形骨折或双凹形变形。骨软化病的判断要点见表 4-28。

表 4-28　骨软化症的判断要点

营养评价	判断要点(必须包括一个或更多)
个人史	吸收不良 其他代谢疾病或消化疾病 服用影响维生素 D 和钙吸收的药物或食物 骨质疏松、骨质软化、骨折次数 日光照射不足 生育次数
个体测量	身高是否有改变
体检结果	手足痉挛症:抽搐、惊厥 肌无力 X 射线检查改变
食物/营养史（报告或观察）	长期富含维生素 D 或钙的食物摄入不足 食物选择不当和/或不良的膳食行为
生化数据，临床检验	低血钙、低血磷、维生素 D:25-(OH)-D_3<20ng/mL 血清碱性磷酸酶活性升高

4. 改善维生素 D 缺乏建议

（1）摄入含维生素 D 丰富的食物　天然食物来源的维生素 D 不多，脂肪含量高的海鱼、动物肝脏、蛋黄、奶油和干酪中含量相对较多，可以多摄入一些。

（2）控制适量的钙磷比　注意膳食中植酸、草酸、脂肪酸、膳食纤维以及碱性药物的摄入，这些物质的摄入会影响维生素 D 的吸收。

（3）新生儿应提倡母乳喂养，尽早开始晒太阳　尤其对早产儿、双胎、人工喂养儿及冬季出生小儿，可于生后 1～2 周开始给予维生素 D 制剂强化。有钙抽搐史或以淀粉为主食者，补给适量钙。除提倡母乳外，有条件地区人工喂养者可用维生素 A、维生素 D 强化牛奶喂哺。

（4）对佝偻病的预防要贯彻"系统管理，综合防治，因地制宜，早防早治"的原则　从围产期开始，以 1 岁内小儿为重点对象，监控干预到 3 岁。

（5）其他　从孕妇妊娠后期（7～9 个月）开始，胎儿对维生素 D 和钙、磷需要量不断增加，要鼓励孕妇晒太阳，食用富含维生素 D 和钙、磷及蛋白质的食品，有低钙血症和骨软化症的孕妇应积极治疗。对冬春妊娠或体弱多病的孕妇，可于妊娠 7～9 个月给予维生素 D 制剂，同时服用钙剂。

三、维生素 B_1 缺乏症

维生素 B_1 又称硫胺素、抗脚气病因子、抗神经炎因子等。维生素 B_1 缺乏症临床上以消化系统、神经系统及心血管系统的症状为主。我国南方地区此病的发病率较高，主要由于这些地区以精米为主食，且气候炎热潮湿，汗液中丢失的维生素 B_1 较多。另外，由于过量饮酒造成维生素 B_1 的亚临床缺乏者为数也不少，应引起广泛的关注。

1. 缺乏原因

常见的维生素 B_1 缺乏的原因主要有以下几方面。

（1）摄入不足　米麦类加工过精，米或蔬菜淘洗过多、浸泡过久，食物加碱烧煮等，均可使维生素 B_1 大量损失。

（2）吸收利用障碍　胃肠道及肝胆疾病可引起维生素 B_1 吸收和利用障碍。

（3）需要量增加或消耗过多　长期发热、消耗性疾病、甲状腺功能亢进以及高温作业、重体力劳动、妊娠、哺乳等均可使维生素 B_1 需要量增多；糖尿病、尿崩症以及使用利尿剂，可使维生素 B_1 从尿中排出量增多。

（4）抗硫胺素因子　某些食物中含有抗硫胺素因子（ATF），可使硫胺素变构而降低其生物活性，影响维生素 B_1 的利用。

（5）慢性酒精中毒　长期饮酒者可以引起维生素 B_1 缺乏，原因是酒精可使维生素 B_1 摄入减少并妨碍小肠对其吸收，并使肝脏中硫胺素向焦磷酸硫胺素的转化减少，使维生素 B_1 的利用降低。

2. 发病症状

维生素 B_1 缺乏症的危害可因发病年龄及受累系统不同而异。

（1）亚临床型　可见于维生素 B_1 摄入量持续 3 个月以上不能满足机体需要的患者，可出现感觉疲乏无力、烦躁不安、易激动、头痛、恶心、呕吐、食欲减退、胃肠功能紊乱以及下肢倦怠、酸痛。随病情发展出现神经或心血管或二者兼有的症状。

（2）神经型　周围神经系统主要累及肢体远端，下肢发病较上肢早，呈上升性、对称性感觉异常先于运动障碍，病情加重患者烦躁不安、声音嘶哑，继而神情淡漠、反应迟钝、嗜睡，严重时发生昏迷惊厥。

Wernicke脑病（脑型脚气病综合征）为维生素B_1缺乏累及中枢神经系统的表现，较为罕见，多见于酗酒的病人。一般按以下顺序发展：呕吐，水平性或垂直性眼球震颤，跨越步态，共济失调，进行性精神衰退以致精神异常，最后可发展至昏迷及死亡。

（3）心血管型　维生素B_1缺乏症引起的心功能不全，以右心为主的左右心室衰竭，常见症状为水肿，有时即使心功能正常亦可有水肿出现。亦可见以心肌病变为主要表现的急性爆发，称脚气冲心，表现为起病急骤，病人感觉呼吸困难、烦躁不安、心率增快、心脏扩大、静脉压增高、肝肿大、肢端发绀呈袜套或手套样，可因心功能衰竭而死亡，多见于婴幼儿。

（4）婴儿脚气病　多发生于出生数月的婴儿。病情急、发病突然，患儿初期有食欲不振、呕吐、兴奋、腹痛、便秘、水肿、心跳快、呼吸急促及困难；继而喉头水肿，形成独特的喉鸣；晚期可发生发绀、心力衰竭、肺充血及肝瘀血，严重时出现脑充血、脑高压、强直痉挛、昏迷直至死亡。症状开始至死亡1～2天，治疗及时者可迅速好转。

3. 维生素B_1缺乏的判断与评价

（1）尿中硫胺素排出量

① 负荷试验　成人一次口服5mg硫胺素后，收集测定4h尿硫胺素排出量。

评价标准：＜100μg为缺乏，100～200μg为不足，＞200μg为正常。

② 尿肌酐尿硫胺素排出量　由于尿肌酐具有排出速度恒定及不受尿量多少影响的特点，因此可用相当于含1g肌酐的尿中硫胺素排出量的多少来反映机体的营养状况。以1g肌酐含维生素B_1的量（μg）表示。

成人评价标准：＜27μg为缺乏，27～66μg为不足，＞66μg为正常。

③ 全日尿硫胺素排出量　收集测定24h尿。

评价标准：＜50μg/d为缺乏，50～150μg/d为不足，＞150μg/d为正常。

（2）红细胞转酮醇酶活力系数（E-TKAC），或称ETK-TPP效应　一般认为TPP＞15%为不足，＞25%为缺乏。由于维生素B_1缺乏早期就可见转酮醇酶活力下降，故此法是评价维生素B_1营养状况的较可靠方法。

4. 改善维生素B_1缺乏建议

（1）改良谷类加工方法　加强粮食加工的指导，防止谷物碾磨过细导致硫胺素的耗损是预防维生素B_1缺乏症的重要措施；纠正不合理的烹调方法，如淘米次数过多、煮饭丢弃米汤、烹调食物加碱等，以减少维生素B_1的损失。

（2）调整饮食结构，改变饮食习惯　食物要多样化，经常食用一些干豆类和杂粮、用新鲜食物代替腌制食物等以增加维生素B_1摄入，不生吃有抗硫胺素因子的鱼贝类，避免造成对维生素B_1的破坏。

（3）开展易感人群维生素B_1营养状况的监测和干预　开展对婴幼儿、儿童、孕妇、乳母等易感人群的监测，及时发现亚临床的缺乏者，给予纠正。生长期青少年、妊娠期妇女、哺乳期妇女、重体力劳动者、高温环境下生活及工作者或是患慢性腹泻、消耗性疾病时，应注意增加维生素B_1的摄入量。酗酒者需戒酒，并适时补充维生素B_1。

（4）广泛开展健康教育活动　预防维生素B_1缺乏，关键在于加强营养知识的普及和教育，使居民能注意到食物的选择与调配。

（5）选择含维生素B_1丰富的食物　瘦肉及内脏维生素B_1含量较为丰富，豆类、种子或坚果类等食物也是硫胺素的良好来源，应多选择食用。

(6) 采用维生素 B_1 强化食品　采用维生素强化措施，把维生素 B_1 强化到米面制品、啤酒等食物中，提高食品维生素 B_1 的含量，满足人体每日的需要。

四、维生素 B_2 缺乏症

维生素 B_2 又称核黄素。缺乏病是由于长期摄入维生素 B_2 不足而引起的，称维生素 B_2 缺乏症。维生素 B_2 在机体内作为许多重要辅酶的组成成分参与多种生理活动，这些酶是细胞生物氧化过程中不可缺少的重要物质，并能促进碳水化合物的中间代谢。当膳食中长期缺乏核黄素时，与这些酶有关的生物氧化过程将发生障碍，由此表现出的缺乏症状多种多样。由于我国居民膳食结构的特点，维生素 B_2 缺乏在我国也是一种常见的营养缺乏病，在中医中称为"口疮""肾囊风"或"绣球风"等。该缺乏症在冬季的发病率比其他季节高。

1. 缺乏原因

人体内维生素 B_2 储存很少，食物摄取过多时，即随粪便、尿排出体外。单纯的维生素 B_2 缺乏很少见，通常是多种营养素联合缺乏。维生素 B_2 缺乏也可影响其他营养素的摄取和利用。

(1) 摄入不足　摄入不足仍是维生素 B_2 缺乏的主要原因，包括食物摄取不足、烹调不合理（如淘米过度、蔬菜切碎后浸泡等）、食物在加工过程中维生素 B_2 被破坏。

(2) 吸收障碍　消化道吸收功能障碍、嗜酒、服用药物均可导致维生素 B_2 不足。

(3) 需要量增加或消耗过多　在妊娠、哺乳、寒冷、体力劳动、精神紧张、疾病等情况下，机体维生素 B_2 消耗增加，因此需要量增加。

2. 发病症状

维生素 B_2 在体内耗竭的时间为 60～180 天，膳食中供应不足 2～3 个月后即可发病。维生素 B_2 缺乏的症状不像其他一些维生素缺乏的症状那样特异，早期症状可包括虚弱、疲倦、口痛和触痛、眼部发烧、眼痒，可能还有性格方面的变化。进一步发展成舌炎、唇炎和口角炎、脂溢性皮炎、阴囊炎和阴唇炎等，故称为"口腔生殖综合征"。

(1) 舌炎　患者病初舌紫红、舌裂、舌乳头肥大，继之有不规则的侵蚀，常见于两侧舌缘，此时舌有疼痛与烧灼感，还可见红斑和舌头萎缩。典型者舌呈紫红色或红紫相间，出现中央红斑、边缘界线清楚如地图样变化，称为地图舌。若累及咽部黏膜，则有咽痛、咽部充血水肿。

(2) 唇炎和口角炎　初期唇黏膜水肿，有裂隙、溃疡及色素沉着，严重时有唇黏膜萎缩。口角炎则表现为口角湿白、裂隙、疼痛、溃疡，常有小脓包和结痂。

(3) 脂溢性皮炎　好发于皮脂腺分泌旺盛的部位，如鼻唇沟、下颌、眉间、面颊、胸部及身体各皱褶处（如耳后、乳房下方、腋下及腹股沟等处）。初期皮脂增多，皮肤有轻度红斑，上有脂状黄色鳞片，在黄色鳞片之后有丝状赘疣或裂纹发生。

(4) 阴囊炎　阴囊皮肤除渗液、糜烂、脱屑、结痂、皲裂及合并感染外，尚有浸润、增厚及皱褶深厚等变化。与阴囊湿疹极其相似，故又称为阴囊湿疹样皮炎。损伤范围可大可小，一般大于阴囊面积的 1/3。阴茎及会阴部有时也被波及。阴毛分布部位可有红色丘疹及脓包发生，但左右两侧阴囊的接缝处极少被侵害。病损可分为干性、湿性及化脓性三种。妇女可有会阴瘙痒、阴唇皮炎和白带过多的表现。

(5) 眼部症状　患者可有视力模糊、畏光、流泪、视力疲劳、角膜充血等症状。维生素 B_2 与视黄醇一起参与感光作用，维生素 B_2 缺乏可以使暗适应能力降低。

(6) 其他　还可出现角膜血管增生、贫血和脑功能失调。

3. 维生素 B_2 缺乏判断与评价

(1) 维生素 B_2 缺乏判断标准

① 红细胞核黄素测定　红细胞核黄素测定是评价核黄素营养状况的最佳指标。一般认为红细胞中核黄素含量＞400μmol/L为正常，＜270μmol/L为缺乏。

② 尿核黄素测定　尿中核黄素的测定也被认为是一项有用的诊断依据，24h尿核黄素排出量＞300μmol/L为正常，但必须注意影响核黄素排出的因素。

③ 核黄素负荷实验　清晨排出第一次尿以后，口服5mg维生素B_2，收集4h尿液，测定维生素B_2排出量。一般认为尿中维生素B_2排出量≥3.45μmol/L（≥1300μg/L）为正常，1.33～3.45μmol/L（500～1300μg/L）为不足，≤1.33μmol/L（500μg/L）为缺乏。

④ 全血谷胱甘肽还原酶活力系数测定　测定全血谷胱甘肽还原酶活力系数（AC），可以作为人体维生素B_2缺乏的特异诊断方法。当人体缺乏维生素B_2时AC活力增高，补充维生素B_2后即下降。

(2) 维生素B_2缺乏的判断　见表4-29。

表4-29　维生素B_2缺乏的判断要点

营养评价	判断要点(必须包括一个或更多)
个人史	摄入不足，吸收障碍 其他代谢疾病或消化疾病 服用影响维生素B_2吸收的药物或食物
体检结果	眼球结膜充血 喉咙疼痛，咽、口腔黏膜水肿充血，口角炎、舌炎、唇炎 脂溢性皮炎 贫血
食物/营养史(报告或观察)	长期富含维生素B_2的食物摄入不足 喂养不当(婴幼儿及儿童) 节食和/或限制食物类别、偏食 食物选择不当和/或不良的膳食行为
生化数据，临床检验	红细胞核黄素测定：＜270μmol/L(100μg/L) 尿核黄素测定：24h排出量＜320μmol/L(120μg/L)

4. 改善维生素B_2缺乏建议

(1) 多食富含维生素B_2的食物　这是预防维生素B_2缺乏的根本途径。维生素B_2广泛存在于天然食物中，动物内脏如肝、肾、心等含量最高。其次是蛋黄、乳类等。在发展中国家，植物性食物是膳食维生素B_2的主要来源。豆类的维生素B_2含量也很丰富；绿叶蔬菜中维生素B_2含量比根茎类和瓜茄类高；天然谷类食品的维生素B_2含量比较低，但强化维生素B_2后可使其含量增加。

(2) 调整饮食结构，合理调配膳食　应加强集体食堂工作人员的营养知识教育，使其合理调配膳食，改进烹调方法，减少烹调过程中维生素的损失，以预防维生素B_2的缺乏。

(3) 营养干预　对于经济不发达的农村应以多种途径进行营养干预，孕妇、乳母及学龄前儿童应及时给予重点关注，适当增加动物性食品或给予维生素B_2强化食品，以提高维生素B_2的摄入量，降低维生素B_2缺乏和贫血的发生率。

五、维生素C缺乏症

维生素C又称抗坏血酸。长期维生素C缺乏引起的营养缺乏病也称坏血病（scurvy），临床上典型的表现为牙龈肿胀、出血，皮肤瘀点、瘀斑，以及全身广泛出血为特征。早在16世纪前后，在欧洲远洋船队中该病曾大规模爆发。大规模的维生素C缺乏症已少见，但在婴幼儿和老年人中仍有发生。成年人中坏血病较少见，但限制饮食或长期不吃果蔬者易患维生素C缺乏症。

1. 缺乏原因

（1）维生素C摄入不足　食物中缺乏新鲜蔬菜、水果，或在食物加工过程中处理不当使维生素C破坏。乳母膳食长期缺乏维生素C，或以牛奶或单纯谷类食物长期人工喂养而未添加含维生素C辅食的婴儿，也容易发生维生素C缺乏。

（2）需要量增加　新陈代谢率增高时、生长发育较快的婴儿和早产儿、感染及慢性消耗性疾病、严重创伤等使维生素C需要量增加。

（3）吸收障碍　慢性消化功能紊乱等可致吸收减少。

（4）药物影响　某些药物对维生素C的代谢有一定的影响，如雌激素、肾上腺皮质激素、四环素、降钙素、阿司匹林等可影响机体维生素C的代谢，从而导致维生素C缺乏。

2. 发病症状

维生素C缺乏造成的典型表现如下。

（1）一般症状　发病缓，起病慢，维生素C缺乏一般3~4个月方可出现症状。早期无特异性症状，病人常有面色苍白、倦怠无力、食欲减退、抑郁等表现。儿童表现易激惹、体重不增，可伴低热、呕吐、腹泻等症状。

（2）出血症状　皮肤瘀点为其较突出的表现，病人皮肤在受轻微挤压时可出现散在出血点，皮肤受碰撞或受压后容易出现紫癜和瘀斑。随着病情进展，病人可有毛囊周围角化和出血，毛发根部卷曲、变脆。齿龈常肿胀出血，容易引起继发感染，牙齿可因齿槽坏死而松动、脱落。亦可有鼻出血，并可见眼眶骨膜下出血，引起眼球突出。偶见消化道出血、血尿、关节腔内出血，甚至颅内出血。病人可因颅内出血突然发生抽搐、休克，以致死亡。

（3）贫血　由于长期出血，且维生素C不足可影响铁的吸收，从而引起缺铁性贫血。

（4）骨骼症状　长骨骨膜下出血或骨干骺端脱位可引起患肢疼痛，导致假性瘫痪。婴儿的早期症状之一是四肢疼痛呈蛙状体位，对其四肢的任何移动都会使其疼痛以致哭闹。这主要是由于患儿关节囊充满血性的渗出物，故四肢只能处于屈曲状态而不能伸直。患肢沿长骨干肿胀、压痛明显。少数患儿在肋骨、软骨交界处因骨干骺半脱位可隆起，排列如串珠，称"坏血病串珠"。与佝偻病肋骨串珠不同，坏血病串珠部位可出现尖锐突起，因肋骨移动时致疼痛，患儿可出现呼吸浅快，内侧可扪及凹陷。

（5）其他症状　病人可因水潴留而出现水肿，亦可有黄疸、发热等表现。有些病人泪腺、唾液腺、汗腺等分泌功能减退甚至丧失，而出现与干燥综合征相似的症状。由于胶原合成障碍，伤口愈合不良。免疫功能受损，容易发生感染。

3. 维生素C缺乏判断与评价

（1）维生素C缺乏的判定标准　根据个人的饮食情况、典型的临床表现，特别是具有特征性的皮肤出血病变，一般可以做出诊断。儿童多见于6个月~2岁的婴幼儿。维生素C缺乏需达到严重程度才会出现典型临床症状，因此实验室检查对于了解机体维生素C储存状况及缺乏情况的早期诊断具有参考价值。

① 毛细血管脆性实验　维生素C缺乏时，毛细血管脆性和通透性增加。在对静脉血管施加一定的压力时，毛细血管即可破裂而发生出血点，出血点的数目可以反映毛细血管受损害的程度。

② 血浆及白细胞中维生素C含量测定　这是评价机体维生素C营养状况最实用和可靠的指标。血浆维生素C含量测定只能反映近期维生素C的摄入情况。白细胞中维生素C的

水平反映机体内维生素C的储存水平。血浆维生素C含量<11.4μmol/L（2.0mg/L）为缺乏，白细胞中维生素C<2μg/10^8细胞为缺乏。

③ 维生素C负荷实验　受试者口服维生素C 500mg，收集随后4h尿，做总维生素C测定。若排出大于10mg，为正常；若排出小于3mg，表示缺乏。

④ 治疗实验　坏血病用维生素C治疗有效，可协助诊断。

(2) 维生素C缺乏症（坏血病）的判断　见表4-30。

表4-30　维生素C缺乏症（坏血病）的判断要点

营养评价	判断要点（必须包括一个或更多）
个人史	吸收不良 其他代谢疾病或消化疾病 服用影响维生素C吸收的药物或食物
体检结果	疲劳、困倦 牙龈肿胀出血、皮下出血、瘀斑 关节液渗出、关节疼痛
食物/营养史（报告或观察）	长期富含维生素C的食物摄入不足、偏食 食物选择不当和/或不良的膳食行为
生化数据，临床检验	维生素C:血浆浓度<2.0mg/L(11.4μmol/L)

4. 改善维生素C缺乏建议

(1) 摄入含维生素C丰富的食物　应增加摄入富含维生素C的新鲜水果和蔬菜。蔬菜中辣椒、韭菜、茼蒿、马铃薯、苦瓜、油菜等含维生素C丰富；水果中柑橘、橙、猕猴桃、酸枣、柠檬、草莓维生素C含量丰富，应该增加摄入量。

(2) 改善食物的加工、烹调方式　食物中的维生素C在烹调加热、遇碱或金属时易被破坏而失去活性；蔬菜切碎、浸泡、挤压、腌制，也致维生素C损失。所以应注意合理烹调加工。

(3) 监测特殊人群，进行营养干预　偏食、对食物禁忌、嗜酒引起的慢性酒精中毒以及人工喂养的婴儿都易发生维生素C缺乏，应定期监测其维生素C营养状况，必要时进行营养干预。提倡母乳喂养，孕妇及乳母应多食富含维生素C的食物；人工喂养婴儿需及早添加含维生素C丰富的食物。

六、叶酸缺乏症

叶酸又称叶精、蝶酰谷氨酸、抗贫血因子、维生素M、维生素U等。叶酸缺乏最常见的危害是引发巨幼红细胞性贫血，孕妇叶酸缺乏还能造成严重的胎儿发育不良，甚至畸形。

1. 缺乏原因

叶酸缺乏的原因很多，大致可分为：摄入不足，消化、吸收、利用障碍，需要量增高及排出过多。

因摄入不足引起的叶酸缺乏是人类最常见的维生素缺乏症，大多发生在较贫困的人群。需要量增高如妊娠、哺乳、婴儿和青春期等都容易发生叶酸缺乏。各种原因的贫血、恶性肿瘤、寄生虫感染、传染病等也可增加叶酸的需要量。

2. 发病症状

成人膳食缺乏叶酸5个月，可出现巨幼红细胞性贫血，这种贫血是用铁剂不能治愈的。此外，叶酸缺乏人群还常有衰弱、苍白、精神萎靡、健忘、失眠、舌炎、胃肠不适及口炎性腹泻等症状。

中老年人长期缺乏叶酸可因厌食和营养不良而引起智力退化性综合征。婴幼儿缺乏叶酸8周就可出现一系列症状，如巨幼红细胞性贫血、发育缓慢、精神萎靡、舌炎、胃肠不适、生长不良等。怀孕期间叶酸缺乏，不但引起孕妇巨幼红细胞性贫血，还会导致妊娠中毒、早产、新生儿出血、低出生体重等；胚胎会发育缓慢、智力低下和胎儿畸形，如神经管畸形、兔唇等。

3. 营养状况评价

（1）血清叶酸含量　反映近期膳食叶酸摄入情况。血清叶酸含量<6.8nmol/L（3ng/mL）表明缺乏，正常值为11.3~36.3nmol/L（5~16ng/mL）。

（2）红细胞叶酸含量　反映体内组织叶酸的储存状况。红细胞叶酸含量<318nmol/L（140ng/mL）表明缺乏。

（3）血浆同型半胱氨酸含量　当受试者维生素B_6及维生素B_{12}营养状况适宜时，血浆同型半胱氨酸可作为反映叶酸状况的敏感和特异指标。叶酸缺乏者血中叶酸水平降低，而血浆同型半胱氨酸含量增高，一般以同型半胱氨酸含量<16μmol/L为正常。

（4）组氨酸负荷试验　口服组氨酸负荷剂量18h或24h，尿中亚胺甲基谷氨酸（FIGLU）排出量增加。FIGLU是组氨酸转化为谷氨酸代谢过程中的中间产物。当叶酸缺乏时，FIGLU由于缺乏一碳单位的传递体而不能转化为谷氨酸，致使尿中排出量增加。但此指标特异性差，应用不普遍。

4. 改善叶酸缺乏建议

（1）食物多样，平衡膳食　叶酸在动物内脏（肝、肾）中含量丰富，其他如蛋、鱼、坚果、橙、橘、绿叶蔬菜等也含叶酸较高。因此，一般人只要做到食物多样，注重平衡膳食，即能预防叶酸缺乏。

（2）监测特殊人群，进行营养干预　妊娠期妇女易发生叶酸缺乏，应定期监测其叶酸营养状况，必要时进行营养干预。加强营养宣传，普及叶酸缺乏危害的知识，从围孕期开始注意补充叶酸。中国妇幼营养专家建议围孕期妇女应多摄入富含叶酸的食物，如肝、肾、蛋、花生等食物，或每日补充叶酸400μg。特别是对曾经生育过神经管畸形儿的母亲，除食物补充外，围孕期应每天补充叶酸400μg。

七、烟酸缺乏症

烟酸（曾用名尼克酸）是B族维生素的一种，当烟酸缺乏时，机体将会产生代谢障碍，尤其是葡萄糖代谢过程的受阻，将直接影响到神经系统功能。烟酸缺乏的典型表现为癞皮病。在我国，以玉米为主食的地区缺乏较多见。

1. 缺乏原因

膳食中烟酸和色氨酸摄入不足是机体烟酸缺乏的主要原因，烟酸缺乏症主要流行于以玉米为主食的国家或地区。玉米中虽含烟酸，但绝大部分为结合型的，若未经处理，不能为人体所利用。另外，玉米中色氨酸含量也较低，而色氨酸在体内可转变为烟酸。在外界因素，如日光曝晒、局部摩擦、重体力劳动、长期服用抗结核药等，也可诱发烟酸缺乏症。

2. 发病症状

烟酸缺乏可引起癞皮病。此病起病缓慢，常有前驱症状，如体重减轻、疲劳乏力、记忆力差、失眠等。临床上以皮肤、胃肠道、神经系统症状为主要表现。严重时其典型临床表现可有皮炎（dermatitis）、腹泻（diarrhea）和痴呆（dementia），即癞皮病的"3D"症状。

皮肤损害多见于手背、指背、前臂外侧、足背、踝、面、颈及上胸部等露出部位，最初呈现鲜红色或紫红色斑，界限十分清楚，极似晒斑；以后皮损转为红褐色，伴明显浮肿，严重者可起大泡，溃破渗出，干燥结痂，皮肤变粗脱屑，自觉灼热微痒。位于袖口、裤脚处红斑界限分明乃其特征。可出现口唇干燥皲裂及舌炎。

胃肠道症状主要表现为腹泻等。

神经精神症状主要表现为心悸、烦躁、焦虑抑郁、失眠等。该病常与脚气病（硫胺素缺乏）、核黄素缺乏症及其他营养缺乏病同时存在。前驱症状是非特异的，如疲倦、食欲下降、体重减轻、记忆力差、失眠、腹泻或便秘、口腔有烧灼感等。

3. 烟酸缺乏判断与评价

烟酸广泛存在于绿叶蔬菜中，肠道菌群也可少量合成，临床上已很少见到烟酸缺乏症。然而，在大量饮酒的人群中却不乏本病患者。饮酒可使人体烟酸及前体色氨酸、维生素 B_6 摄取不足，长期过量饮酒还可引起肠道菌群紊乱，减少 B 族维生素的合成，还可导致慢性酒精中毒，使人体肝脏对烟酸利用不充分，而出现烟酸缺乏症。

（1）体征检查

① 皮疹观察　观察是否发生于体表暴露部位，如面部、颈周、胸上部、双侧手背、足背等暴露部位，手腕及衣服较紧窄的部位和有外伤淤血的部位，是否双侧对称。具体表现为鲜红或紫红的实质性肿胀斑片，形态酷似晒斑，界限清楚。自觉灼热、肿胀、轻度瘙痒。重者在红斑上出现浆液性大疱、糜烂、结痂，可能继发感染。当病情好转后，大块脱皮，留有棕黑色色素沉着斑。皮损部位可反复发作，患处皮肤增厚、粗糙，此即为癞皮病。

② 消化道症状　询问有无消化道症状，如腹痛、食欲不振，是否伴频繁腹泻（排便次数可多达每日数十次），服用抗生素治疗是否有效，检查有无舌炎、口腔炎，是否有"牛肉红色"的特有肿胀，伴疼痛，对热、酸及咸性食物特别敏感，有无"杨梅状舌"，口腔黏膜和舌部有无溃疡。

③ 精神与神经症状　除失眠外，是否易激动、过度兴奋、言语多和行为异常。

（2）生化检查　烟酸缺乏诊断依据见表 4-31。长期过量饮酒者如果出现上述以皮疹、消化道及精神与神经症状为主要临床表现时，特别是在一般治疗效果不佳时，要考虑烟酸缺乏症的可能，有条件者可测定血清烟酸水平，以明确诊断和进行治疗，可选择下列生化检查。

表 4-31　烟酸缺乏的诊断依据

营养评价	可能的诊断指标(必须包括一个或更多)
生化检验	尿负荷试验 NMN＜3.0mg
体检结果	体表暴露不为对称性皮炎 舌炎、口腔炎 口腔黏膜和舌部有无溃疡 四肢麻木，舌及四肢震颤，腱反射增强、低下或消失 手套或袜子型感觉减退，腓肠肌压痛
食物/营养史(报告或观察)	长期摄入富含烟酸的食物不足 以玉米为主食，未经特殊加工 节食和/或限制食物的类别、偏食 食物选择不当和/或不良的膳食行为
个人史	吸收不良 其他代谢疾病或消化疾病 疲倦、食欲下降、体重减轻、记忆力差

① 尿负荷试验　口服50mg烟酰胺，测定4h尿中N^1-甲基烟酰胺（NMN）的排出量。若小于2.0mg为缺乏，2.0～2.9mg为不足，3.0～3.9mg为正常。

② 测定尿中NMN的含量　使用任意一次尿中NMN/肌酐作为评价指标，以小于1.5μg/g为缺乏、1.5～2.49μg/g为不足。

4. 改善烟酸缺乏建议

(1) 合理调配膳食　合理调配膳食是预防本病的关键。含烟酸较多的食物有肉类、动物肝脏、豆类、小麦、大米、花生等，而且含有的烟酸绝大部分为游离型，可以直接为人体利用。

(2) 合理食用玉米　以玉米为主食的地区以减少玉米的摄入量为一项合理的措施，也可以在烹制玉米类食物时，加入少量的碳酸氢钠（即小苏打），使结合型的烟酸水解为游离型，以便为人体所利用。还可采取在玉米中加入10%黄豆的方法来改善膳食的氨基酸比例，预防效果良好。

任务3　矿物质缺乏症判断

一、钙缺乏症

钙是构成人体的重要组分，钙约占体重的2%，其中99.3%集中于骨、齿组织，只有0.1%的钙存在于细胞外液，全身软组织含钙量总共占0.6%～0.9%（大部分被隔绝在细胞内的钙储存小囊内）。就我国现有膳食结构的营养调查表明，居民钙摄入量普遍偏低，仅达推荐摄入量的50%左右。因此钙缺乏症是较常见的营养性疾病，主要表现为骨骼的病变，临床表现为婴儿的手足抽搐症、儿童时期的佝偻病、成年人的骨质疏松症。

1. 缺乏原因

婴儿缺钙主要是因为其母亲在怀孕期间钙摄入不足，母乳中的钙含量过少；幼儿、学龄儿童、青少年缺钙主要是因为饮食搭配不合理，含钙食品摄入过少。

另外是受疾病的影响，如腹泻、肝炎、胃炎、频繁呕吐等，致使钙吸收不良或钙大量流失。吸收减少主要原因有维生素D合成障碍导致的肠道钙吸收障碍。

成人骨质疏松症常见于中年以后，女性比男性多见，主要原因是中老年以后雌性激素分泌减少；随着年龄的增长，钙调节激素的分泌失调，致使骨代谢紊乱。

老年人由于牙齿脱落及消化功能降低，致使蛋白质、钙、磷、维生素及微量元素摄入不足；运动减少也是老年人易患骨质疏松症的重要原因。

2. 发病症状

(1) 婴儿手足抽搐症　多见于1岁以内的婴儿，抽搐常突然发生，轻时仅有惊跳或面部肌肉抽动，意识存在，重时有四肢抽动，口唇发青，两眼上翻，知觉短暂丧失。每次发作可为数秒、数分钟或更长。每天可发作数次至数十次。严重时可引起喉头肌肉痉挛，出现喉鸣音，以致呼吸困难、窒息等，抢救不及时就会发生生命危险。

(2) 成人骨质疏松症　成人骨质疏松常表现为骨脆性增大，脊柱易受压、变形，发生压迫性骨折及疼痛，轻微外伤即可引起骨折，常见于股骨颈部、腕部及肱骨上端。

3. 营养状况评价

(1) 生化指标　总的认为钙的生化指标不是反映机体营养状况的合适指标，因为血钙浓度受严格调控而相对稳定。一般血钙浓度变化往往小于测定误差。

（2）钙平衡测定　测定钙平衡的方法实际用于评价人体钙营养状况，并据此制订人体钙需要量的方案。钙的摄入量与排出量（粪钙＋尿钙＋汗液钙）的差值为 0 时呈现平衡状态，为负值则为负平衡，为正值则为正平衡。

（3）骨质的测量　由于上述指标均受到某种局限，而骨骼是人体一个巨大的钙储备库，故测量骨质可直接反映机体的钙营养状况。骨质测量一般采用以下两种指标。

① 骨矿物质含量（BMC）　指在特定骨骼部位中矿物质的含量，例如股骨颈、腰椎或全身。

② 骨密度（BMD）　是 BMC 除以扫描部位的骨面积，单位应为 g/cm^2。

4. 改善钙缺乏建议

（1）合理安排膳食，适当摄入含钙和维生素 D 丰富的食物　奶和奶制品应是钙的重要来源，因为奶中含钙量丰富，吸收率也高。另外，豆类、硬果类、可连骨吃的小鱼小虾及一些绿色蔬菜类也是钙的较好来源。硬水中含有相当量的钙，也不失为一种钙的来源。

（2）增加维生素 D 的摄入　进行适当户外活动，以接受日晒（每天至少 2h）。另外可以口服维生素 D 促进钙的吸收。此外适量的蛋白质、低磷膳食及体育锻炼均有利于钙的吸收。

（3）减少影响因子的摄入　食物中的植酸，如菠菜、竹笋、蕨菜等中的草酸、膳食纤维、咖啡等，不利于钙的吸收，要注意控制这些物质的摄入量。

二、铁缺乏症

铁是人体必需微量元素之一，人体内铁总量为 4～5g，有两种存在形式，一种为"功能性铁"，另一种为"储存铁"。铁在体内的含量随年龄、性别、营养状况和健康状况而有很大的个体差异，它也是微量元素中最容易缺乏的一种。铁缺乏可导致缺铁性贫血（iron deficiency anemia，IDA），被 WHO、UNICEF 确定为世界性营养缺乏病之一，亦是我国主要公共营养问题，主要影响较大的婴儿、幼儿和育龄妇女。

铁缺乏是世界范围的最常见的营养缺乏病之一。在发展中国家，估计 30%～40% 的幼儿和育龄妇女缺铁。根据美国第三次全国健康与营养调查（1991 年），有 5% 的 1～2 岁小儿生化检查证明有缺铁，其中半数为贫血。较大的儿童在快速生长发育的青春期以前很少有铁缺乏发生。青春期少女因月经失血，容易造成缺铁性贫血。

1. 缺乏原因

（1）膳食铁摄入不足　膳食中动物性食物偏少，尤其是红肉偏少，容易引起铁缺乏。

（2）机体对铁的需要量增加　幼儿在 2 岁前因生长发育快，需要的铁量相对增加，而平日膳食中含铁少，容易患铁缺乏。青春期少女，生长发育快，再加上月经失血，处在缺铁的高危阶段。

（3）铁吸收减少　如萎缩性胃炎、胃酸缺乏或服用过多抗酸药等可影响铁吸收。

（4）铁的消耗增加　如腹泻、钩虫感染、慢性隐性出血等。

2. 发病表现

铁缺之易导致缺铁性贫血及一些其他相关症状。

（1）常见症状　症状和贫血的严重程度相关，常有疲乏无力、心慌、气短、头晕，严重者出现面色苍白、口唇黏膜和睑结膜苍白、肝脾轻度肿大等。严重缺铁性贫血可引起贫血性心脏病，易发生左心心力衰竭。

（2）缺铁性贫血的症状　体内缺铁可分为三个阶段：第一阶段为"铁减少期"，该阶段体内储存铁减少，血清铁浓度下降，无临床症状；第二阶段为"红细胞生成缺铁期"，即血清铁浓度下降,运铁蛋白浓度降低和游离原卟啉浓度升高,但血红蛋白浓度尚未降至贫血标准,处于亚临床阶段;第三阶段为"缺铁性贫血期",此时血红蛋白和红细胞比例下降,开始出现缺铁性贫血的临床症状。

营养性缺铁性贫血可有以下表现:

① 起病缓慢,一般先是发现皮肤黏膜逐渐苍白,尤其以口唇和甲床最明显。
② 疲乏无力,不爱活动,常有烦躁不安或者萎靡不振现象。
③ 食欲减退,严重缺铁性贫血可致黏膜组织变化,常出现口腔炎、舌炎、舌乳头萎缩。
④ 神经精神系统异常,有的还会出现异食癖,比如喜欢吃泥土、煤渣等。
⑤ 机体免疫功能和抗感染能力下降,抗寒能力降低。
⑥ 医生检查时会发现患者肝脾肿大、心率增快,化验检查以血红蛋白、血清铁蛋白等减少为主。
⑦ 影响生长发育与智力发育,活动和劳动耐力降低。
⑧ 皮肤干燥,毛发枯黄。

3. 缺铁性贫血症状/体征(特征)的判断

见表4-32。

表4-32 缺铁性贫血的判断要点

营养评价	判断要点(必须包括一个或更多)
个人史	吸收不良 其他代谢疾病 服用影响食欲或抑制铁吸收的药物
体检结果	心慌、气促、头昏 畏寒、抵抗力下降 口唇、甲床、黏膜苍白 易疲劳 儿童发育迟缓、注意力不集中、认知能力障碍等
食物/营养史(报告或观察)	长期食物(特别是动物性食物)摄入不足 喂养不当 节食和/或限制食物类别 食物选择不当和/或不良的膳食行为
生化数据,临床检验	血红蛋白浓度、血清铁、血清蛋白、血清运铁蛋白、血清甲状腺素结合前白蛋白等指标下降 Hb:男性<130g/L;女性<120g/L

4. 改善缺铁建议

(1)宣传教育 通过健康教育,指导人们科学、合理的膳食是最有效、最经济的预防措施。

(2)增加铁强化食品的摄入 近年来有不少国家在高危人群中采用铁强化食品(主要是谷类食品)来预防缺铁的发生。我国试行的铁强化酱油、铁强化面粉等措施,都获得了一定的效果。

(3)适量补充铁制剂 对高危人群,如婴幼儿、早产儿、孪生儿、妊娠妇女、胃切除者及反复献血者,可使用口服铁剂预防铁缺乏。

(4)提高食物铁的利用率 足量摄入参与红细胞生成的营养素,如维生素A、维生素B_2、叶酸、维生素B_{12}等,同时增加膳食中肉、鱼、禽的摄入,以增加铁的生物利用率。而在用餐时避免同时饮茶和喝牛奶,因为它们可降低铁的吸收。

(5)合理搭配食物 摄入富含铁的食物,主要有动物血、肝脏、鸡胗、牛肾、大豆、黑木耳、芝麻酱、瘦肉、红糖、蛋黄、猪肾、羊肾、干果等。注意避免同时摄入能干扰铁吸收的食物（如菠菜）。

三、锌缺乏症

锌缺乏在人群中普遍存在，特别是在发展中国家更为严重，其中尤以经济状况较差的人群发生率高。婴儿、儿童、孕妇和育龄妇女是锌缺乏的高发病人群。

根据不同国家锌的生理需要量和饮食摄入量分析，在许多发展中国家，大多数儿童面临锌缺乏的危险。在不同国家的学龄前儿童中，均存在锌摄入量不足以满足基本生理需要量现象。WHO 在 2004 年组织出版的《健康危险比较评价》一书中总结相关资料表明，5 岁以下儿童因锌缺乏可使腹泻发生的危险性增加 1.28 倍，肺炎发生的危险性增加 1.52 倍，疟疾发生的危险性增加 1.56 倍。锌缺乏增加患腹泻和肺炎的风险，这两者每年导致约 80 万人死亡。

1. 缺乏原因

造成锌缺乏的原因是多种多样的，在实际工作中应根据相应个体的具体情况进行分析，但总体来说，锌缺乏的原因可分为原发性因素和继发性因素。

（1）原发性因素

① 锌的膳食摄入量及生物利用率低　锌含量高的食物主要为动物性食物，例如瘦肉、动物内脏、海产贝类等，如因各种原因导致动物性食物摄入量低，可导致锌的膳食摄入量低。植物性食物也含一定量的锌，但吸收率相对低。膳食中存在许多不利于膳食锌吸收的因素，如植酸、木质素、膳食纤维等，同时锌的吸收与其他无机元素之间也存在竞争，如钙和铁供给过多都会影响锌在小肠中的吸收。

② 锌的生理需要量增加　孕妇由于妊娠、乳母由于哺乳、婴幼儿和儿童青少年由于生长发育迅速、运动员由于高强度运动都会导致对锌需要量增加，如果膳食未做及时调整，锌的摄入量未能增加，就会导致这些人群锌缺乏的危险增加。

（2）继发性因素

① 肠吸收障碍　如肠病性肢端性皮炎患者因遗传因素对锌的吸收率较低，可导致严重的锌缺乏。另外，糖尿病、高植酸饮食、酗酒、透析、胃酸缺乏或过少、肝病、胃肠道切除、慢性失血、肠道综合征、胰液分泌不足等均会降低膳食锌的吸收率。

② 其他疾病状态下继发锌的缺乏　如肾脏疾病伴有大量蛋白尿时可使锌的丢失增加，烧伤、手术、高烧、严重感染等会增加机体的分解代谢，使锌的消耗增加及尿中锌的排泄增加。另外，在进行肠外营养支持治疗的患者或昏迷、患有恶性肿瘤、严重感染等的病人，因机体状态差而不能进食或进食量降低，会导致锌在体内的耗竭，引起锌缺乏。

2. 发病症状

（1）生长发育障碍　锌缺乏影响生长发育，包括骨骼、内脏器官和脑的生长发育。孕期严重锌缺乏可使胚胎发育畸形，出生时小样儿，胎儿出生后锌缺乏可导致侏儒症。

（2）脑功能障碍　锌缺乏影响脑功能和神经精神状况，患者可表现为精神萎靡、嗜睡、欣快感或幻觉，严重者小脑功能受损，可表现出躯干和肢体的共济失调。

（3）性发育障碍与性功能低下　性发育障碍与性功能低下是青少年锌缺乏的另一个主要表现。

（4）味觉及嗅觉障碍　异食癖和食欲缺乏是公认的缺锌症状。

（5）皮肤表现　锌缺乏的病人往往伴随着铁的缺乏。因此，锌缺乏病患者一般面色苍白,具有明显的贫血面貌。常见匙状甲、口角溃烂、口角炎、萎缩性舌炎。眼、口、肛门等周围,肢端、肘膝、前臂等处有对称性糜烂、水疱或者脓疱,还可表现皮肤干燥、过度角化,组织学观察可见牛皮癣样皮炎,出现表皮增生、角化不全、散发角化不良细胞等。

(6) 其他危害 如伤口愈合不良、神经精神障碍、免疫功能减退、胎儿生长障碍。锌缺乏患者还会出现反复发作的口腔溃疡。

3. 锌缺乏的判断

锌缺乏的判断和评价需要从多方面入手,包括膳食史的询问、膳食锌摄入量调查、锌缺乏体征的检查以及实验室检查等,另外还可结合补锌后的反应进行综合判断。

(1) 检查指甲和毛发 看是否存在指甲变脆、匙状甲以及头发枯黄。

(2) 锌缺乏的实验室检查 锌缺乏缺少特异性强、敏感性好的生化指标,没有非常理想的诊断指标,但必要时建议来访者做一些检查,根据检查结果,结合锌的膳食摄入量及临床检查结果进行综合判断。

① 发锌 资料表明,生长发育不良、食欲差和味觉减退的儿童发锌会相应降低,一般用发锌小于 $70\mu g/g$($1.07\mu mol/L$)作为判断儿童锌缺乏的临界值,但是否能用于成人还值得商榷,可作为人群普查筛选的指标之一。

② 血清/血浆锌 与发锌不同,血清/血浆锌的水平反映近期锌营养状况,我国健康人血锌值见表 4-33。血清/血浆锌不失为衡量锌营养状况的最常用指标,尤其在大型人群试验中运用得较普遍。

表 4-33 我国健康人血锌值 单位:$\mu mol/L$

年龄	例数/例	均数±标准差	低限	年龄	例数/例	均数±标准差	低限
初生	20	14±3.31	9.83	12 岁	184	13.47±2.08	10.80
1 月	156	13.21±1.40	11.40	20 岁	181	13.53±2.11	10.80
2 岁	217	13.47±2.27	11.63	60~93 岁	116	10.19±1.92	9.01
6 岁	151	14.46±2.03	12.03				

③ 尿锌 体内锌储存量减少,经由尿排出的锌也减少,尿锌可比血清/血浆锌更灵敏地体现出这种变化。但一些因素可对尿锌含量产生影响,并给结果解释带来一定难度。尿锌在排除各种因素后或用于健康人群中,其测定值才有实际意义。每天尿排出的锌为 300~600μg,一般常收集 24h 尿检测尿锌,以排除尿锌在每个时段的变异性。尿锌能反映锌的代谢水平,缺锌时尿排出锌降低。

若同时测定血锌、发锌、尿锌三项指标,则诊断价值更大。对临床上有缺锌表现,而血锌或发锌不低者,补锌治疗后的营养及临床症状得到改善,可作为确定锌营养状态是否恢复的重要手段。锌缺乏的分析判断要点见表 4-34。

表 4-34 锌缺乏的判断要点

营养评价	判断要点(必须包括一个或更多)
个人史	摄入不足,吸收障碍 其他代谢疾病或消化疾病 服用影响锌吸收的药物或食物
人体测量	身高、体重等指标低于正常范围,生长发育迟缓
体检结果	性器官发育不良 皮肤干燥、粗糙,毛发稀疏发黄 口腔溃疡、口角炎等

续表

营养评价	判断要点(必须包括一个或更多)
疾病/营养史	嗜睡、情绪波动 食欲不振,异食 反复消化道或呼吸道感染 富含锌的食物摄入不足 喂养不当(婴幼儿) 节食和/或限制食物类别、偏食 食物选择不当和/或不良的膳食行为
生化数据	血清锌浓度和发锌、尿锌水平低于正常

4. 改善锌缺乏建议

(1) 膳食中增加锌的摄入量　贝壳类海产品、红色肉类、动物内脏类都是锌的极好来源；干果类、谷类胚芽和麦麸也富含锌；一般植物性食物含锌较低；干酪、虾、燕麦、花生酱、花生、玉米等为良好来源。含量较少者包括动物脂肪、植物油、水果、蔬菜、奶糖、白面包和普通饮料等。

(2) 粮食加工不要过于精细　精细的粮食加工过程可导致大量的锌丢失。如小麦加工成精面粉大约80%锌被去掉；豆类制成罐头比新鲜大豆锌含量损失60%左右。

(3) 对高危人群采取干预措施,给予锌补充或者锌强化食物　计划怀孕的妇女应注意自己膳食锌的补充情况,在怀孕的早期或怀孕前就开始保证每日有推荐量水平的锌摄入。儿童生长发育期要注意锌的补充。

四、碘缺乏症

机体因碘缺乏而导致的一系列障碍统称为碘缺乏症（iodine deficiency disorder，IDD)，碘缺乏会引起甲状腺肿及克汀病的发生，从而导致儿童智力低下。碘缺乏是重要的公共卫生问题。人类碘的来源主要为食物和饮水，而食物与饮水中碘的含量与自然环境如土壤和水中的含量有关，所以该病的分布呈明显地区性。2004年WHO组织专家总结了1993～2003年各成员国对碘缺乏症和碘摄入量的调查资料，指出6～12岁儿童碘摄入量不足的比例为36.5%（估计有2.85亿儿童），而全人口统计该比例为35.2%（估计全世界的总人数达到20亿）。

1. 缺乏原因

常为地区性流行。

(1) 人类生活环境中碘缺乏是造成碘缺乏病流行的根本原因　某些地区因土壤中碘不足，造成当地的植物性食物和动物性食物中碘的含量过低，生活在当地的居民通过食物和水摄入的碘量也很低，从而造成碘缺乏病的发生。

(2) 碘缺乏的其他原因　碘在肠道的吸收率一般是比较高的，但膳食钙、镁、氟过量及某些药物如磺胺类药物对碘的吸收有一定的抑制作用。另外机体缺硒、蛋白质能量摄入不足时碘的吸收率也会降低。

2. 发病症状

(1) 地方性甲状腺肿　一般无全身症状，基础代谢率正常。甲状腺肿大，能随吞咽上下移动。较大的单纯性甲状腺肿可压迫邻近器官而产生继发症状。结节性甲状腺肿可继发甲状腺功能亢进，也可发生恶变。

(2) 地方性克汀病　地方性克汀病多出现在严重的地方性甲状腺肿流行区，是胚胎时期和出生后早期碘缺乏与甲状腺功能低下所造成的大脑与中枢神经系统发育分化障碍的结果，以智力障碍、生长发育迟滞严重（侏儒）、性发育落后为主要特点，其他表现可见聋哑（听力和言语障碍十分突出）、斜视、运动功能障碍等。

碘缺乏发生在不同生理状态的人群，其对人体健康所产生的后果是不同的，在人类生命周期的不同阶段碘缺乏的表现见表 4-35。碘缺乏危害的重点人群为孕期和哺乳期妇女以及婴幼儿和学龄儿童，这些人群是碘缺乏症防治的重点人群。

表 4-35　人类生命周期碘缺乏症的表现

发育时间	碘缺乏症的表现
胎儿期	流产、死胎、先天畸形、围产期死亡率增高、婴幼儿期死亡率增高、地方性克汀病 神经型：智力落后、聋哑、斜视、痉挛性瘫痪、步态和姿态异常 黏液型：黏液性水肿、侏儒、智力落后、神经运动功能发育落后、胎儿甲状腺功能减退
发育时期	碘缺乏病的表现
新生儿期	新生儿甲状腺功能减退、新生儿甲状腺肿
儿童期和青春期	甲状腺肿、青春期甲状腺功能减退、亚临床型克汀病（亚克汀）、智力发育障碍、体格发育障碍、单纯聋哑
成人期	甲状腺肿及其并发症、甲状腺功能减退、智力障碍、缺碘导致的甲状腺功能亢进等

3. 营养状况评价

人体碘的营养状况评价指标，常用的有 TSH、T_4、FT_4、T_3、FT_3、尿碘、儿童甲状腺肿大率，其他如儿童生长发育指标、神经运动功能指标等。

（1）垂体-甲状腺轴系激素水平　T_3 及 T_4 或 FT_4（游离四碘甲腺原氨酸）下降、TSH 升高是碘缺乏的指征，新生儿 TSH 筛查是评估婴幼儿碘营养状况的敏感指标。

（2）尿碘（群体）　自肾脏排出是碘的主要排出途径，每天摄入的碘大约 85% 随尿液排出，尿碘水平是代表前一日的摄碘量的最好指标，摄碘量越多，尿碘量也越高；尿碘水平同时也是评价碘缺乏危害和干预措施效果的重要指标。儿童尿碘水平被 WHO 采用作为碘营养状况评价的主要指标，并制定用于评价群体碘营养状况的尿碘中位数标准表（见表 4-36）。儿童尿碘低于 100μg/L，孕妇、乳母尿碘低于 150μg/L，提示该人群碘营养不良。

表 4-36　基于学龄儿童尿碘浓度中位数的碘营养状况评价标准

尿碘浓度中位数/(μg/L)	碘摄入	碘营养状况
<20	不足	严重碘缺乏
20～49	不足	中度碘缺乏
50～99	不足	轻微碘缺乏
100～199	适宜	最理想的碘营养状况
200～299	基本适宜	易感人群干预后 5～10 年内有发生碘诱导甲亢的危险性
≥300	过量	有不利健康的危害（碘诱导甲亢，自发性免疫性甲状腺疾病）

根据一些调查研究结果，尿碘测定宜用 24h 尿样本，其次空腹晨尿并以尿碘与尿肌酐比值表示，较其他时段接近 24h 的结果。当然，如以衡量群体状况，样本数量够大，任意尿作为样本是可行的（当然以尿碘与尿肌酐比值为宜），可反映该群体的碘营养水平。

（3）儿童甲状腺肿大率　比率大于 5% 提示该人群碘营养不良。由于甲状腺肿大是以前碘缺乏所造成，在缺乏纠正之后尿碘可达到正常水平，但甲状腺肿的消退尚需数月甚至数年。

（4）其他指标　儿童生长发育指标如身高、体重、性发育、骨龄等的检测，可反映过去与现在的甲状腺功能是否低下的状况；智商、神经运动功能的检测，以及地方性克汀病发病的情况的掌握，可了解胚胎期和婴幼儿期碘缺乏所造成的脑发育落后或神经损伤。

作为群体碘营养现况的评估指标，多推荐选用尿碘、甲状腺肿大率和TSH等指标。

4. 改善碘缺乏建议

该病以预防为主。

（1）多吃含碘丰富的食物　海洋生物含碘量很高，如海带、紫菜、鲜海鱼、蚶干、蛤干、干贝、淡菜、海参、海蜇、龙虾等，其中干海带含碘可达240mg/kg。而远离海洋的内陆山区或不易被海风吹到的地区土壤和空气中含碘量较少，这些地区的食物含碘量不高。

陆地食品含碘量以动物性食品高于植物性食品，蛋、奶含碘量相对稍高（40～90μg/kg），其次为肉类，淡水鱼的含碘量低于肉类。植物含碘量是最低的，特别是水果和蔬菜。

（2）推广含碘食盐　大力推行碘化食盐消灭地方性甲状腺肿。全国各地已普遍进行了单纯性甲状腺肿的普查和防治工作，特别是推广碘盐以后，地方性克汀病随之消灭，单纯性甲状腺肿发病率已大大降低。《食品安全国家标准　食用盐碘含量》（GB 26878—2011）中规定产品中碘含量为20～30mg/kg，此量足够满足人体每日的需碘量和预防碘缺乏病的发生。

（3）关注特殊人群，进行营养干预　孕妇为高危人群，要定时进行监测，适当给予营养干预。孕妇妊娠末3～4个月可加服碘化钾（1%溶液每日10～12滴），或肌注碘油1次2mL。

五、硒缺乏症

硒是人体必需的微量元素之一，硒缺乏大多发生在土壤硒含量较低的地区。流行病学调查发现缺硒是克山病（Keshan diease）发病的最主要原因之一，但不是唯一因素，还有与低硒有关的复合因素参与发病。通过干预实验也证实硒可以防治克山病。近年的研究表明硒有非常重要的生理功能，具有抗癌、抗氧化、抗衰老和提高机体免疫力等作用，因此，硒缺乏对人体健康的影响应该说是多方面的。

1. 病因

（1）土壤及环境中缺硒　居民的硒摄入主要靠当地水源及食物的富集，硒缺乏主要发生在土壤硒含量较低的地区，当生活居住地环境中硒元素的本底值很低时会引起地方性硒缺乏，造成人体硒摄入量不足。我国低硒地区主要位于从东北到西南的一条较宽地带上，包括黑龙江、吉林、辽宁、河北、山西、陕西、内蒙古、四川、云南等省和自治区。膳食中低硒水平是硒缺乏的主要原因。

（2）其他原因　医院的营养支持治疗中，如果全肠外营养液中不加硒，一段时间后病人可出现血硒水平和谷胱甘肽过氧化物酶（GPX）活力下降，还会有肌肉无力和类似克山病的心肌病变，补充一定量的硒元素后症状得到缓解和治愈。

2. 发病症状

（1）克山病　克山病是一种地方性心肌病，是以心肌损害为特征的病变。克山病具有明显的地区性发病特点。1935年首先流行于黑龙江省克山县，当时对该病的本质认识不清，遂以此地名来命名,一直沿用至今。多发人群为断奶后学龄前儿童及生育期妇女。克山病的病因至今还不是十分明确,但缺硒与克山病的关系已经得到了肯定。对病区和非病区进行比较发现,病区粮食等作物中硒含量、居民硒摄入量显著低于非病区,居民的血硒和发硒水平也明显低于非病区居民。另外在克山病区大规模地口服亚硒酸钠预防克山病效果的双盲干预试验也肯定了硒对克山病的预防效果。但缺硒并不是克山病的唯一致病因素,有假说认为与柯萨奇病毒感染引起心肌坏死病变有关。

克山病根据患者发病缓急、病程长短及心肌代偿情况分为以下四型。

① 急性型 发病急骤,由于心肌病变比较广泛、严重,心肌收缩力明显减弱,心排血量在短时间内大幅度减少,重者出现心源性休克。由于供血不足,患者常有头昏、恶心、呕吐等症状。

② 亚急性型 病情进展稍缓,心肌受损不如急性型那样严重,但心肌收缩力明显减弱。临床上出现明显的心力衰竭,特别是急性左心衰竭,有咳嗽、呼吸困难、满肺水泡音等征象。经1~4周后,可发生全心衰竭,出现颈静脉怒张、肝肿大及全身水肿等。

③ 慢性型 亦称痨型,病情发展缓慢,多由潜在型逐渐发展而成,少数由急性型或亚急性型转化而来。心脏代偿肥大,心腔扩张明显,临床上主要表现为慢性心功能不全。

④ 潜在型 心脏受损较轻或因代偿功能较好,临床上多无明显的自觉症状。

(2) 大骨节病 大骨节病主要分布在我国的西北地区,是一种地方性、多发性的变形骨关节疾病,主要发生于青少年,病因并不十分明确。流行病学调查表明其发病可能与低硒有关,病区也主要位于东北到西南的缺硒带上,并且疾病流行区主要粮食作物的含硒量显著低于非病区,流行区居民的血硒、发硒、尿硒和血中谷胱甘肽过氧化物酶(GPX)的活力也低,补硒干预可以降低某些病区儿童大骨节病的发病率。然而该病可能还有其他病因,如缺碘、粮食中的霉菌毒素污染等,需要进一步研究。

(3) 其他疾病 许多流行病学观察研究发现人群硒水平和某些癌症病死率成反比,这些癌症种类包括食管癌、胃癌、肠癌、肝癌、乳腺癌、宫颈癌、前列腺癌、白血病等。许多动物研究也证明硒通过抗氧化作用而具有预防癌症的作用。也有资料表明硒缺乏与糖尿病、肝脏疾病、白内障等疾病有关,主要是与其具有抗氧化作用,可保护机体组织细胞免受氧化损伤有关。

3. 营养状况评价

(1) 硒含量 一是测定外环境硒含量(水、土、食物等),以估计人体硒营养状态;二是测定内环境硒含量(血、发、尿等),以评价人体硒营养状态。

一般认为,红细胞硒反映的是远期膳食硒摄入情况,因人红细胞寿命为120天;血浆(或血清)硒反映的是近期膳食硒摄入情况,血小板硒反映的是最近期膳食硒摄入情况,因人血小板寿命为7~14天。血硒的含量据报道变化范围为$0.021 \sim 32 \mu g/L$,最高值和最低值分别位于我国的低硒地区和高硒地区。发硒和指(趾)甲硒与血硒有很好的相关性,采集样品也方便,它能反映较远期硒状态。我国和新西兰等国测过24h尿硒,但由于影响因素太多、收集运输麻烦等原因,已很少用。

(2) 谷胱甘肽过氧化物酶(GPX)活性 因为GPX代表了硒在体内的活性形式,常测定全血GPX活性(通常红细胞中的GPX活性占全血GPX活性的90%以上)。与血硒相似,红细胞、血浆、血小板GPX活性分别代表远期、近期、最近期的硒状态变化。

对于评价硒营养状态来说,组织中的硒含量与GPX活性有较好的线性相关时,才能用GPX活性作为评价指标。现有的数据均表明,随着硒含量增加,GPX活性也随之增高,但当血硒达到约 1.27μmol/L(0.1mg/L)时,GPX 活性达饱和而不再升高,就不能再用来评价硒营养状态了。因此,以 GPX 活性作为评价指标时,仅适用于低于正常硒水平人群。

还没有适用于高硒营养状态的灵敏评价指标,头发脱落和指甲变形被用来作为硒中毒的临床指标。

4. 改善硒缺乏建议

硒预防克山病的方法已证实有效。但由于克山病的发病因素尚未完全弄清,因此比较妥当的预防办法是:在开展综合措施的前提下,重点进行补硒的预防。

(1) 综合预防措施　大力开展爱国卫生运动,改善环境卫生及个人卫生。消除诱因,防烟、防寒、防暑,避免激动、过度疲劳及暴饮暴食,建立健康防治网,保证补充硒计划落实到每一个人。要能早期发现并及时治疗病人。

(2) 适当补硒　低硒是克山病流行的必要因素。在低硒地区对人和动物进行适量的补硒是预防和控制硒缺乏的有效办法。可以采用口服亚硒酸钠片或其他硒制剂,补硒量为 50~100μg/d。由于过高剂量的硒会对人体健康产生不利影响,所以补硒应慎重,应在专业人员的指导下补充。

(3) 选择合理的膳食　我国传统以素食为主的特点和依赖本地食物的生活方式为硒缺乏的流行提供了有利条件,因此,应当提倡食物的相对多样化,宣传多食用富含硒的肉类、鱼类等食品。选择硒盐及富硒食物,提高农作物硒的含量,用亚硒酸钠溶液喷于作物叶面。病区中的相对富硒食物的选择:我国农村膳食中硒的主要来源是主食,故选择当地的相对高硒品种进行推广,在防病上具有一定的意义。动物食品如猪肾、蛋类、禽肉,水产品如小虾、鳝鱼、鳅鱼等,以及海产食品含硒量较高。对病区居民要宣传多吃当地相对富硒食物,有助于改善营养状态。

子情境 4　营养咨询与教育

任务 1　了解营养咨询与教育

营养咨询和教育是通过营养信息的交流帮助个体和群体获得食物与营养知识,培养健康生活方式的活动过程。其目的是提高各类人群对营养与健康的认识,消除或减少不利于健康的膳食因素,改善营养状况,预防营养性疾病的发生,提高人们的健康水平和生活质量。

营养咨询和教育除了传播营养知识外,还提供促使个体、群体和社会改变膳食行为所必需的营养知识、操作技能和服务能力。因此,营养咨询和营养教育的工作人员不仅要具备营养和食品卫生学方面的专业理论知识,了解经济、社会与文化因素对膳食营养状况的影响,还应具备传播营养知识的技能。咨询本是健康教育的一种形式,对于执业营养师而言,这个技能占有重要地位。

一、营养咨询概述

咨询常被认为是对个体的面对面的指导形式,是营养教育中的一种常见形式,具有较强的针对性。

英文的咨询 Consultation,意为请教、顾问、磋商之意。在中国古代"咨"和"询"是两个词，咨是商量，询是问。后来形成复合词，具有询问、谋划、商量等意思。总体来说，咨询是通过某些人头脑中所储备的知识经验，通过各种信息智力加工，起着为决策者充当顾问、参谋、外脑的作用。

营养咨询就是营养师对咨询者进行营养分析、评价的一个过程。这个过程是对营养师的理论与实践经验的考核。咨询者可以通过这个过程获得改善健康的信息，进而达到改善健康的目的。

营养咨询作为具有智力参谋和以服务为特点的社会活动，现已成为社会经济、政治活动中辅助决策的重要手段，并逐渐形成一门应用性科学。其主要形式有：门诊咨询、随访和调查咨询、电话咨询、书信咨询、媒体咨询等。

二、营养教育

1. 营养教育的概念

营养教育是健康教育的一个分支和组成部分。营养教育是有计划、有组织、有系统和有评价的干预活动。营养教育包括通过影响营养问题的倾向因素、促成因素和强化因素直接或间接地改善个体与群体的知、信、行的各种方法、技术和途径的组合。其核心是提供人们膳食行为改变所必需的知识、技能和社会服务，教育人们树立食品与营养的健康意识，养成良好的膳食行为与生活方式，使人们在面临营养与食品卫生方面的健康问题时自愿采纳有益于健康的膳食行为和生活方式。其目的是清除或减轻影响健康膳食营养的危险因素，改善营养状况，预防营养性疾病的发生，促进人们的健康水平和提高生活质量。

营养教育（nutrition education，俗称营养宣教）已被各国政府和营养学家作为改善人民营养状况的主要有效手段之一。1995年，Contento提出营养教育是"一套学习经验，它促使人们自愿采取有益健康的饮食及其他与营养相关的行为"。美国营养师协会提出，营养教育是"根据个体的需要与食物来源，通过认识、态度、行为作用以及对食物的理解过程形成科学、合理的饮食习惯，从而达到改善人民营养状况的目的"。世界卫生组织（WHO）的定义是：营养教育是"通过改变人们的饮食行为而达到改善营养状况的一种有计划的活动"。由此可见，营养教育主要是指通过营养信息交流和传播帮助个体和群体获得食物与营养知识，培养健康生活方式的教育活动过程，也是健康教育的一个分支和重要组成部分。

与咨询工作相比，营养教育更注重培养学员组织、计划、写作和演讲信息传播的技巧。在营养知识方面更注意核心信息的挖掘整理。

2. 营养教育的主要对象

（1）个体层　指公共营养和临床营养工作者的工作对象，如一位老师、一个母亲或一个慢性病患者。

（2）各类组织机构层　包括学校、部队或企业等。

（3）社区层　包括饭店、食品店、医院、诊所等各种社会职能机构。

（4）政策和传媒层　包括政府部门、大众传播媒介等。

3. 营养教育的主要内容

① 有计划地对从事餐饮业、农业、商业、轻工、医疗卫生、疾病控制等部门的有关人员进行营养知识培训。

② 培养良好的饮食习惯，提高自我保健能力。如对群众进行营养知识教育，使其懂得平衡膳食的原则。

③ 合理利用当地食物资源改善营养状况，提高初级卫生保健人员和居民的营养知识

水平。

④ 广泛开展群众性营养宣传活动，倡导合理的膳食模式和健康的生活方式，改正不良的饮食习惯等。

4. 营养教育工作者需要具备的技能

① 有丰富的专业知识和社会、文化知识。如掌握营养学、食品学、食品卫生学、卫生经济学等方面的专业理论知识；了解经济、政策、社会与文化因素对膳食营养状况的影响。

② 具有传播知识、有较好的语言表达信息传播能力。

③ 具有社会心理学、认知、教育以及行为科学的基础。

④ 有一定的组织现场协调能力。

⑤ 对高层次人员，还需要能够运用定量技术评价和解释统计分析结果。

5. 营养教育基本方法和形式

人际传播是营养健康教育最基本和最重要的途径之一。人际传播活动的成功与否甚至是一项营养教育活动能否取得成功的关键。营养教育中常用的人际传播形式包括以下几方面。

（1）讲座（lecture） 讲座是开展健康教育工作常用的一种传播方式，属公众传播范畴，是传播者根据受众的某种需要针对某一专题有组织、有准备地面对目标人群进行的营养教育活动。其优点是受众面大，信息传递直接、迅速，通过口头传播，影响人们的观念，激发人们的思想，从而形成一种严格的思维。缺点是以此种方法传播受众通常较被动、缺乏充分反馈，传播内容不易留存。

（2）小组活动（group discussion） 小组活动是以目标人群组成的小组为单位开展营养教育活动，如班组活动、妈妈学习班等。小组活动属于小群体传播范畴，由于受教育对象置身于群体中，受群体意识、群体规范、群体压力、群体支持的影响，而更容易摒弃旧观念，接受新观念，发生知、信、行的改变。

（3）个别劝导（persuade） 针对某一个干预对象的特殊不健康行为和具体情况向其传授健康知识，教授保健技能，启迪其健康信念，说服其改变态度和行为。这是行为干预的主要手段。

（4）培训（training） 针对干预对象的需求进行培训。这种培训是培训者和受教育者面对面进行的，交流充分、反馈及时，培训者可以运用讲解、演示等方法逐步使受训者理解和掌握健康保健技能。这种培训不同于一般的知识培训，具有针对性强、目标明确、现学现用的特点。这种方式在健康教育活动中是不可缺少的，也是促进受训对象建立健康行为的重要环节。

（5）咨询（consultation） 从传播的角度讲，面对面的咨询活动是一种典型的人际交流。常见形式有门诊咨询、随访咨询、电话咨询、书信咨询、媒介公众咨询等。这种方式简便易行、机动灵活、比较亲切、针对性强。

二、人际传播技巧

咨询和营养教育的传播方法与技巧很多，人际传播技巧是最基本的技能之一。

1. 开场与结束技巧

人际传播形式无论是访谈、咨询、演讲、授课还是讨论等，在交流开始与结束时都要有或短或长的开场白与结束语。开场白和结束语技巧见表 4-37。

表 4-37　开场白和结束语技巧

开场白	开场白是为了发展关系,在见面时,通过运用必要的招呼、问候、寒暄、介绍等用语和非语言形式调节一种准备就绪的气氛和心理状态,以便引出交流的主题		
	以传播者为主导的交流	社交性	用外交辞令互相介绍、问候寒暄、谈天说地,如讨论新闻奇趣、热点话题
		事实性	开门见山,直入主题。如"阿姨您好,您找我有什么事吗?"
		激励性	激发对方的热情和参与意识,以新奇的物体、教具或与众不同的观点引起其兴趣与注意,使其讨论
	对方主动求咨询或求见的交流		以当事人为中心的开场白,提出对方切身利益问题,引导思考或求解
结束语	"善始还应善终",结束语是开场白的继续和完善,是为了巩固关系和保持联系,也是一种使交流双方都注意到交流过程已经完成的社交行为。有效的道别方法并非是简单地中止谈话。有目的、有策略的结束语,其社会功能相比比开场白更重要		
	社交性结束语		对于交流的成果表现出满意和愉快,以建立未来和谐关系
	事实性结束语		概要总结谈话的内容,询问理解,获取反馈,建立未来联系的安排
	激励性结束语(煽情式)		以名人名言或煽情式的呼吁鼓励当事人进一步探索和思考所谈及的问题,并将认识和决策运用到实践中去

2. 说话技巧

人类语言是信息传播的基本符号之一。它是由"语言+说话"两部分组成的,前者是语言行为的核心,后者是运用语言的行为。说话技巧的关键是如何能以对方能够理解的语言和能够接受的方式向其提供适合个人需要的信息。

① 寻求共同点,认真仔细地观察、尽量理解对方心态,避免不同或忌讳之处,"言在当言处,观在细微中"。

② 力求讲普通话,但在民族地区和基层农村则应"入乡随俗",学习使用当地语言。

③ 适当重复主要的和不易被理解的词句,谈话内容及概念要简单明确。

④ 使用简单句和通用词语,避免不易理解的术语和方言俚语。

⑤ 正确运用语音、语调、重音和停顿等技巧。

⑥ 必要时,运用图画、模型来辅助谈话。

⑦ 及时取得反馈。

3. 听话技巧

这里所指的"听",不是生理技能的"听力",而是对接收到的信息所做的一种积极能动的心理反应,是有效地听取对方的讲话。通过主动参与、避免造成中断、注意观察和总结要点等技巧,有意识地听清和了解对方所说的每一个字句及表达方法,观察用语言和非语言符号所表达的内容,来了解说话人的真正含义和感情。

被注意是人类的一种基本欲望,大多数人渴望获得周围人的注意。

① 在听对方说话时要专心"倾耳细听",身体稍微前倾,目视对方。

② 不要轻易打断对方的讲话,必要时可以适当地引导。

③ 要适时地做出恰当的反应,以回应对方的讲话,如点头或说"唔""嗯"。

④ 善于听出"话外音""潜台词",有时需要小结或进一步明确证实对方所说或表达的意愿。

4. 问话技巧

问话的目的在于打开"话匣子",获得真实、准确、可信的信息,以便进一步沟通。一个问题如何问,常比问什么重要得多。问话的方式有以下几种。

（1）封闭型问题　适用于在已经集中限定的范围内，希望迅速得到需要证实的确切答复的场合，要求对方做出简短而准确的肯定或否定的答复。

（2）开放型问题　给对方以思考和判断的余地，有助于坦率地表达个人意见和做出解释，适用于交流活动能够继续下去并希望获得更多信息反馈答案的场合。

（3）倾向型（诱导性、暗示性）问题　是指提问者把重要人物、团体或自己的观点强加在问话里，有暗示或诱导对方按"有希望的倾向"做出答案的问题。

（4）试探型问题　估测到某种结果的问题。

（5）索究型问题　针对已经获得的开放型、封闭型问题的回答，使得对方用"为什么"来向回答者追索究竟和原因的问题。

（6）复合型问题　一个问话中包括了两个或两个以上的问题，使得对方感到不知如何回答，常容易顾此失彼，难免遗漏。

5. 反馈技巧

反馈具有重要的传播作用，是传播要素之一。反馈及时，是人际传播的一个重要特点。及时取得反馈，使营养教育者得以了解教育对象的知、信、行的状况，及对营养教育的教学计划、内容、形式、方法的意见和建议等，以便对教学进行有针对性的调整。反馈技巧的形式、性质和主要应用见表 4-38。

表 4-38　反馈技巧的形式、性质和主要应用

反馈形式	语言反馈	"我同意（喜欢、拥护、支持）""我反对（讨厌、抵制）"等
	体语反馈	头面五官、肢体躯干的动作和表情等
	书面反馈	圈、点、批、评、划、画，如"同意照此意见处理""建议书"等
反馈性质	积极性（肯定性）	做出赞同、喜欢、理解、支持的反应
	消极性（否定性）	做出不赞同、不喜欢、不理解、不支持的反应，注意使用消极性（否定性）反馈要先肯定对方的话中值得肯定的部分，然后在"但是"后面做文章，用建议的方式指出问题所在（课堂练习）
	模糊性	没有明确立场、态度和感情色彩的反应，如支支吾吾、含含糊糊、模棱两可、似是而非的言语表态
反馈主要应用		① 对对方所传递的信息表示兴趣，用专注的神情或微笑、点头等积极性反馈来鼓励对方充分交流 ② 为取得较好的交流效果，要根据不同的时间、地点、人物和背景等特定因素及其交流内容灵活地采用适当的反馈形式 ③ 用积极性反馈支持、肯定对方的正确意见、观点时，要态度鲜明、观点明确 ④ 用消极性反馈否定、反对和纠正对方的不正确意见和观点时，应先肯定其所说内容中值得肯定的部分，再态度和缓、口气婉转、善意真诚地提出建议 ⑤ 用模糊性反馈回避对方所涉及的敏感问题

6. 非语言传播

非语言传播是指除语言外，还可以通过视、听、触等感官，借助手势、姿势、音容笑貌等非语言符号实现信息的传播与分享。非语言传播技巧是人类社会交往中不可缺少的重要手段。有专家估计，在二人传播中，有 65% 的"社会含义"是通过非语言方式传递的。交谈双方的相互理解，语言的作用仅占 7%，语调占 38%，而表情却占 55%。非语言传播可以加强和扩大，或者也可否定语言符号传递的信息。

（1）动态体语　包括手势、面部表情、眼神与注视方向、触摸等，如"会心一笑"。

（2）静态体语　包括姿势、人际距离、仪表形象等。

（3）类语言　如有情感的惊讶声、惊喜声、感叹声、呻吟声、懊悔声、口哨声等。

（4）时空语言　时间语言，如提前到达、准时赴约，表示重视。若老师无故不到、姗姗来迟、匆匆早退，就会影响该老师在学员中的威信及学员的学习效果。空间语言，包括交流环境、相对位置和人际距离等。

7. 观察技巧

用心用眼，细心品味，全面观察，收集和捕捉交流中的各种信息。要注意对方的表情、动作、周围人物与环境的细微变化，体察言外之意，听出弦外之音，发现深层"只可意会，不可言传"以及不便明说的含义或掩盖的事物、现象，以利于对情况或问题做出正确的判断和评估。

四、大众传播技巧

大众传播是营养教育者常利用的媒介渠道与工具。

1. 大众传播的特点

媒介技术与其他面对面的传播方式不同，信息通过电视、广播、图表、标语、书籍、手册和教学设备传播。在大众媒体中，常用的电子媒介是电视、广播，常用的印刷媒介是杂志、报纸和宣传栏。大众媒介的目标人群数量相对比较大，信息相对简单化且较完整。但大众传播媒介所传播的信息常不能将特定的目标人群分开来。利用大众传播渠道开展营养健康教育，可以使营养健康信息在短时间内迅速传及千家万户，提高人们的食品与营养卫生意识。加强对大众传播的特点、客观规律和技巧的研究，将有助于改变营养信息传播的质量，提高营养教育的效果。大众传播的特点如下。

① 传播者是职业性的传播机构和人员，并需要借助特定的传播技术手段。
② 大众传播的信息是公开的、公共的，面向全社会人群。
③ 大众传播信息扩散非常迅速而广泛。
④ 大众传播对象虽然为数众多、分散广泛、互不联系，但从总体上来说是大体确定的。
⑤ 大众传播是单向的，信息反馈速度缓慢，且缺乏自发性。

2. 大众媒介选择的原则

保证效果、针对性、速度快、可及性、经济性。

3. 营养信息的传播策略

（1）无知阶段（当人们尚处于无知状态时）　宣传发动，使其知晓。

（2）知晓阶段（当人们已知晓该信息时）　提供知识，进行劝服。

（3）劝服阶段（当人们对新事物已形成态度时）　提供方法，鼓励尝试。

（4）决策与采纳阶段（当人们已经尝试或采纳该事物时）　支持鼓励，加以强化。

4. 信息表达形式的设计

主要是对整个传播活动形式、内容、时限、地点、工作计划表、责任单位、传播载体的设计。

五、小组传播方法与主持技巧

小组传播或称小群体传播，即小群体成员之间相互沟通、共享信息的传播行为，是人际传播的一个重要类型。由于个人的态度和行为极易受到团体的影响，有时可经由改变该团体的规范而使之改变，或是使之加入不同的集团而影响其态度和行为。小组传播具有收集信息、传递信息和行为干预等功能,再加上形式和效果的独特优势,已使其成为健康教育与健康促进实践中经常使用的积极有效的形式。如在我国许多地区的健康俱乐部、患者俱乐部、健身小组、孕妇保健学习班、家庭主妇烹饪学习班等群体教育活动,显示出小组活动这一传播形式在社区、学校、企业、农村、医院中营养教育领域的蓬勃生命力。小组传播方法与主持技巧见表4-39。

表4-39 小组传播方法与主持技巧

形成与技巧	小组主持人		小组主持人熟悉所讨论的问题,对组织工作有信心。了解与会者的文化背景、参与意识和要求;形成平等、轻松的活跃气氛,有利于成员积极参与
	理想人数与环境因素	理想人数	小组传播能否成功的要素之一,一般以6~12人为宜,最多不超过20人
		时间	小组传播能否成功的环境因素之一,一般每次1~2h为宜
		地点	应注意选择使人感到方便、舒适、不受干扰的地方
		座位排列形成	很重要,最好围坐成一个近似圆形的圈子或"U"字形的半圆,以利于与会者相互对视、交换意见和充分参与活动
打破僵局技巧		欢迎来者	
		互相介绍(姓名游戏法——人名马拉松)	
组织讨论技巧	快速反应(头脑风暴)		先向大家提出一个值得争论的开放性问题,然后集思广益,不加评论地在黑板或白纸上记录下每一种意见;当畅所欲言后,再组织一起将各种意见分门归类,分析各类别的特点;最后总结,以得出必要的结论
	使用引子		利用各种营养教育传播材料(印刷品、视像教材)上的内容作为引子,有针对性地提出问题,启发思路,组织讨论
	轮流发言		此方法适用于小组讨论开始或结束时,及获取信息反馈,组与会者依次做简洁发言,使小组成员参与机会均等,注意三条原则: ① 发言过程中不要干扰、打断任何人的发言 ② 在全体成员结束发言前不做评论和总结 ③ 强调自愿参与原则,允许有不想参加讨论发言的权利
	分散议论		将大组化整为零,组成2~4人小组,短时间内同时讨论某一议题,然后集中起来,由各组代表向大组做汇报。此方法可使大家在热烈亲切的气氛中有坦率地倾诉己见、充分交流,是收集全体与会者意见的有效方法
	无记名提案(投票)		当人们由于文化、习俗等原因不习惯或不喜欢面对面讨论某一敏感性问题,就不应勉强进行讨论,而可采用无记名提案法,即让每人在纸条上写下自己的意见或看法,投入纸箱中,混匀后每人随机抽取一张,当众读出纸上所写的内容,最后再根据发现的问题进行讨论分析
克服讨论障碍技巧	对一言不发者		① 紧张局促者用点名激将法或分散讨论 ② 缺乏兴趣或共同经验范围者应个别处理
	对垄断式发言者		① 平静注视他人,避免与垄断者目光接触 ② 向他人提问,改变对话方向 ③ 礼貌地指出,但还需听他人意见 ④ 利用其暂时停顿适时打断其讲话
	出现意见分歧时		要根据时间和必要性审时度势地处理。若为两派分歧意见,则 ① 双方观点不明,又有时间和必要性,可将讨论继续下去 ② 双方观点基本明了时,可询问是否到此结束,转议他题 ③ 若仅限两个人分歧意见,则可进行适当干涉
	讨论失控,脱离主题时		先冷静观察2~3min,然后适时予以疏导转向。如举起双手或拍手引起注意,说:"刚才大家讨论的这件事很有趣,但是××问题呢?大家发表点意见。"或:"这是另外一个问题了,让我们回到××问题上来吧。"
	对自动充当教育者和争夺主持权的成员		有效对策是每当对方发表观点就追问对方一个"为什么",请他讲出道理,如果理由不准确或不完善,就请小组其他成员做出评论,以此帮助小组树立信心,以防被引入歧途
利用群体互动技巧		制定规范,加强凝聚力,树立榜样,解决冲突	

六、语言表达技巧

语言表达能力是信息传播的关键之一,要使受众记住核心内容,影响态度和行为常用的有夸张、号召、运用实例等手段。

1. 美化法

把某一种观点或事物与一个褒义词联结在一起,利用渗透作用的手法,以使人们接受、赞许该事物或观点。如"母乳,爱的甘泉""人是铁,饭是钢,一顿不吃饿得慌""抗脱水,有仙丹,请用口服补液盐"。

2. 丑化法

把某一种观点或事物与一个贬义词联结在一起,贴上坏标签,利用渗透作用的手法,以使人们对该事物或观点持反感并加以谴责。如"腹泻与急性呼吸道感染,婴幼儿的头号杀手""毒品,杀人不见血的白魔"。

3. 号召法

"健康的金钥匙就掌握在您自己手中,一分呵护,一分平安!""行动起来,让健康的生活方式从我做起。"

4. 假借法

以某种受人尊敬的权威、公认性和信誉加之于某一事物之上,通过联想造成信赖与好感,使其更易于被人接受。

5. 加以倾向性法

"提倡喝白开水,在欧美国家中已经成为一种健康的生活方式。""21世纪的新时尚是:请吃饭不如请出汗!"

6. 以平民自居法

把自己的身份、言行、穿着等尽量打扮得与老百姓一样,通过"设身处地"的谈话,容易让群众觉得可靠,具有吸引力,相信其观点都是好的,代表着老百姓的利益,发出了群众的心声。

7. 现身说法

请一位长寿老人(或糖尿病、肥胖病人)谈自己的饮食。

8. 隐喻法

典故"拔苗助长""曲突徙薪""亡羊补牢"。

任务2 食品选购指导

现今社会物质极大丰富,如何从品种繁多的食品中更有效地选择可口、安全、营养价值高的健康食品是百姓常常关心的话题。对食物的选择不当,易引发各种健康问题。因此,有必要掌握食品选购的主要原则和方法,以提高选购指导能力。

一、食物分类和各类食物的营养价值特点

在营养指导上可以将食物分为五大类,包括谷薯类、蔬菜水果类、畜禽鱼蛋奶类、大豆坚果类和油脂类。同一类食物提供的营养素基本一致,具有相同的营养特点,具体见表4-40。

表 4-40 不同种类食物的营养价值和特点

食物种类		供给营养素和营养特点	备注
谷、薯类	谷类及其制品	碳水化合物和B族维生素的良好来源,还含有蛋白质、膳食纤维	包括细粮、粗粮、杂粮等
	薯类	膳食纤维、B族维生素的良好来源,碳水化合物丰富	白薯、凉薯、马铃薯(土豆)、山药、芋头等
	高糖类淀粉	碳水化合物为主,其他营养素很少	果酱、甜点、蜜饯、烹调用糖和淀粉、粉丝、粉条、凉粉等
蔬菜、水果、菌藻类	蔬菜类	膳食纤维和维生素C的良好来源,并含矿物质、胡萝卜素	叶、根、茎、果类等,各种水果
	菌藻类		
	水果类		
肉、禽、水产、蛋	肉类	优质蛋白质、脂肪、矿物质、维生素A,B族维生素,胆固醇较高	猪、牛、羊等红肉
	禽类	优质蛋白质、脂肪、矿物质、维生素A,B族维生素,胆固醇较低	鸡、鸭、鹅等白肉
	水产类	优质蛋白质、脂肪、矿物质、维生素A,B族维生素,胆固醇较低	白肉为主,鱼油来源
	蛋类	优质蛋白质、脂肪、矿物质、维生素A,B族维生素,高胆固醇	鸡蛋、鸭蛋等
奶、豆	奶及奶制品	钙的良好来源,并含丰富的维生素B_2、优质蛋白质	牛奶、酸奶、奶酪等
	豆及豆制品	提供优质植物蛋白质,还含脂肪、膳食纤维、矿物质、B族维生素	豆腐、豆浆、豆花、各种干豆类
油脂	植物油	脂肪为主,含不饱和脂肪酸(包括单不饱和脂肪酸、多不饱和脂肪酸)高,含维生素E	大豆油、花生油、玉米油、菜籽油、茶籽油、橄榄油等
	动物油	脂肪为主,维生素E、饱和脂肪酸和胆固醇较高	猪油、牛油等
饮料和包装水		主要含水、糖、钠、钾、镁等,不同类的饮料具有不同的营养特点	各种饮品,包括果汁等

二、饮料和饮品的种类及其营养特点

人们日常饮用的饮料一般包括饮用水、碳酸饮料、果蔬汁饮料、茶和茶饮料、乳饮料、植物蛋白饮料等。常见的水类型包括自来水、白开水、矿泉水、纯净水、蒸馏水等。含酒精饮料又包括发酵酒、露酒、蒸馏酒等。不同的饮料和饮品由于其中所含的成分不同,其营养价值也不同,见表4-41。

表 4-41 水和饮料的营养价值和特点

饮料种类	营养价值	营养保健特点	备注
自来水、矿泉水	水,钾、钠、钙、镁等矿物质	提供水和矿物质	天然水
白开水	水,钾、钠、钙、镁等矿物质	提供水和矿物质	① 除去了部分碳酸根离子,钙和镁 ② 卫生、方便、经济实惠
纯净水、蒸馏水	纯水	提供水	去除了大多数矿物质和微量元素
茶、咖啡	水、生物活性成分	抗氧化、抗突变;适量饮用咖啡可以在短时间内提高人的精神	含茶多酚、咖啡因等,过量饮用会引起兴奋

续表

饮料种类	营养价值	营养保健特点	备注
碳酸饮料（可乐、雪碧等）	水、糖、二氧化碳	高糖、高磷	空白能量，儿童易引起龋齿
运动饮料	糖、钾、钠、钙、镁、B族维生素、维生素C、氨基酸等	供给能量和无机盐,促进体能恢复	职业运动员和健身人群的最佳饮品
功能性饮料	糖、无机盐、维生素、植物蛋白、生物活性成分	不同配方,特点不同(如低钠高钙饮料、低糖饮料、降脂饮料等)	针对不同人群配制,注意看营养标签的标识内容
果蔬汁	水、糖、维生素C、胡萝卜素	水和维生素C	含少量膳食纤维
酒精饮料	乙醇	提供能量	啤酒、葡萄酒、果酒

三、饮料的选购指导

案例：李女士，儿子9岁，平时不喜欢喝水，喜欢喝果汁、可乐，在选购的时候应该注意什么？喝哪些饮品为好？李女士本人不爱喝茶，喝什么好？

1. 工作程序

步骤1 确定来访者身份

确定咨询者是儿童、成人、运动员还是病人，并了解其工作性质和饮料的可获得性。本例中为儿童和成年女士。

步骤2 询问爱好

询问日常喜好，如日常喝什么？什么牌子？为什么？

本例中李女士儿子平常喜欢喝可乐，原因是可乐是碳酸饮料，口感好，消暑止渴。

步骤3 提出建议

根据咨询者的具体情况和不同饮料的营养特点来确定其需要，提出相应建议和特别注意事项。

本例中李女士儿子为儿童。对于儿童，首选的饮品是白开水，其次是果汁和乳饮料，一般不提倡喝碳酸饮料和运动饮料。果汁和牛奶也是儿童的良好饮料，除了补充水分，还可提供其他营养素。咖啡、茶、软饮料和酒精饮料等都不适宜儿童饮用。可乐饮料含有碳酸气、较多的糖和磷。碳酸气会引起儿童胃肠不适；较多的糖不利于儿童维持健康体重，尤其对于超重和肥胖的儿童；较多的磷会直接影响儿童钙的营养状况。

李女士为成年人。对于成人，白开水是最容易得到的饮品，而且是最佳选择饮品，既卫生、方便，又经济实惠。当有大量运动的时候，也可选择脉动类或运动饮料类产品，早餐多饮奶类。

步骤4 购买注意事项

购买饮品时应注意检查瓶装水或盒装饮料的生产日期和保质期，并进行感官检查。不要选择超过保质期或感官检查发现有沉淀、变色、混浊等现象的饮品。

2. 注意事项

确定咨询人群时，应兼顾考虑其身高、体重、工作性质、健康状况等情况。

任务3 平衡膳食测评

"我的膳食是否平衡?""我该怎么吃?"是人们经常问的问题。

每一种食物都含有人体所需要的营养素,除了母乳,没有一种食物能满足人体所需要的所有营养素。只有摄入适量的、搭配恰当的、多种多样的食物,即平衡膳食,才能达到合理营养的目的。为了实现平衡膳食和合理营养的目的,各个国家根据自己的实际情况制定了适合自己国家居民的平衡膳食指南,并以直观的图形表示出来。中国居民平衡膳食的直观图形是宝塔形,是根据中国居民膳食指南,结合中国的膳食结构特点,将定量的各类食物以宝塔的形式从底到顶一层一层逐渐减少,形象地表现出来。通过将个人每天摄入的食物量与平衡膳食宝塔每层的食物量进行比较,就可以测评出其膳食是否平衡、能否满足合理营养的需要。

一、工作准备

准备膳食调查表、食物成分表、计算器。

二、工作程序

案例:徐女士,35岁,教师,到咨询门诊,寻求膳食指导建议。

步骤1 确定每日能量需要

询问来访者年龄、身高、体重、劳动强度或身体活动水平情况,确定每天能量需要量水平。可以参考"中国居民膳食营养素参考摄入量"查询确定。

一般从事轻微体力劳动或身体活动水平低的成年男子如办公室职员等,每日的能量需要量为2250kcal;从事中等强度体力劳动者或身体活动水平中等者如钳工、卡车司机和一般农田劳动者,每日的能量需要量约为2600kcal;不参加劳动的老年人,每天的能量需要量男性2050kcal、女性1700kcal。特殊人群和病人的能量需要应具体情况具体分析。

本例中徐女士为轻体力劳动,查表可确定需要能量为1750kcal。如果通过计算也可以得到能量需求量,身高163cm,体重50kg,经计算需要能量为2030kcal。

步骤2 确定每天的食物种类和比例

根据每日能量需要量水平,按平衡膳食宝塔建议原则确定各类食物大致需要量。常见低、中、高三个能量水平各类食物的参考摄入量见表4-42。

表4-42 平衡膳食宝塔建议不同能量膳食的各类食物参考摄入量　　单位:g/d

食物	1800kcal	2400kcal	2800kcal	食物	1800kcal	2400kcal	2800kcal
谷类、薯类	275~375	350~400	500	水产类	50	75	100
蔬菜	400	500	500	豆类及豆制品	15	25	25
水果	200	350	400	奶类及奶制品	300	300	300
肉、禽	50	75	100	油脂	25	30	30
蛋类	40	50	50				

步骤3　调查各类食物的摄入量

最好用频率法估算各类食物的摄入量；也可按表4-43简单回答3~7天的摄入量。

表4-43　膳食调查表

姓名：_____　　　　性别：□男□女

日期：_____　　　　第1天：□工作日　□周末

食物名称		估算每日各类食物的摄入量/g								
		≤50	50~100	100~150	150~200	200~250	250~300	300~350	350~400	400~500	≥500
谷类	大米										
	白面										
	粗粮										
蔬菜											
水果											
肉类											
禽肉											
蛋类											
鱼虾											
豆制品											
牛奶											
每日油脂的估算(以汤匙计，约10g/汤匙)/g											
油脂		≤1	1~2	2~3	3~4	4~5	5~6	6~7	7~8	8~9	9~10
大豆油											
花生油											
……											

① 最好询问连续3~7天的膳食摄入内容，包括一天节假日。

② 每天使用一张新的记录表。

③ 确保填入名字和日期，而且要在每个记录的顶端显示它是平时的工作日还是周末，以便了解典型的工作日和典型的周末的食物摄入量。

④ 填表前应仔细阅读填写说明。

⑤ 按照填写说明，在相应的栏目中画"√"。

⑥ 注意记录的量是吃掉的量，而不是供应或购买的量。

步骤4　整理分析调查表

将记录连续3~7天的膳食摄入情况归纳入膳食结构调查分析表，见表4-44，即将每天膳食结构调查表的"总计"一行的内容填写到膳食结构调查分析和评估表相应的空格内。

表 4-44 膳食调查分析和评估

姓名：_____ 性别：□男 □女 日期：____年____月____日

项目	估算膳食宝塔各食物组中食物总计的日摄入量/g									
	谷薯类	蔬菜	水果	肉类	禽	鱼	蛋	牛奶	豆制品	油脂
第一天										
第二天										
第三天										
第四天										
第五天										
第六天										
第七天										
总计										
平均摄入量										
推荐摄入量										
不足量										
过剩量										

步骤 5　估算平均每日每个食物组食物的摄入量

把 3 天或 7 天的调查表 4-43 各类食物量的结果相加，除以调查天数，填入表 4-44。

步骤 6　评估膳食结构

根据调查分析结果，通过与平衡膳食宝塔推荐的相应能量需要量及各组食物摄入推荐的标准水平比较（表 4-42），经过综合分析，评估膳食结构。

摄入的哪些食物符合平衡膳食组推荐的量：_____
摄入的哪些食物少于平衡膳食组推荐的量：_____
摄入的哪些食物多于平衡膳食组推荐的量：_____
膳食结构属于：□植物性食物为主　□动物性食物为主　□动植物食物均衡

步骤 7　改进建议

根据分析结果，给出改进建议。

三、注意事项

① 表内所填食物量均为生重。
② 调查表内容可以由咨询者自己填写，采用 24h 回顾法或进食后随时填写的方法均可。
③ 膳食记录完整、真实很重要，因此最好随时携带记录表，并随时记录摄入的食物的种类和数量。

任务 4　膳食纤维摄入量的评估

膳食纤维是一种重要的非营养素，它是碳水化合物中的一类非淀粉多糖及寡糖等。越来越多的研究证明，膳食纤维的摄入与人体健康密切相关。膳食纤维摄入不足会增加便秘、肥胖、糖尿病、心血管疾病和某些癌症发生的危险，但过量摄入膳食纤维会影响维生素和铁、锌、钙、镁等矿物质的消化吸收。我国的膳食模式正处在转型期间，植物性食物摄入逐渐减少，动物性食物摄入逐渐增多，这使膳食纤维的摄入量逐渐减少。与食物中的营养素一样，为了保障人体健康,膳食纤维的摄入量也应在适宜的范围之内。

一、知识前导

1. 膳食纤维概述

膳食纤维为植物的非淀粉多糖和木质素,聚合度≥3,人体不能消化吸收,但其具有一种或多种健康有益的成分。膳食纤维可分为可溶性膳食纤维与非可溶性膳食纤维。前者包括部分半纤维素、果胶和树胶等,后者包括纤维素、木质素等。

2. 膳食纤维的食物来源

膳食纤维来源于植物性食物,如水果、蔬菜、豆类、坚果和谷类。谷类食物,尤其是全谷类食物,是膳食纤维的主要来源,麦麸、全谷、干豆、干的蔬菜和坚果所含的膳食纤维是非可溶性膳食纤维,燕麦、大麦、水果和某些豆类所含的膳食纤维是可溶性膳食纤维。动物性食物几乎不含膳食纤维。

3. 增加膳食纤维摄入的途径

要进食较多的膳食纤维,达到每天 25~35g,则可通过下列途径帮助达到这个目标。

(1)多吃高膳食纤维食物 全谷类食品中含有丰富的膳食纤维,家庭可以食用小米、绿豆等富含纤维食物做的全谷物,还可食用燕麦片、全麦饼干或全麦膨化食品。

(2)食品多样化 要吃多种食品,这样既可吃到可溶性膳食纤维,也可吃到不溶性膳食纤维。

(3)多食用水果和蔬菜 增加水果、蔬菜的摄入量,水果、蔬菜要连皮连籽吃,如浆果、猕猴桃、无花果等要连籽吃,籽中含膳食纤维较高。

(4)多吃整果,少喝果汁 水果中的膳食纤维主要存在于皮和果肉中,而加工成果汁时果皮和果肉已被去掉。所以,果汁几乎不含膳食纤维。

(5)按照食品标签提示,选择高膳食纤维食品 如选择添加了膳食纤维的果汁、饼干等。

二、膳食纤维摄入量的评估过程

案例:小李是一家跨国公司部门主管,近半年来由于工作繁忙,大多数时间都是靠加工肉类食品和方便面过日子,对蔬菜、水果和全麦面包之类不感兴趣。平时偶尔吃一个苹果或香蕉,吃过后总感到不舒服,所以干脆不吃了。尽管每天都喝6~8杯水,大便还是不好,3~4天解1次,又干又硬,有时还带血丝。

小李的问题是:每天的膳食纤维摄入量够吗?为了增加膳食纤维摄入量,应给小李什么样的建议?

1. 工作准备

准备膳食纤维摄入量调查评估表,见表4-45。

表4-45 膳食纤维摄入量调查评估表

食物类	常吃种类	最常吃	平均次数/周	摄入量/周	估计膳食纤维摄入量
谷薯类					
蔬菜					
水果					
豆类					
坚果					
补充食品					

续表

食物类	常吃种类	最常吃	平均次数/周	摄入量/周	估计膳食纤维摄入量
其他					
总计					
评价					

2. 工作程序

步骤1　询问膳食情况

应用以上调查表，首先询问了解小李每周膳食纤维的摄入频率和摄入量。

① 在过去的半年内，你常吃的主食有哪些？吃得最多的主食是什么？在吃得最多的主食中，平均每周吃几次？每次平均大概吃多少？

② 在过去的半年内，你都吃过哪些蔬菜？吃得最多的蔬菜是什么？在吃得最多的蔬菜中，平均每周吃几次？每次平均大概吃多少？

③ 在过去的半年内，你都吃过哪些水果？吃得最多的水果是什么？在吃得最多的水果中，平均每周吃几次？每次平均大概吃多少？

④ 在过去的半年内，你都吃过哪些干豆和豆制品？吃得最多的干豆和豆制品是什么？在吃得最多的干豆和豆制品中，平均每周吃几次？每次平均大概吃多少？

⑤ 在过去的半年内，你都吃过哪些坚果？吃得最多的坚果是什么？在吃得最多的坚果中，平均每周吃几次？每次平均大概吃多少？

⑥ 有无服用补充剂（膳食纤维）或其他药物？

步骤2　估测膳食纤维水平

根据小李每天摄入的植物性食物的种类和频率，结合平衡膳食宝塔推荐的食物量和常见食物膳食纤维含量，判断小李每天膳食纤维摄入量水平。

① 按照平衡膳食宝塔推荐的食物量，每天摄入蔬菜500g、水果200g、豆50g、谷薯类300g，才有可能满足膳食纤维的需要量。如果摄入的上述食物量低于推荐量，则可判断膳食纤维摄入量不足。

② 根据上述询问得出的几种摄入量相对最多、摄入频率最高的食物及其膳食纤维的含量计算平均每天膳食纤维的摄入量，如果低于22g，则可判断膳食纤维摄入量不足。

步骤3　建议

根据小李的饮食习惯，推荐方便、切实可行的增加膳食纤维的方案和措施，包括小李能接受的高膳食纤维食品和获得的途径。

对于小李来讲，除建议他尽量多摄入全谷类食品和蔬菜、水果外，还要建议他多摄入薯类、干豆和豆制品，适量摄入一些坚果，可能更好。

3. 注意事项

询问时应围绕高膳食纤维食品进行，水虽不含纤维，但本例中应注意询问。

任务5　健康生活方式的测评

慢性非传染性疾病如冠心病、癌症、脑血管疾病、糖尿病、高血压、肥胖等已成为影响人类健康和生命的主要疾病，而慢性病的发生与生活方式密切相关。近几年，世界卫生组织公布的一项研究报告表明，冠心病、中风、癌症是世界各国导致死亡的最主要原因。影响这三种病的主要因素不是病毒，也不是细菌，主要是人们不合理的生活方式引起的。据我国有关部门统计，在引起患病死亡的主要因素中，生活方式和行为因素，在脑血管中占50.3%，在心脏病中占59.0%，在恶性肿瘤中占50.4%。

研究表明，建立健康的生活方式，可以使高血压发病率减少55%、脑卒中减少75%、糖尿病减少50%、恶性肿瘤减少1/3。健康的生活方式能使危害人体健康的慢性非传染性疾病减少一半以上。美国学者曾预测，使美国成人平均寿命增加一年需花费100亿美元。然而，如果人们做到经常锻炼、不吸烟、少饮酒、合理饮食，几乎不花分文就能使平均期望寿命增加11年。可见健康与生活方式有多么密切的关系。因此，改变不良的生活方式，提倡健康的生活方式，对预防疾病、增强体质、改善每个人的健康状况、提高全人类的素质都具有重要意义。

一、知识前导

1. 健康生活方式概念

健康首先是身体没有疾病，但健康又不仅仅是身体没有疾病。世界卫生组织（WHO）对健康的定义是："健康乃是一种在身体上、精神上的完满状态，以及良好的适应能力，而不仅仅是没有疾病和衰弱的状态。"它包含以生理技能为特征的身体健康、以精神情感为特征的心理健康和以社会实践为特征的行为健康。所以健康的全部含义是身体健康、心理健康和良好的社会适应能力。

生活方式是指人们长期受到一定社会文化、经济、风俗、家庭影响而形成的一系列的生活习惯、生活制度和生活意识。可以将生活方式理解为不同阶层人群在其生活圈、文化圈内所表现出的行为方式。

人体的健康状态是通过健康的生活方式来形成和保持的。1996年世界卫生组织宣布：健康的生活方式就是健康的基石，如合理膳食、适量运动、心理平衡、戒烟限酒。合理膳食包括平衡膳食、合理营养和良好的饮食习惯；适量运动包括活跃的、动态的生活方式和有规律的、持之以恒的适合自己的适量体育运动；心理平衡指在与他人和社会的关系上要能够正确看待自己、正确看待他人、正确看待社会，树立适当的人生追求目标，控制自己的欲望，保持愉悦的一生；戒烟限酒包括拒绝烟草，如饮酒应严格限量等。

此外，健康的生活方式还有很多内容，如生活节奏有规律、充足的睡眠、纠正不良的行为、远离毒品、讲究道德、自觉保护环境、坚持学习健康知识、随时修正生活方式等。

2. 不健康的生活方式和行为

不健康的生活方式种类很多，主要有以下几种。

（1）膳食结构不合理，不良的饮食习惯　包括饮食过度，营养过剩，高脂肪、高钠盐、低膳食纤维饮食，喜食熏烤、油炸食品和甜食，暴饮暴食，不吃早餐等。营养不合理是导致亚健康，直接引起食源性营养不良性疾病和肥胖、糖尿病、高血压、高脂血症、癌症等慢性病的不可忽视的重要原因。

（2）缺乏运动或运动不足　静态生活方式是非传染性慢性病发生的危险因素，与肥胖、糖尿病、高血压、冠心病、骨质疏松等密切相关。运动是健康生活方式中不可缺少的重要组成部分。

（3）吸烟　吸烟的危害，尽人皆知。吸烟是心血管疾病和肺癌的重要危险因素。吸烟对女性有特殊的危险，吸烟的妇女如果正使用口服避孕药，会增加心脏病发生和下肢静脉血栓形成的机会；吸烟的孕妇易发生早产和新生儿体重不足，孩子在婴幼儿期会出现免疫功能降低，容易生病，被动吸烟孕妇的婴儿致畸率明显增高。

（4）过量饮酒，酗酒　长期过多饮酒，酒精（乙醇）及其代谢产物乙醛可损害心、肝细胞功能，增加肝硬化、胃癌、心肌损害和中风猝死的危险性。长期大量饮酒延缓血液中脂肪的清除，可提高甘油三酯浓度，易患高脂血症。此外，酒后驾车易发生车祸。酗酒或饮酒成瘾不仅危害自己的健康，还给家庭和社会带来不幸。给人敬酒，是友好的表示，但要适可而止；敬酒过分，强人所难，是不文明的表现。

（5）心理失衡　主要是极度紧张，情绪压抑。持续的心理紧张和心理冲突会造成精神疲劳，免疫功能下降，容易发生疾病。精神损伤、精神刺激常可引起人体许多生理变化，如持续波动可使心跳显著增快、血压急剧上升、红细胞激增、血黏度增高。有的中老年人在盛怒或高度兴奋下脑血管会突然破裂而导致死亡。

（6）生活无规律，睡眠不足　健康的体魄来自睡眠。睡眠不足，不但身体的消耗得不到补充，而且由于激素合成不足，会造成体内内环境失调，免疫功能下降。经常开夜车加班，或通宵达旦地打牌、看电视，对健康极为不利。

（7）有病不求医，乱吃补药，猛用保健品　每个人都应为自己的健康承担主要责任，每个人都应选择健康的生活方式。

二、健康生活方式的测定和评估

1. 工作准备

（1）调查问卷（见表4-46和表4-47）　准备可以根据目的或简或繁，以时间不长且能达到目的为宜。

表4-46　健康生活方式调查表

姓名：　　　性别：□男　□女　　年龄：　　　　　日期：　年　月　日
对于每一个问题，请选择最符合你的答案，并在相应"□"内打"√"

项目	经常	有时	从不
营养			
① 每天吃各种各样的食物,包括400g或更多的水果和/或蔬菜	□	□	□
② 限制饮食中的脂肪和饱和脂肪的含量	□	□	□
③ 避免漏餐,每顿饭都吃	□	□	□
④ 控制盐和糖的摄入量	□	□	□
运动			
① 参加中等强度运动,例如快走或游泳,20～60min/日,3～5天/周	□	□	□
② 一周至少进行2次肌肉力量和耐力运动	□	□	□
③ 花一部分业余时间参加个人、家庭或集体活动,例如散步、打保龄球或者羽毛球、乒乓球	□	□	□
④ 保持着健康的体重,既不瘦也不胖	□	□	□
烟草使用情况			
① 从不使用香烟	□	□	□
② 避免使用烟草	□	□	□
③ 只吸尼古丁含量低的香烟,或抽烟斗、雪茄、无烟烟草	□	□	□

续表

项目	经常	有时	从不
酒精和药物			
① 每天喝酒不多于1~2次，或不喝酒	☐	☐	☐
② 不用酒精或其他药物来缓解生活中的压力或问题	☐	☐	☐
③ 当吃药（如感冒药）或怀孕时很注意避免酒精	☐	☐	☐
④ 在使用处方药或者非处方药时，先看说明书，并按照说明书用药	☐	☐	☐
压力的处理			
① 有工作或有自己喜欢干的工作	☐	☐	☐
② 很容易放松，并可以自由表达感情	☐	☐	☐
③ 能很好地处理压力	☐	☐	☐
④ 有很好的朋友、亲戚或者其他可以与之讨论私人问题的人，并且需要时能获得帮助	☐	☐	☐
安全			
① 坐小轿车时系安全带	☐	☐	☐
② 酒后不开车	☐	☐	☐
③ 驾车时，遵守交通规则，不超速	☐	☐	☐
④ 对使用有潜在危害的产品如家用清洁剂，先看说明书，并按说明书使用	☐	☐	☐
⑤ 不在床上抽烟	☐	☐	☐
疾病的预防			
① 知道癌症、心脏病和中风出现的信号	☐	☐	☐
② 使用防护霜，避免在太阳下暴晒	☐	☐	☐
③ 做健康检查和免疫接种等	☐	☐	☐
④ 每个月都自我检查乳房/睾丸	☐	☐	☐
⑤ 没有不良性行为或者只有一个健康的性伙伴，或者总是进行安全的性行为，并且不共用针头注射药物	☐	☐	☐

表 4-47 健康生活方式调查表（工作人员用）

项目	经常	有时	从不
营养			
① 每天吃各种各样的食物，包括400g或更多的水果和/或蔬菜	3	1	0
② 限制饮食中的脂肪和饱和脂肪的含量	3	1	0
③ 避免漏餐，每顿饭都吃	2	1	0
④ 控制盐和糖的摄入量	2	1	0
运动			
① 参加中等强度运动，例如快走或游泳，20~60min/日，3~5天/周	4	1	0
② 一周至少进行2次肌肉力量和耐力运动	2	1	0
③ 花一部分业余时间参加个人、家庭或集体活动，例如散步、打保龄球或者羽毛球、乒乓球	2	1	0
④ 保持着健康的体重，既不瘦也不胖	2	1	0
烟草使用情况			
① 从不使用香烟	10		
② 避免使用烟草	2	1	0
③ 只吸尼古丁含量低的香烟，或抽烟斗、雪茄、无烟烟草	2	1	0

续表

项目	经常	有时	从不
酒精和药物			
① 每天喝酒不多于1~2次,或不喝酒	4	1	0
② 不用酒精或其他药物来缓解生活中的压力或问题	2	1	0
③ 当吃药(如感冒药)或怀孕时很注意避免酒精	2	1	0
④ 在使用处方药或者非处方药时,先看说明书,并按照说明书用药	2	1	0
压力的处理			
① 有工作或有自己喜欢干的工作	2	1	0
② 很容易放松,并可以自由表达感情	2	1	0
③ 能很好地处理压力	2	1	0
④ 有很好的朋友、亲戚或者其他可以与之讨论私人问题的人,并且需要时能获得帮助	2	1	0
安全			
① 坐小轿车时系安全带	2	1	0
② 酒后不开车	2	1	0
③ 驾车时,遵守交通规则,不超速	2	1	0
④ 对使用有潜在危害的产品如家用清洁剂,先看说明书,并按说明书使用	2	1	0
⑤ 不在床上抽烟	2	1	0
疾病的预防			
① 知道癌症、心脏病和中风出现的信号	2	1	0
② 使用防护霜,避免在太阳下暴晒	2	1	0
③ 做健康检查和免疫接种等	2	1	0
④ 每个月都自我检查乳房/睾丸	2	1	0
⑤ 没有不良性行为或者只有一个健康的性伙伴,或者总是进行安全的性行为,并且不共用针头注射药物	2	1	0

(2) 仔细阅读调查问卷 熟悉调查问卷中的内容及注意事项。

2. 工作程序

步骤1 选择或设计调查问卷

对生活方式的测评可以是综合性的,也可以是其中的一部分。如主要对饮食生活方式进行测评,最好选择专门为饮食生活方式测评设计的问卷。

步骤2 询问和填写调查问卷

可以一对一,面对面,由测试者边问边填,也可以由被测试者自己填写。但填写前必须先给被测试者讲清楚每项意思。

① 受试者自己填写时,使用没有标评分的调查问卷(见表4-46),判断根据见表4-47。

② 由工作人员填写时,请使用有评分的"工作人员用"调查表(见表4-47)。在询问时,请选择多数时候最能反映受试者情况的选项,也可找出关键点,重点了解。

步骤3 整理、分析调查问卷

计算每部分得分:将每部分各小题的得分相加,即为每部分的实际得分。表4-46由受试者自己填写,可根据表4-47的分值计算。

步骤4 评估

根据每部分得分,按下列标准评估。

9~10分/每部分:非常好。说明你已认识到这部分对你健康的重要性,并付诸实践。只要你继续做下去,你就不会出现这部分的健康危险。

6~8分/每部分:好。说明你在这部分有好的健康习惯,但还有需要改进的地方。

3～5 分/每部分：不好。可能有中度健康危险。

0～2 分/每部分：非常不好。可能有严重的健康危险。

步骤 5　针对不同部分评估的实际情况，给出合理化建议

经常抽烟者，建议逐渐减少抽烟量；经常饮酒者，建议严格控制饮酒量；运动不足者，建议增加日常体力活动，培养活跃的生活方式；高脂、高糖、高盐摄入者，建议饮食尽量清淡少盐，严格控制烹调用油和盐，油不超过 30g/(人·日)，盐不超过 6g/(人·日)，少吃甜食等。

3. 注意事项

① 工作人员在询问时，应注意避免诱导性提问，如"你不经常抽烟吧"。

② 受试者自己填表时，应注意给出一定时间，不让受试者长时间考虑选择哪一个更好，只有实事求是才能反映真实情况，找到真正威胁健康的问题。

任务 6　体力活动水平测评

体力活动评估是较为多见的一种需求。

运动和身体活动被认为是健康生活方式的一个重要方面。随着社会经济的快速发展和人民生活方式的改变，缺乏运动导致了人群疾病谱和死亡谱的变化，慢性病对人类身心健康的危害越来越严重。流行病学调查资料显示，缺乏身体活动每年导致 200 多万人死亡；缺乏身体活动是心血管疾病、糖尿病和肥胖发生的一个主要原因。增加身体活动，保持适宜的运动量和较高的身体活动水平，不仅有益于健康，而且可以有效地预防和治疗慢性病。

一、知识前导

1. 身体活动的定义和分类

身体活动是指由骨骼肌收缩产生的身体活动，即能导致能量消耗的任何身体活动，是基础代谢水平上身体能量消耗增加的活动。身体活动包括职业中的身体活动、外出交通的身体活动、休闲时间从事的体育活动和家务劳动等。

身体活动/运动的基本类型有以下几种。

(1) 有氧运动　有氧运动即为有节奏的动力运动，主要由重复的低阻力运动组成，又称耐力运动，如慢跑、骑车、游泳等。耐力运动能够提高人体的最大吸氧量，增强耐力素质或身体工作能力。

(2) 力量运动　力量运动又称无氧运动或阻力运动，主要由少量的高阻力运动组成，如举重、跳跃、快跑。通过特殊肌肉群的力量练习或循环阻力运动，可以增加肌肉体积、质量和力量。

(3) 屈曲和伸展运动　即准备和放松运动。运动时缓慢、柔软、有节奏，可增加肌肉和韧带的柔韧性，预防肌肉和关节损伤。

2. 运动量和运动强度

身体活动水平取决于运动的类型、运动的强度、运动持续的时间和运动的频率。

(1) 运动量　运动量＝运动强度×运动持续时间×运动频率

(2) 运动强度　运动强度是以功能的百分数来表示的，包含一个相对于个体运动水平的度量。可根据心率、自觉疲劳程度（RPE）、最大吸氧量（$V_{O_2 max}$）和代谢当量［MET，1MET＝1kcal/(kg·h)，即 MET 为身体活动强度，1MET 相当于每千克体重每小时消耗 1kcal 能量］来确定。在日常活动中，常以心率和自觉疲劳程度来判断身体活动/运动强度的大小。

(3) 强度分级

① 基础代谢　维持基本生命活动、保持活着所消耗的能量（如睡觉、躺着不动）。

② 静态状态　有很少量或没有躯体运动的坐着（如阅读、书写、吃东西、看电视、驾驶、缝纫），相当于能量消耗为 0.01kcal/(kg 体重·min)。

③ 轻度活动　坐着或站着，伴随上肢和其他肢体的一些运动（如准备食物、洗碗盘、3km/h 的速度行走、沐浴），相当于能量消耗为 0.02kcal/(kg 体重·min)。

④ 中度活动　坐着伴随胳臂有力的运动，或者站着伴随相当大量的运动（如铺床、擦地板、以 6km/h 的速度行走、运动前的热身准备活动或运动后的整理活动、打保龄球），相当于能量消耗为 0.03kcal/(kg 体重·min)。

⑤ 较高强度活动　快速的运动身体（如打网球、慢跑、举重和团体性运动——棒球、篮球、足球等运动过程中），相当于能量消耗为 0.06kcal/(kg 体重·min)。

⑥ 高强度活动　用最大能力或接近最大能力运动身体（如游泳比赛、跑步、跳绳），相当于运动能量消耗为≥0.1kcal/(kg 体重·min)。

3. 身体活动水平测量方法

(1) 估算测量方法　日记、问卷、整体水平评估、定量化回顾，可以是自己记录，也可以由专人询问调查。

(2) 客观测量方法　运用双标水法、间接热量测定法、心率测定法，或采用运动传感器（如计步器、加速度传感器、能量监测仪）等，更适合于研究或特殊情况。

4. 身体活动水平判断标准

(1) 以每天平均步行的步数判断

① 静态：每天步行＜5000 步。

② 低：每天步行 5000～7490 步。

③ 中（较活跃）：每天步行 7500～9999 步。

④ 较高（活跃）：每天步行 10000～12500 步。

⑤ 高（高度活跃）：每天步行＞12500 步。

(2) 以每天平均运动的时间和强度判断

① 低：＜30min 中等强度身体活动。

② 中：30～60min 中等强度身体活动。

③ 高：＞60min 中等强度或＞30min 高强度身体活动。

(3) 以每周平均运动量和运动频率判断

① 低：不属于下列任何一种情况。

② 中等：达到下列任何一种状态。

a. 每天至少 20min 高强度运动或重体力活动，≥3 天/周。

b. 每天至少步行 30min 和/或中等强度运动/体力活动，≥5 天/周。

c. 每天至少步行 30min，7 天/周。

d. 每天至少步行 30min 和中等强度或高强度运动/重体力活动，≥5 天/周，总的运动量至少达 600MET-min/周。

③ 高：达到下列任何一种状态。

a. 高强度运动/体力活动≥3 天/周，总运动量达到≥1500MET-min/周。

b. 每天步行和中等强度或高强度运动/体力活动，≥7 天/周，总的运动量至少达 3000MET-min/周。

二、身体活动水平调查和评估

1. 工作准备

准备身体活动日记记录表（见表4-48）、计步器。

表4-48 24h身体活动记录表

姓名：_____ 性别：□男 □女 日期：___年___月___日 □平时 □周末

时间	活动记录		
	持续时间/min	活动内容	活动水平
午夜12点到早上			
总的持续时间	1440（必须是1440min，即一天的24h周期）		

其中中、高强度活动时间为_____min

案例：学校号召学生注意体育锻炼，每天应保持中、高强度活动1个小时以上。王强是个活跃分子，他第一个走进营养咨询部，请营养师测评自己的身体活动水平是否达到学校要求。

2. 工作程序

步骤1 选择调查方法

根据咨询者的目的，营养师选择了问卷调查方法，并准备了调查表，见表4-48。

步骤2 填表

首先讲解表4-48的每项要求、时间计算等。考虑到王强是大学生，有较好的理解能力，所以请他自己认真准确地填写、记录自己24h活动情况。

注意本日记需要连续记录7天。

① 先在每天的身体活动记录日记工作表上写上姓名和日期，并注明是星期几、工作日还是周末。

② 记录每天的身体活动从凌晨开始，至下个凌晨前结束；或从早上起床时开始至第二天早上起床时结束，连续24h。

③ 按时间顺序，以流水账记录每一项活动持续的时间和内容，以及活动水平（根据身体活动强度分级记录）。

步骤3 收集和核准

收集数据资料，查看记录的可信性和准确性，可疑信息要询问核实。例如，记录每项活动持续的时间应精确到分钟。每个时间点必须连接。如果从午夜睡到早上7点15分，应记录为7点15分开始，而不是7点20分开始。

① 在24h结束时，记录的总时间必须等于1440min。

② 每天1张新表。

步骤4 判断

按照相应身体活动水平参数判断标准，评估身体活动水平。下面以身体活动日记为例来说明。

① 发放身体活动日记记录表（见表4-49），熟悉内容和要求。

表 4-49 24h 活动记录表（示范）

姓名：王强　　　　　　　　性别：☑男　□女
日期：2010-7-8　　　　　　☑平时　□周末

时间	活动记录		
	持续时间/min	活动内容	活动水平（此项由工作人员填写）
午夜0点到早上7:15	435	睡觉	基础
7:15～7:30	15	洗澡等	轻度
7:30～7:40	10	穿衣服	轻度
7:40～7:45	5	走路	轻度
7:45～8:00	15	吃早餐	静坐
8:00～8:15	15	准备上课	轻度
8:15～8:30	15	快走去上课	中度
8:30～9:20	50	坐着上课	静坐
9:20～9:30	10	快走去图书馆	中度
9:30～10:20	50	坐着看书	静坐
10:20～10:30	10	快走去上课	中度
10:30～11:20	50	坐着上课	静坐
11:20～11:35	15	快走去食堂	中度
11:35～11:55	20	吃午餐	静坐
11:55～12:00	5	走去商店	中度
12:00～12:20	20	购买生活用品	轻度
12:20～12:30	10	走去图书馆	中度
12:30～14:20	110	学习	静坐
14:20～14:30	10	走去上课	中度
14:30～15:20	50	坐着上课	静坐
15:20～15:35	15	走回宿舍	中度
15:35～16:00	25	读信	静坐
16:00～16:05	5	准备去游泳	轻度
16:05～16:15	10	走到游泳池	中度
16:15～16:25	10	换衣服,冲澡	轻度
16:25～16:30	5	游泳前的热身活动	中度
16:30～16:50	20	循环游泳	高强度
16:50～16:55	5	游泳后整理活动	中度
16:55～17:15	20	冲澡,穿衣	轻度
17:15～17:25	10	走回宿舍	中度
17:25～17:45	20	站着和朋友聊天	轻度
17:45～17:50	5	走去食堂	中度
17:50～18:20	30	吃晚餐	静坐
18:20～19:00	40	上网	静坐
19:00～19:45	45	看电视	静坐
19:45～20:00	15	走去听报告	中度
20:00～21:00	60	听报告	静坐
21:00～21:15	15	走回宿舍	中度
21:15～23:00	105	学习	静坐
23:00～23:15	15	准备睡觉	轻度
23:15～24:00	45	睡觉	基础
总的持续时间	1440（必须是1440min，即一天的24h周期）		其中中、高强度活动时间为 175min

② 指导记录身体活动日记。

③ 记录身体活动日记前，先仔细阅读身体活动日记记录说明。

步骤5　统计7天活动量和时间

统计和分析每天中、高强度活动的时间。参考24h身体活动记录，将除常规生活外的中、高强度活动的时间相加即可。

步骤6　计算每天身体活动水平

计算连续7天平均每天中、高强度活动的时间。根据7天的身体活动记录，将每天中、高强度活动的时间相加除以7，得出平均每天身体活动水平。

步骤7　分析活动频率、时间和强度

根据连续7天24h身体活动记录，选择表4-50每个能反映身体活动的习惯，并在相应的选择栏画"√"（注意是每周平均量，而不是随意一天的量）。

表4-50　每周身体活动统计表

项目	选择	记分
活动频率/(天/周)		
小于		0
1		1
2		2
3		3
4		4
5～7		5
活动持续时间/min		
小于5		0
5～14		1
15～29		2
30～44		3
45～59		4
≥60		5
活动强度(由工作人员填写)		
没有变化		0
几乎没有变化(如慢走、打保龄球、瑜伽)		1
有轻微变化(打乒乓球、走路、打高尔夫球)		2
中等增加(休闲自行车、快走、轻松持续游泳)		3
间歇性呼吸加快、大量出汗(网球单打、篮球、壁球)		4
持续呼吸加快、大量出汗(慢跑、越野、滑雪、跳绳等)		5

注：强度是指与静息心率相比。

步骤8　计算活动指数

活动指数＝活动频率评分×活动持续时间评分×活动强度评分

步骤9　身体活动水平评估

① 按平均每天中、高强度活动时间评估。低：＜30min；中等：30～60min；高：＞60min。

② 按活动指数评估。静态：＜15；低：15～24；中：25～40；活跃：41～60；很活跃：＞60。

如果假定王强的一天时间记录是 7 天平均活动量，用第一种方法评估，王强的活动水平处在中等；用第二种方法评估也是中等。同样王强也达到了学校规定的每日中高强度运动超过 1h 的规定。

3. 注意事项

① 在活动记录中，对能量消耗差不多的类似活动，如果发生在相同的时间段内，可以并在一起记录，例如阅读和打字都可以作为学习来记录。

② 在活动记录中，对像玩计算机游戏或看电视这样的活动，虽然与学习消耗的能量相同，但要分开来记录。

任务7　体重控制的营养教育

认识、态度和行为的改变，对控制体重增长及体能的提高起到很大的作用。认识到存在的营养健康问题，对存在问题持积极的态度，采取具体措施及行动来解决问题，这就是营养教育的本质所在。本任务通过体重控制主题介绍营养教育的实际应用。

一、知识前导

1. 体重维持原则

① 体重保持在标准体重范围内。体重过重或过轻都表示机体可能存在潜在或正在进行中的健康问题。

② 要维持体重，需要摄入和消耗平衡。

③ 体重维持是一个长期的过程，需要将膳食与运动相结合。

2. 能量平衡要点

要达到能量平衡就需要维持能量消耗与能量摄入的平衡。当能量消耗大于能量摄入（或能量摄入不足），如过度运动、出现代谢性疾病、节食、饥饿等，都将导致能量代谢出现负平衡，引起儿童生长发育迟缓、成人消瘦和工作能力降低。当能量消耗明显低于能量摄入（或能量摄入过量），如体力活动减少、高脂/高能量饮食等，将导致能量堆积，引起肥胖，增加心血管疾病的发生概率。

二、参与式培训——维持体重和能量平衡的营养教育

1. 工作准备

准备杠杆秤体重计、身高计、钢尺、标准砝码、计算器、记录表或小卡片、大白纸、彩笔（至少红、蓝、黑三色）、小礼物等。

2. 工作程序

模拟场景：一个初中学生超重者夏令营，营养师要对 50 个左右的 13～14 岁儿童进行宣传教育，最终达到知、信、行的变化。

步骤 1　准备

人手一张"生命数据"小卡片，先在卡片上写好：

① 姓名；

② 性别；

③ 年龄；

④ 身高；

⑤ 体重；

⑥ 体质指数；

⑦ 血压值（mmHg）；

⑧ 血脂值；

⑨ 血糖值　a. 正常，b. 过高，c. 过低。

步骤2　体重、身高测量

步骤3　计算体质指数

计算公式：体质指数（BMI）＝体重（kg）/[身高（m）]^2

其中4人的体重、身高数据见表4-51。

表4-51　体重、身高数据

项目	张阳	李峰	王林	马露
体重/kg	65	84.5	77.7	78.0
身高/m	1.518	1.710	1.660	1.622

具体计算体质指数如下述。

张阳的BMI＝65.0÷1.518^2＝28.21，结果判定：体重肥胖。

李峰的BMI＝84.5÷1.710^2＝28.90，结果判定：体重肥胖。

王林的BMI＝77.7÷1.660^2＝28.20，结果判定：体重肥胖。

马露的BMI＝78.0÷1.622^2＝29.65，结果判定：体重肥胖。

统计见表4-52。

表4-52　体质指数数据

项目	张阳	李峰	王林	马露
体重/kg	65	84.5	77.7	78.0
身高/m	1.518	1.710	1.660	1.622
BMI	28.21	28.90	28.20	29.65
结果判定	肥胖	肥胖	肥胖	肥胖

步骤4　游戏活动

① 参加游戏活动的人，每人手持填好内容的小卡片，按照男女性别分成两队。

② 按照年龄大小顺位排队，报数后记下顺位号。

③ 重新按照身高大小顺位排队，报数后记下顺位号。

④ 重新按照体质大小顺位排队，报数后记下顺位号。

⑤ 重新按照体质指数大小顺位排队，报数后记下顺位号。

⑥ 现场讨论对个人年龄、身高、体重、体质指数顺位变化的意义与感受。

注意：

① 游戏活动前，一定要认真检查每个人手中的"生命数据"小卡片上是否有缺项，必须填好后方可开始游戏。

② 要选择有足够活动范围的场地。

③ 主持人要善于现场引导，活跃气氛，引发参加者的积极思考。

步骤 5　关键词联想互动

① 游戏活动前，准备好大白纸和彩笔。

② 主持人在大白纸上画一个大圆圈，并在圈中写上"体重"二字，让大家开展"头脑风暴"，把由"体重"联想到的任何词写在大白纸上的圈中或任何位置上。

③ 主持人通过现场引导，不断念出参与者写出的词，活跃气氛，并不断提问"还有吗？"，激发参加者积极思考，引发大家更多地参与行动，直到信息饱和为止。

步骤 6　主持人做小结

讲述超重、肥胖的原因和危害。

步骤 7　分析和画出问题树

① 分小组，请组内参加者写出自己的现实体重和理想体重。

② 思考每人自己的现实体重是否带来健康问题（最好结合自己的血脂值、血糖值），分析一下导致体重增加的原因（饮食方面及其他）。

③ 小组内的参加者相互交换超重、肥胖导致的健康问题的感受，然后讨论，并画一棵问题树。

步骤 8　控制策略和控制树

① 围绕问题树，讨论解决的对策和方法，画出解决对策树。

② 小组内每个人针对自己的问题，制订一份自己的体重控制的点滴改变计划。

③ 主持人总结。

任务 8　科普文章的编写

在对群众的营养教育中，常常需要使用营养科普材料，营养科普材料属于医学科普作品的一个分支。医学科普作品包括以书籍、新闻、散文、科幻等为主的文字类，以宣传画、漫画、连环画等为主的形象类，以电视片、科普广播等为主的声像类，以展览、黑板报等为主的综合类。本任务中所谈的医学科普作品的基本结构主要是针对文字类科普作品而言的。

一、知识前导

1. 科普文章的基本要求和写作原则

医学科普文章，传播的是思想性、知识性、通俗性、趣味性和艺术性的作品，故科普作品应该具有五项基本要求，即科学性、思想性、艺术性、通俗性和实用性。因艺术性可以涵盖通俗性与实用性，故科普作品的五性又可简化为三项基本要求：科学性、思想性和艺术性。

（1）科学性　在任何一篇健康科普文章中，上述"五性"不必面面俱到，也很难照顾周全。但是，科学性是绝对不能缺少的，它是必须坚持的第一原则，也是医学科普文章的生命和灵魂。

医学科普作品的科学性主要表现在以下几方面。当面对受众时要讲的内容达到真实、成熟、准确、全面和先进，就可以说是具有科学性了。

① 真实　作品中的每一个材料都应当是真实的，不能掺假，也不能半真半假，更不能是假的。不能凭空捏造，要尊重事实。不要把道听途说的事不加分析地作为医学科普作品的题材。比如对某些营养保健品的广告宣传，营养保健品可能如同广告中所宣传的那样，但也有可能是假的。因为保健品应该在某一方面或某些方面具有保健作用，但扩

大的部分，如具有某些药物的治疗作用就可能是假的。并且宣传保健品的治疗作用也是法规不容许的。

② 成熟　成熟是指理论上要成熟、站得住脚，技术上要过关，能够经得起实践检验，得到专家和社会的公认。还在探索、研究阶段，没有结论的题材，可以在学术刊物上发表学术论文，但绝不能拿来作为科普题材。探索研究，可在学术刊物上争论，各抒己见，但发表在科普刊物上的一般不允许争论。没有结论的就要说清楚是没有结论，如果引用了争论各方的一种观点，一定要说清楚其他主要的观点，以免错误的伪科学"先入为主"，危害读者。曾经流行的甩手疗法、鸡血法、饮水疗法都使不少人的健康受到了损害，导致医学科普的声誉也受到了一定的影响。

③ 准确

a. 概念要准。有一篇文章写一名乡村医生对骨折复位完好率达100%，事实上从他当医生起只为两名骨折患者做过复位处理，充其量也只能是2/2。2/2在数学中可以化为100%，但在科学中是不可行的。实验方法一定要科学合理，抽样方式等也要如此，得出来的结果要实事求是，不能滥用率的概念。

b. 数据要准。这方面不准确产生的后果将更严重。例如，乘晕宁是用来防治晕车、晕船的药物，常用量是每次50 mg，每4h服1次。如果数据不准确，把50写成5，那么就达不到预期防治效果；如果把50写成500，则有可能引起不良反应，发生呕吐、眩晕，甚至昏迷。

c. 事实要准。有些作者在创作时不注意弄清准确的事实，凭想象估计个大概，往往会产生误导。

d. 语言要准。比如寒战、发抖、抽搐都含有四肢不由自主运动的意思，但语意轻重不同，表达意思也不一样。使用准确的语言，除应有文学语言修养外，还应注意专业术语。特别是在把较难的医学术语改写为通俗的词时，一定要注意不能望文生义、滥造词语，更不能想当然地信手捡一词来替代。不能简化的词语不要硬性简化。

④ 全面　指科普作品内容应完整、系统，不能片面。例如，鸡蛋的胆固醇含量比较高，但如果科普文章将鸡蛋说成是饮食的大忌，什么高胆固醇、高脂血症是导致动脉硬化、冠心病、脑血管疾病的诱因等，甚至把鸡蛋说成慢性病的万恶之源，使人听了毛骨悚然，胆战心惊，谈虎色变，这样讲就是不符合科学这一原则了。殊不知，一些人终生吃素、不沾鸡蛋，同样也患了冠心病、脑血管病。吃鸡蛋不是造成高血脂的唯一根源，还要受个体差异、遗传因素、免疫状态等多种因素影响。

⑤ 先进　题材一定要新，不能是陈旧的、过时的、落后的、淘汰的内容。科学在发展，曾经被认为是"科学"的题材，在已经被科学进步否定了之后，就不再是科学的。新的科技成果又给科普带来了新的题材，跟上科技进步的步伐，才能保证科普的科学性。

（2）思想性　医学科普作品必须具有鲜明的思想性，任何作品总要反映一定的思想，医学科普作品更是这样。医学科普作品是作用于人的，是作者与读者思想交流的信息，对读者的生活、经验、思维等起着影响、引导、干预等作用，具有十分明确的思想性。具体要求如下。

① 看作品反映的是迷信还是科学。
② 看作品能否体现为读者健康需要服务。
③ 看作品是否体现为社会发展服务。
④ 要有积极向上的形式。

⑤ 要适合读者对象阅读。

（3）艺术性　科学和艺术是同步的。自从有了科学就有了文学艺术，科学是内容，艺术是表现形式，它们都是认识世界的工具。健康科普工作者是要让人类掌握的健康知识通过各种各样的形式向人民群众传播。如何能做到深入浅出，用通俗易懂的语言把深刻的科学道理传播给大众，没有一定的文学修养是很难做到的。我国文化历史悠久，有着丰富的语言宝库，医学科普工作者要善于向古今中外优秀的文学作品、民间艺术学习借鉴，来充实自己，不断提高自己的文学修养，并为科学普及工作服务，使医学普及工作真正做到内容充实，形式活泼，语言生动，通俗易懂，为群众所喜闻乐见。

① 通俗性　是指作品让群众看后不需要经过系统的学习就能弄懂，这就是医学科普作品通俗性的含义，也就是说能使一般群众很容易接受。

由于医学科普作品的读者有着年龄、文化等方面的差异，通俗性没有绝对的标准。通常根据我国人群文化水平，医学科普界把医学科普作品的通俗标准界定为适合于初中文化程度的成年人阅读。对于未成年人则以幼儿读物、少儿读物的标准为标准。

a. 选择通俗易懂的内容。营养科学是最贴近百姓生活的，创作的源泉是极其丰富的，科普工作者应当尽可能地选择读者身边的营养与健康问题，写通俗易懂的内容。

b. 注意写作方法。科普作品不能像医学院校的教科书那样，从定义、病因、病理等写起，一开头就让人陷入深奥的理论中去。

c. 尽量避免使用术语。术语是给训练有素的专业人员使用的。相当多的医学术语读者很难理解。如果必须使用，也要用通俗易懂的语言或文字加以解释。

d. 化抽象为具体。科学的特点之一是将感性认识上升到理性认识。对于群众来说，理性的东西较难理解，因为它们大多是抽象的、不可捉摸的。要将理性的东西传给群众，可行的办法就是将抽象的东西具体化。例如，地球引力是抽象的，而苹果从树上掉下来则是具体的；大脑的思维是抽象的，而受大脑指挥的人的行为则是具体的。

② 实用性

a. 针对性。针对具体问题，讲清讲透。在讲演前了解到人们非常关心糖尿病病人的日常生活饮食，那就以糖尿病病人的日常生活饮食为主讲解，并且细致到吃什么、吃多少、怎么吃。可操作性极强，就是实用性。

b. 多样性。对于不同的人要讲解不同的内容，如对慢性病患者讲性病防治知识就不一定有用。所以医学科普作品选题还应具有多样性，才能适应不同年龄、性别、职业和文化程度读者的需要。这里提倡点菜式的健康传播，在演讲前准备好自己的讲义，现场让听众选择，根据点题人数的多少确定讲解的内容和顺序，一般就不会冷场。

c. 细节入手。实用的内容应该是具体和可感知的，可重复操作的。关键是从细节入手，但细节要细在点儿上，只说"一个成人一天 6g 盐"还不够，至少不具有可操作性，人们听没听区别不大，如果说一瓶盖为 4g 盐，然后再加上半瓶盖就差不多 6g，这就是实用的细节知识。

③ 趣味性　趣味是指使人愉快，感到有意思、有吸引力。所谓趣味性，是指作品能够吸引读者阅读，读者读得有兴趣。医学科普作品的趣味性主要表现在两个方面：作品的内容、形式符合读者的需要、兴趣等审美情趣；作品有较好的文采，体现出较好的创作技巧。作品的构思、结构、语言以及材料的选取、剪裁等都有较高的艺术水平。

2. 科普文章的基础

一名合格的科普工作者，不仅要有营养学和相关学科的知识和丰富的实践经验，而且还要努力学习文学基础知识，要学会创作，善于创作，把深奥的理论变成通俗易懂的科学道理告诉群众。

打基础是医学科普创作最基本的过程，作者没有丰富的知识和材料是写不出好作品来的。知识是靠学习的，学习主要有三个方面，一是向书本学习，二是向社会学习，三是通过不断观察和写作的实践不断积累，不断丰富自己。

在积累资料方面，概括起来就是"博览、精摘、勤思"。

博览能够发现线索，开阔思路。要接触大量的资料，不仅包括营养学的，还包括历史、哲学、文学以及报刊等新闻媒体上的新闻报道等。掌握了足够的资料，再运用丰富的想象，写作起来就会游刃有余。

精摘就是把一些精彩的段落或句子摘记下来。精摘的本身不仅是把资料用文字记录下来，更重要的是一个去粗取精、去伪存真的有目的的思维过程。一名科普创作者应该有三个收集资料的仓库，一个收集从生活中直接得来的材料，另一个收集从书本中间接得来的材料，再一个是收集群众语言。

勤思才能把资料变成写作所需要的活材料。别人闲谈中的一句话，一篇文章中的一段文字，或者是受到某种客观环境的刺激触景生情灵机一动，都可能是使问题迎刃而解的方法和素材。

3. 科普题材的挖掘

大千世界变化万千，科普文章层出不穷，一篇好的文章关键在于善于发掘。营养科普创作题材的来源，归纳起来主要有以下几个方面。

（1）从日常生活中挖掘创作题材　在日常亲戚朋友交谈中经常碰到有关医学知识的问题，诸如怀孕后吃什么好、糖尿病病人能不能食用糖等，都是群众十分关心、迫切想了解的一些知识，是科普创作的好题材。

（2）从工作实践中挖掘创作题材　比如针对高血压是危害人类健康的严重疾病，又比如被人们喻为"富贵病"的糖尿病、被视为"不治之症"的癌症等，都可以从工作实践中找到可写的内容。

（3）从医学、营养学科研新成果、新成就中挖掘创作题材　随着人类社会的进步、科学技术的发展，新成果、新成就不断涌现，这就需要适时地创作出医学科普作品，介绍这些医学科研的新成果、新成就。

（4）从疾病流行信息中挖掘创作题材　据史料记载，某种疾病造成生命伤亡和财产损失难以计数。如能及时捕捉疾病流行的先兆信息，不失时机地创作出医学科普作品，让群众了解疾病的本质，掌握防治知识，做到防患于未然，则是医学科普创作中一个不可忽视的问题，也是医学科普创作题材的一大来源。

（5）从疾病流行规律中挖掘创作题材　疾病在一年内发生的频率是有变化的。比如细菌性痢疾在夏秋季发病率高等。如能把握好这一流行规律，就有可能创作出人们需要的科普作品。

（6）从营养相关慢性疾病变化中挖掘创作题材　随着人类疾病谱的变化，心脑血管疾病、肿瘤、精神性疾病、意外死亡等非传染性疾病在明显地增多。而这些非传染性疾病的发生与生活不规律、精神紧张、疲劳、不合理饮食、缺乏锻炼和吸烟等不良生活方式有密切关系。这些信息也是科普创作的一大重要来源。

（7）从来信来访中挖掘创作题材　在咨询和营养教育中，常有读者询问健康问题。例如有读者问，市场上有许多种营养保健品的广告宣传，应该如何识别真伪？还有一些读者来信也都可以作为创作题材。

4. 科普文章的主题提炼

主题是文章的中心思想，是一篇文章的纲。主题对文章来讲是至关重要的，一篇医学科普作品的质量高低、作用大小，相当程度取决于主题的深度。对于医学科普文章，特别是用于通过报刊、广播、电视、宣传栏等媒体传播的医学科普文章，还应当注意以下几方面。

① 小，就是选材角度要小，有利于主题具体化，让人看得见，便于抓住生动材料，有利于深化主题，有利于突出文章个性，不给人雷同感。

② 尖，就是要有针对性，要紧跟形势，摸准读者的脉搏，满足读者的需求，为群众健康服务。

③ 新，就是新颖，有新意。现代科学技术发展日新月异，医学科学也不例外，不论是基础医学、临床医学，还是预防医学，新的知识都不断涌现，这就要求公共营养师能够及时传播这些新知识、新技术，提高人民群众的健康水平。

5. 科普文章的写作技巧

（1）讲故事、说典故、道案例　在科普文章撰写中，常常可以运用讲故事、说典故、道案例等手法，以使文章更加通俗易懂。

（2）各种文学修辞方法　修辞手法是根据表达需要，运用有效的语言手段来提高语言的表达效果，使语言表达具有准确性、鲜明性和生动性的语言运用方式。常用的修辞手法有：比喻、拟人、夸张、排比、对偶、反复、设问、反问、对比、借代、引用、双关、反语、顶针和呼告等。在科普文章中可以使用一些修辞方法，以增加文章的生动性。

（3）宣传技巧

（4）信息表达形式的设计

① 晓之以理与动之以情　情感性信息是用丰富的情感来打动人心、引起注意，具有强烈的吸引力和感染力，适用于宣传鼓动。例如，"母乳，是一切哺乳动物出生后的天赐理想食品""小马吃马奶，小牛吃牛奶，婴儿要吃妈妈的奶""爱，就是每天为家人准备均衡的三餐"。理性信息则是以鲜明的事实、准确的数据来说明道理，以理服人，适用于劝说。如"据WHO统计，腹泻脱水每年几乎要夺去350万儿童的生命"。

② 积极与消极　即通常所说的正面教育与反面教育。积极的正面教育是以积极肯定的语言和形象使人受到鼓舞，如"吃得恰当，身体健康"。而消极的则用严重后果等引起受传者的警惕，如"吃肥肉，必减寿"，又如"营养不是咸辣香，少吃油盐第一桩"。一般来说，对文化知识或医学水平较低的基层群众以及儿童，宜使用正面教育。

③ 大众化与个人性　大众化的信息是通过对大众的呼吁，引起社会的关注和人们的"从众行为"，如"肥胖已经成为现代社会的流行病"。

对于某些特定的个人健康问题，应给予具体的有针对性的指导，如糖尿病病人的每日膳食计划。

④ 幽默与严肃　幽默性信息如一张漫画"人过四十五，肚皮往外鼓"，反映了中年人肥胖病的普遍性与严重性，引人在发笑后深思；严肃性信息如"营养不良和感染，可使上百万儿童的身体和智力的发育减慢"。

⑤ 一面性与正反两面　一面性信息可强化对该信息持赞成态度的人的固有观念。如"吃肥肉，必减寿"；而提供正反两面材料的信息，使人们得以做出自己的抉择，更具说服力。如"人体血中胆固醇水平，过高易患冠心病，过低容易发生脑血管意外"。

⑥ 说教式与讨论式　由有权威性的机构或人士发出说教式、指令式的信息，具有强大的威力，如由医学专家发布的小儿四季流行病与防治情况；而讨论式信息则可引起争论，更平易近人，如与哺乳妇女讨论"如何处理母乳喂养过程中的困难"。

⑦ 量化与质化　量化信息能给人以精确的数据和度量分寸感，行为的可操作性强而具体，特别适合于满足文化与医学知识水平较高或比较有探求精神的人群。质化信息则能给人以主线条的本质性把握和灵活感，行为的可操作性强而抽象，特别适合于满足文化与医学知识水平较低或记忆力不太好的人群，也适用于较难量化的信息。

如量化与质化相结合的信息"红黄绿白黑，心脏不吃亏"，具体内容如下。

红：指每日可饮少量（50mL 以下）红葡萄酒，能升高高密度脂蛋白，预防动脉粥样硬化，但切不可过量，有肝病等禁忌证者勿饮。

黄：指胡萝卜、红薯、南瓜、番茄（西红柿）、玉米等黄色食物，足量的维生素 A 对儿童可减少呼吸道及消化道感染，对成人可减少动脉硬化及肿瘤。

绿：常饮绿茶、常吃绿叶蔬菜有助于预防肿瘤、动脉硬化及感染。

白：指燕麦。燕麦有明显的降胆固醇及甘油三酯效果，对合并糖尿病者尤其明显。另外白色的魔芋及其系列食品也有明显的降脂作用。豆腐及其系列制品也是极佳的健康食品。

黑：指黑木耳，每日 5～15 g，降血黏度、降胆固醇效果明显，能减少血栓性疾病。但痛风症病人不宜食用。

二、科普文章编写

1. 工作准备

准备 1～2 个案例。如做营养教育时可以把膳食指南编成顺口溜"平衡膳食，自然食物"：

食物多样，谷类为主；新鲜菜果，三餐相辅；
多吃豆奶，胜过药补；鱼禽蛋肉，常吃适度；
运动进食，出入相符；清淡少盐，低脂食物；
限量饮酒，学会说不；饮食清洁，把好门户；
少量多样，少吃多餐；均衡杂食，新鲜好色。

2. 工作程序

步骤 1　主题和标题的确定

一般地，一篇科普作品由标题和正文两部分组成。依据人群中的主要营养问题，选择和确定科普文章的主题（选定题目）。

一个好的标题才能激发读者阅读正文的兴趣。要想使读者阅读科普作品，科普作家必须重视标题的创作。标题创作归纳起来有新、奇、疑、趣、巧、准、变等几点。

新，就是要有新意。假如你总是谨防这个当心那个，就没有新意，就没有读者。

奇，就是让人有惊奇的感觉。例如《冬天里的中暑》等。

疑，就是有疑问，读者才会产生破疑的兴趣。例如《麦乳精和牛乳哪个营养好》等。

趣，就是有兴趣，有兴趣是入门的开始。寓趣味于标题，可以吸引读者，引起他们学习科学知识的兴趣。例如《河马刷牙》。

巧，就是巧妙。巧妙来源于作者善于从文学等方面汲取营养，常用的技巧有重复、对比、比喻等。例如《健康携带者并不健康》（重复）、《人体里的泉水》（比喻）等。

准，就是准确，要有的放矢，有针对性。假如文章题目说的是很遥远的、不可能遇见的，读者就会认为和他没有关系，失去阅读的兴趣。

变，就是要有变化，这种变化往往是新、奇、疑、趣、巧、准综合起来，时常变化着采用，以增加标题的艺术吸引力，引起读者的注意。

步骤2　确定读者群

选择和确定科普文章的对象，即读者群（目标人群）。弄清科普文章是给哪些人看的，是城市人群还是农村人群，从事什么职业（干部、公司职员、教师、学生、商人、工人、农民、军人等），是处于什么健康状态的人群（患者人群、高危人群、中危人群、低危人群、健康人群），什么年龄（老年人、中年人，还是青少年），是男性还是女性，什么文化层次。注意一定要细分受众。

步骤3　提炼关键信息和资料

收集、筛选和确定围绕科普文章主题的信息内容（注意，重点是确定核心信息，即必不可少的、主要的关键信息），准备相关资料。一般来说是自己熟悉的内容，或有一定的资料积累，保障科学性和正确性。

步骤4　确定载体和形式

选择和确定科普文章的传播渠道与体裁，例如报纸、杂志、网络平面媒体类文章还是广播稿类。表现形式有议论文、故事、顺口溜、诗歌等。这样可以确定写作格式和风格。

步骤5　形成初稿

撰写科普文章（又称制作传播材料）初稿。

正文一般由开头、主体和结尾三个部分组成。

（1）开头　俗话说，万事开头难。任何文章总会有个开头，文章的开头同样不是一件容易的事。开头既要有一定的引导作用，把读者吸引住，也需要点题。

（2）主体　故事有了开头，吊起了读者的胃口，读者就有了继续读下去想了解明白的欲望，这时就应该根据文章开头提出的问题把故事讲完。这就是医学科普作品文章主体部分要完成的任务。主体部分要写得有层次、有条理，由浅入深、由表及里，详略得当。

（3）结尾　绝大多数医学科普作品文章，都有一个较好的结尾。

科普作品的结尾也像文学创作一样要令人回味无穷，并与文章的开头相照应。其方式有总结性的结尾、启发性的含蓄结尾、鼓动型结尾、首尾照应型结尾等，无论哪一种结尾方式，都要求文字简洁。如："由此推算地球上的人口极限是80亿，如超过80亿，吃饭就成了严重问题。所以，打开'昆虫粮仓'就是自然而然的事情了。"就是总结性结尾。有一篇题名为《健康长寿之路》的科普文章在分析了造成衰老的原因、抗衰延寿的措施及其作用机制后，坚定地相信："……善于把古人留下来的宝贵经验结合近代生命科学进行研究，就一定能够找出一条抗老防衰的正确途径，使更多的人达到健康长寿……"这种有鼓动意味的结尾，能够感染读者的情绪，激发读者为科学献身。

步骤6　试读

推敲初稿，自己推敲与找人试读相结合。重要文章一定要同时请专家和目标人群试读初稿，提出反馈意见，即传播材料预试验。

步骤7　修改

依据自己的推敲心得或分析目标人群反馈意见，修改后定稿。

科普文章正文修改要点如下。

（1）开头

① 叙述式。用摘要的方式，把文章中最主要的事实简明扼要地写在开头。如《产妇的

营养与健康》一文中的开头是："妇女分娩，好比参加一场剧烈运动，体力消耗相当大。所以，分娩后第一桩事就是产妇的营养问题。"

② 提问式。先把问题提出来，再做简要回答，以引起读者的关注、深思。如《谈谈具有双重欺骗性的植物类固醇》。

③ 结论式。把结论放在开头，先叙述结论，再做详细阐述。

④ 描写式。对主要事实或某一侧面做特别的描写，以酿成气氛，引人入胜。

（2）主体

① 按时间顺序写。根据事情发生的先后按时间顺序排列，这种写法能比较清楚地反映事物的原委始末。

② 按逻辑顺序写。根据事物的内在联系、逻辑关系安排材料，或者是因果关系，或者是并列关系，或者是主次关系，或者是点面关系。可以围绕某个具体问题步步深入地写，也可以并列出几个问题一个个地阐述。

③ 详略得当，突出重点。医学科普文章不可能面面俱到，不分主次，没有重点地长篇大论。那种教科书式的文章不可能赢得广大读者。医学科普的内容很多、很广、很深，许多专家、教授在写科普文章时总想把该说的都说清楚，免得别人、同行指责，结果搞得读者云里雾里，本来想了解清楚的东西反而越看越糊涂。一篇文章只有一个主题，只谈一个问题，不该说的问题涉及了，就蜻蜓点水一掠而过，应该说清楚的，要用通俗易懂的群众语言，运用举例、打比方等手法，把深奥的科学知识通俗化。

④ 背景材料要巧妙。要多角度看事物，从纵的方面看每件事都有发展变化的来龙去脉，从横的方面看每件事又和周围的事物发生联系，这就产生了背景。其作用是对主题的内容做说明，有助于主题思想的阐述和发挥，起到充实内容，烘托、深化主题的作用。背景材料大致有三类。

a. 对比性材料。过去与现在、正面与反面、正确与错误、甲地与乙地对比等。

b. 说明性材料。介绍发病机制、地理环境、历史演变、物质条件等，说明事物产生的原因、条件和环境。

c. 注释性材料。如产品的性能、作用、使用方法，人物的出身、经历、性格特点以及专业术语、技术性问题的解释等，以便读者更好地了解事物的本质，增强可读性、知识性。

（3）结尾

① 概括总结式。其目的是为了加强读者的印象，起到画龙点睛的作用。

② 激励式。善于用激励的话语作结尾，目的就是给读者留下较深的印象。

③ 启发思考式。有些时候有意不把本该要说的话讲完讲尽，在结尾时给读者留下思索、回味的余地。

步骤8　上交媒体

媒体选择要考虑知名度、发行量、时间性、所面对的群体等。

3. 注意事项

撰写科普文章时，应细分受众人群，注意有针对性地写作。

复习思考题

1. 什么是营养标签？由哪几部分组成？
2. 以酸奶为例，说明营养标签的解读过程。

3. 请为液态奶制作一个营养标签。
4. 食品说明书的基本内容有哪些?
5. 什么是肥胖?肥胖常用的指标有哪些?
6. 如何对肥胖症进行饮食控制?
7. 影响高血压病的营养膳食因素有哪些?
8. 糖尿病的饮食控制原则有哪些?
9. 如何对痛风病患者进行营养治疗?
10. 肿瘤的病因有哪些?
11. 蛋白质-能量营养不良主要危害婴幼儿的生长发育,按其临床表现可分为几种类型?
12. 维生素 A 缺乏的症状有哪些?
13. 如何对维生素 D 缺乏进行判断和评价?
14. 如何预防维生素 B_1 的缺乏?
15. 维生素 B_2 缺乏的主要症状有哪些?
16. 维生素 C 缺乏的主要症状有哪些?
17. 如何对钙缺乏进行营养评价?
18. 铁缺乏的主要症状有哪些?
19. 如何判断锌缺乏?
20. 如何改善碘缺乏症状?
21. 什么是营养咨询、营养教育?营养教育主要的对象有哪些?
22. 营养教育的基本方法和形式有哪些?
23. 如何提高人际传播技巧?
24. 如何进行食品的选购?
25. 如何进行平衡膳食测评?
26. 请为自己进行膳食纤维摄入量的评估。
27. 什么是健康生活?如何进行健康生活测评?
28. 请你对自己进行一个体力活动水平测评。
29. 小李体重超标,请你设计一个方案,对他进行体重控制的营养教育。
30. 如何进行科普文章的编写?

附 录

附录1 中国居民能量、膳食营养素参考摄入量（DRIs 2013）

(1) 中国居民膳食能量需要量（EER）

人群	能量/(MJ/d)						能量/(kcal/d)					
	身体活动水平(轻)		身体活动水平(中)		身体活动水平(重)		身体活动水平(轻)		身体活动水平(中)		身体活动水平(重)	
	男	女	男	女	男	女	男	女	男	女	男	女
0岁~	—	—	0.38MJ/(kg·d)	0.38MJ/(kg·d)	—	—	—	—	90kcal/(kg·d)	90kcal/(kg·d)	—	—
0.5岁~	—	—	0.33MJ/(kg·d)	0.33MJ/(kg·d)	—	—	—	—	80kcal/(kg·d)	80kcal/(kg·d)	—	—
1岁~	—	—	3.77	3.35	—	—	—	—	900	800	—	—
2岁~	—	—	4.60	4.18	—	—	—	—	1100	1000	—	—
3岁-	—	—	5.23	5.02	—	—	—	—	1250	1200	—	—
4岁~	—	—	5.44	5.23	—	—	—	—	1300	1250	—	—
5岁~	—	—	5.86	5.44	—	—	—	—	1400	1300	—	—
6岁~	5.86	5.23	6.69	6.07	7.53	6.90	1400	1250	1600	1450	1800	1650
7岁~	6.28	5.65	7.11	6.49	7.95	7.32	1500	1350	1700	1550	1900	1750
8岁~	6.90	6.07	7.74	6.90	8.79	7.95	1650	1450	1850	1700	2100	1900
9岁~	7.32	6.49	8.37	7.53	9.41	8.37	1750	1550	2000	1800	2250	2000
10岁~	7.53	6.90	8.58	7.95	9.62	9.00	1800	1650	2050	1900	2300	2150
11岁~	8.58	7.53	9.83	8.58	10.88	9.62	2050	1800	2350	2050	2600	2300
14岁~	10.46	8.37	11.92	9.62	13.39	10.67	2500	2000	2850	2300	3200	2550
18岁~	9.41	7.53	10.88	8.79	12.55	10.04	2250	1800	2600	2100	3000	2400
50岁~	8.79	7.32	10.25	8.58	11.72	9.83	2100	1750	2450	2050	2800	2350
65岁~	8.58	7.11	9.83	8.16	—	—	2050	1700	2350	1950	—	—
80岁~	7.95	6.28	9.20	7.32	—	—	1900	1500	2200	1750	—	—
孕妇(早)	—	+0②	—	+0	—	+0	—	+0	—	+0	—	+0
孕妇(中)	—	+1.26	—	+1.26	—	+1.26	—	+300	—	+300	—	+300
孕妇(晚)	—	+1.88	—	+1.88	—	+1.88	—	+450	—	+450	—	+450
乳母	—	+2.09	—	+2.09	—	+2.09	—	+500	—	+500	—	+500

① 未制定参考值用"—"表示。
② "+"表示在同龄人群基础上额外增加量。
注：数据来源于《中国居民膳食营养素参考摄入量》(2013)。

(2) 中国居民膳食蛋白质参考摄入量（DRIs）

人群	EAR/(g/d)		RNI/(g/d)	
	男	女	男	女
0 岁～	—①	—	9(AI)	9(AI)
0.5 岁～	15	15	20	20
1 岁～	20	20	25	25
2 岁～	20	20	25	25
3 岁～	25	25	30	30
4 岁～	25	25	30	30
5 岁～	25	25	30	30
6 岁～	25	25	35	35
7 岁～	30	30	40	40
8 岁～	30	30	40	40
9 岁～	40	40	45	45
10 岁～	40	40	50	50
11 岁～	50	45	60	55
14 岁～	60	50	75	60
18 岁～	60	50	65	55
50 岁～	60	50	65	55
65 岁～	60	50	65	55
80 岁～	60	50	65	55
孕妇(早)	—	+0②	—	+0
孕妇(中)	—	+10	—	+15
孕妇(晚)	—	+25	—	+30
乳母	—	+20	—	+25

① 未制定参考值者用"—"表示。
② "+"表示在同龄人群参考值基础上额外增加量。
注：数据来源于《中国居民膳食营养素参考摄入量（2013）》。

(3) 中国居民膳食碳水化合物、脂肪酸参考摄入量（DRIs）

人群	总碳水化合物/(g/d) EAR	亚油酸/(%E②) AI	α-亚麻酸/(%E) AI	EPA+DHA/(g/d) AI
0 岁～	60(AI)	7.3(0.15g③)	0.87	0.10④
0.5 岁～	85(AI)	6.0	0.66	0.10④
1 岁～	120	4.0	0.60	0.10④
4 岁～	120	4.0	0.60	—
7 岁～	120	4.0	0.60	—
11 岁～	150	4.0	0.60	—
14 岁～	150	4.0	0.60	—
18 岁～	120	4.0	0.60	—
50 岁～	120	4.0	0.60	—
65 岁～	—①	4.0	0.60	—
80 岁～	—	4.0	0.60	—
孕妇(早)	130	4.0	0.60	0.25(0.20④)
孕妇(中)	130	4.0	0.60	0.25(0.20④)
孕妇(晚)	130	4.0	0.60	0.25(0.20④)
乳母	160	4.0	0.60	0.25(0.20④)

① 未制定参考值者用"—"表示。
② %E 为占能量的百分比。
③ 为花生四烯酸。
④ DHA。
注：我国 2 岁以上儿童及成人膳食中来源于食品工业加工产生的反式脂肪酸的 UL 为<1%E。数据来源于《中国居民膳食营养素参考摄入量（2013）》。

(4) 中国居民膳食矿物质的推荐摄入量（RNI）或适宜摄入量（AI）

人群	钙/(mg/d) RNI	磷/(mg/d) RNI	钾/(mg/d) AI	钠/(mg/d) AI	镁/(mg/d) RNI	氯/(mg/d) AI	铁/(mg/d) RNI 男	铁/(mg/d) RNI 女	碘/(μg/d) RNI	锌/(mg/d) RNI 男	锌/(mg/d) RNI 女	硒/(μg/d) RNI	铜/(mg/d) RNI	氟/(mg/d) AI	铬/(μg/d) AI	锰/(mg/d) AI	钼/(μg/d) RNI
0岁~	200(AI)	100(AI)	350	170	20(AI)	260	0.3(AI)	0.3(AI)	85(AI)	2.0(AI)	2.0(AI)	15(AI)	0.3(AI)	0.01	0.2	0.01	2(AI)
0.5岁~	250(AI)	180(AI)	550	350	65(AI)	550	10	10	115(AI)	3.5	3.5	20(AI)	0.3(AI)	0.23	4.0	0.7	15(AI)
1岁~	600	300	900	700	140	1100	9	9	90	4.0	4.0	25	0.3	0.6	15	1.5	40
4岁~	800	350	1200	900	160	1400	10	10	90	5.5	5.5	30	0.4	0.7	20	2.0	50
7岁~	1000	470	1500	1200	220	1900	13	13	90	7.0	7.0	40	0.5	1.0	25	3.0	65
11岁~	1200	640	1900	1400	300	2200	15	18	110	10	9.0	55	0.7	1.3	30	4.0	90
14岁~	1000	710	2200	1600	320	2500	16	18	120	11.5	8.5	60	0.8	1.5	35	4.5	100
18岁~	800	720	2000	1500	330	2300	12	20	120	12.5	7.5	60	0.8	1.5	30	4.5	100
50岁~	1000	720	2000	1400	330	2200	12	12	120	12.5	7.5	60	0.8	1.5	30	4.5	100
65岁~	1000	700	2000	1400	320	2200	12	12	120	12.5	7.5	60	0.8	1.5	30	4.5	100
80岁~	1000	670	2000	1300	310	2000	12	12	120	12.5	7.5	60	0.8	1.5	30	4.5	100
孕妇(早)	800	720	2000	1500	370	2300	—	20	230	—	9.5	65	0.9	1.5	31	4.9	110
孕妇(中)	1000	720	2000	1500	370	2300	—	24	230	—	9.5	65	0.9	1.5	34	4.9	110
孕妇(晚)	1000	720	2000	1500	370	2300	—	29	230	—	9.5	65	0.9	1.5	36	4.9	110
乳母	1000	720	2400	1500	330	2300	—	24	240	—	12	78	1.4	1.5	37	4.8	103

注：未制定参考值者用"—"表示。

(5) 中国居民膳食维生素推荐摄入量（RNI）或适宜摄入量（AI）

人群	维生素 A /(μg RAE/d) RNI 男	维生素 A /(μg RAE/d) RNI 女	维生素 D /(μg/d) RNI	维生素 E /(mg α-TE/d) AI	维生素 K /(μg/d) AI	维生素 B_1 /(mg/d) RNI 男	维生素 B_1 /(mg/d) RNI 女	维生素 B_2 /(mg/d) RNI 男	维生素 B_2 /(mg/d) RNI 女	维生素 B_6 /(mg/d) RNI	维生素 B_{12} /(μg/d) RNI	泛酸 /(mg/d) AI	叶酸 /(μg DFE/d) RNI	烟酸 /(mg NE/d) RNI 男	烟酸 /(mg NE/d) RNI 女	胆碱 /(mg/d) AI 男	胆碱 /(mg/d) AI 女	生物素 /(μg/d) AI	维生素 C /(mg/d) RNI
0岁~	300(AI)	300(AI)	10(AI)	3	2	0.1(AI)	0.1(AI)	0.4(AI)	0.4(AI)	0.2(AI)	0.3(AI)	1.7	65(AI)	2(AI)	2(AI)	120	120	5	40(AI)
0.5岁~	350(AI)	350(AI)	10(AI)	4	10	0.3(AI)	0.3(AI)	0.5(AI)	0.5(AI)	0.4(AI)	0.6(AI)	1.9	100(AI)	3(AI)	3(AI)	150	150	9	40(AI)
1岁~	310	310	10	6	30	0.6	0.6	0.6	0.6	0.6	1.0	2.1	160	6	6	200	200	17	40
4岁~	360	360	10	7	40	0.8	0.8	0.7	0.7	0.7	1.2	2.5	190	8	8	250	250	20	50
7岁~	500	500	10	9	50	1.0	1.0	1.0	1.0	1.0	1.6	3.5	250	11	10	300	300	25	65
11岁~	670	630	10	13	70	1.3	1.1	1.3	1.1	1.3	2.1	4.5	350	14	12	400	400	35	90
14岁~	820	630	10	14	75	1.6	1.3	1.5	1.2	1.4	2.4	5.0	400	16	13	500	400	40	100
18岁~	800	700	10	14	80	1.4	1.2	1.4	1.2	1.4	2.4	5.0	400	15	12	500	400	40	100
50岁~	800	700	10	14	80	1.4	1.2	1.4	1.2	1.6	2.4	5.0	400	14	12	500	400	40	100
65岁~	800	700	15	14	80	1.4	1.2	1.4	1.2	1.6	2.4	5.0	400	14	11	500	400	40	100
80岁~	800	700	15	14	80	1.4	1.2	1.4	1.2	1.6	2.4	5.0	400	13	10	500	400	40	100
孕妇(早)	—	700	10	14	80	—	1.2	—	1.2	2.2	2.9	6.0	600	—	12	—	420	40	100
孕妇(中)	—	770	10	14	80	—	1.4	—	1.4	2.2	2.9	6.0	600	—	12	—	420	40	115
孕妇(晚)	—	770	10	14	80	—	1.5	—	1.5	2.2	2.9	6.0	600	—	12	—	420	40	115
乳母	—	1300	10	17	80	—	1.5	—	1.5	1.7	3.2	7.0	550	—	15	—	520	50	150

注：1. 未制定参考值者用"—"表示；2. 视黄醇活性当量（RAE，μg）＝膳食或补充剂来源全反式视黄醇（μg）＋1/2 补充剂纯品全反式β-胡萝卜素（μg）＋1/24 其他膳食维生素 A 原类胡萝卜素（μg）；3. α-生育酚当量（α-TE），膳食中总α-TE 当量（mg）＝1×α-生育酚（mg）＋0.5×β-生育酚（mg）＋0.1×γ-生育酚（mg）＋0.02×δ-生育酚（mg）＋0.3×α-三烯生育酚（mg）；4. 膳食叶酸当量（DFE，μg）＝天然食物来源叶酸（μg）＋1.7×合成叶酸（μg）；5. 烟酸当量（NE，mg）＝烟酸（mg）＋1/60 色氨酸（mg）。

附录2 中国成人BMI与健康体重对应关系表

身高/m	体重（kg）																		
	轻体重 BMI＜18.5			健康体重 18.5≤BMI＜24.0					超重 24.0≤BMI＜28.0				肥胖 BMI≥28.0						
1.40	33.3	35.3	37.2	39.2	41.2	43.1	45.1	47.0	49.0	51.0	52.9	54.9	56.8	58.8	60.8	62.7	64.7	66.6	68.6
1.42	34.3	36.3	38.3	40.3	42.3	44.4	46.4	48.4	50.4	52.4	54.4	56.5	58.5	60.5	62.5	64.5	66.5	68.6	70.6
1.44	35.3	37.3	39.4	41.5	43.5	45.6	47.7	49.8	51.8	53.9	56.0	58.1	60.1	62.2	64.3	66.4	68.4	70.5	72.6
1.46	36.2	38.4	40.5	42.6	44.8	46.9	49.0	51.2	53.3	55.4	57.6	59.7	61.8	63.9	66.1	68.2	70.3	72.5	74.6
1.48	37.2	39.4	41.6	43.8	46.0	48.2	50.4	52.6	54.8	57.0	59.1	61.3	63.5	65.7	67.9	70.1	72.3	74.5	76.7
1.50	38.3	40.5	42.8	45.0	47.3	49.5	51.8	54.0	56.3	58.5	60.8	63.0	65.3	67.5	69.8	72.0	74.3	76.5	78.8
1.52	39.3	41.6	43.9	46.2	48.5	50.8	53.1	55.4	57.8	60.1	62.4	64.7	67.0	69.3	71.6	73.9	76.2	78.6	80.9
1.54	40.3	42.7	45.1	47.4	49.8	52.2	54.5	56.9	59.3	61.7	64.0	66.4	68.8	71.1	73.5	75.9	78.3	80.6	83.0
1.56	41.4	43.8	46.2	48.7	51.1	53.5	56.0	58.4	60.8	63.3	65.7	68.1	70.6	73.0	75.4	77.9	80.3	82.7	85.2
1.58	42.4	44.9	47.4	49.9	52.4	54.9	57.4	59.9	62.4	64.9	67.4	69.9	72.4	74.9	77.4	79.9	82.4	84.9	87.4
1.60	43.5	46.1	48.6	51.2	53.8	56.3	58.9	61.4	64.0	66.6	69.1	71.7	74.2	76.8	79.4	81.9	84.5	87.0	89.6
1.62	44.6	47.2	49.9	52.5	55.1	57.7	60.4	63.0	65.6	68.2	70.9	73.5	76.1	78.7	81.4	84.0	86.6	89.2	91.9
1.64	45.7	48.4	51.1	53.8	56.5	59.2	61.9	64.6	67.2	69.9	72.6	75.3	78.0	80.7	83.4	86.1	88.8	91.4	94.1
1.66	46.8	49.6	52.4	55.1	57.9	60.6	63.4	66.1	68.9	71.6	74.4	77.2	79.9	82.7	85.4	88.2	90.9	93.7	98.8
1.68	48.0	50.8	53.6	56.4	59.3	62.1	64.9	67.7	70.6	73.4	76.2	79.0	81.8	84.7	87.5	90.3	93.1	96.0	98.8
1.70	49.1	52.0	54.9	57.8	60.7	63.6	66.5	69.4	72.3	75.1	78.0	80.9	83.8	86.7	89.6	92.5	95.4	98.3	101.2
1.72	50.3	53.3	56.2	59.2	62.1	65.1	68.0	71.0	74.0	76.9	79.9	82.8	85.8	88.8	91.7	94.7	97.6	100.6	103.5
1.74	51.5	54.5	57.5	60.6	63.6	66.6	69.6	72.7	75.7	78.7	81.7	84.8	87.8	90.8	96.0	96.9	99.9	102.9	106.0
1.76	52.7	55.8	58.9	62.0	65.0	68.1	71.2	74.3	77.4	80.5	83.6	86.7	89.8	92.9	98.2	99.1	102.2	105.3	108.4
1.78	53.9	57.0	60.2	63.4	66.5	69.7	72.9	76.0	79.2	82.4	85.5	88.7	91.9	95.1	98.2	101.4	104.6	107.7	110.9
1.80	55.1	58.3	61.6	64.8	68.0	71.3	74.5	77.8	81.0	84.2	87.5	90.7	94.0	97.2	100.4	103.7	106.9	110.2	113.4
1.82	56.3	59.6	62.9	66.2	69.6	72.9	76.2	79.5	82.8	86.1	89.4	92.7	96.1	99.4	102.7	106.0	109.3	112.6	115.9
1.84	57.6	60.9	64.3	67.7	71.1	74.5	77.9	81.3	84.7	88.0	91.4	94.8	98.2	101.6	105.0	108.3	111.7	115.1	118.5
1.86	58.8	62.3	65.7	69.2	72.7	76.1	79.6	83.0	86.5	89.9	93.4	96.9	100.3	103.8	107.2	110.7	114.2	117.6	121.1
1.88	60.1	63.6	67.2	70.7	74.2	77.8	81.3	84.8	88.4	91.9	95.4	99.0	102.5	106.0	109.6	113.1	116.6	120.2	123.7
1.90	61.4	65.0	68.6	72.2	75.8	79.4	83.0	86.6	90.3	93.9	97.5	101.1	104.7	108.3	111.9	115.5	119.1	122.7	126.4
BMI (kg/m^2)	17.0	18.0	19.0	20.0	21.0	22.0	23.0	24.0	25.0	26.0	27.0	28.0	29.0	30.3	31.0	32.0	33.0	34.0	35.0

注：引自《中国成年人超重和肥胖症预防控制指南》。

附录 3 中国 7~18 岁儿童营养状况的 BMI 标准

年龄/岁	男生				女生			
	消瘦	正常	超重	肥胖	消瘦	正常	超重	肥胖
7~	≤13.9	14.0~17.3	17.4~19.1	≥19.2	≤13.4	13.5~17.1	17.2~18.8	≥18.9
8~	≤14.0	14.1~18.0	18.1~20.2	≥20.3	≤13.6	13.7~18.0	18.1~19.8	≥19.9
9~	≤14.1	14.2~18.8	18.9~21.3	≥21.4	≤13.8	13.9~18.9	19.0~20.9	≥21.0
10~	≤14.4	14.5~19.5	19.6~22.4	≥22.5	≤14.0	14.1~19.9	20.0~22.0	≥22.1
11~	≤14.9	15.0~20.2	20.3~23.5	≥23.6	≤14.3	14.4~21.0	21.1~23.2	≥23.3
12~	≤15.4	15.5~20.9	21.0~24.6	≥24.7	≤14.7	14.8~21.8	21.9~24.4	≥24.5
13~	≤15.9	16.0~21.8	21.9~25.6	≥25.7	≤15.3	15.4~22.5	22.6~25.5	≥25.6
14~	≤16.4	16.5~22.5	22.6~26.3	≥26.4	≤16.0	16.1~22.9	23.0~26.2	≥26.3
15~	≤16.9	17.0~23.0	23.1~26.8	≥26.9	≤16.6	16.7~23.3	23.4~26.8	≥26.9
16~	≤17.3	17.4~23.4	23.5~27.3	≥27.4	≤17.0	17.1~23.6	23.7~27.3	≥27.4
17~	≤17.7	17.8~23.7	23.8~27.7	≥27.8	≤17.2	17.3~23.7	23.8~27.6	≥27.7

附录 4 常见身体活动强度和能量消耗表

活动项目		身体活动强度（MET）		能量消耗量 /[kcal/(标准体重·10min)]	
		<3 低强度；3~6 中强度；7~9 高强度；10~11 极高强度		男（66kg）	女（56kg）
家务活动	整理床,站立	低强度	2.0	22.0	18.7
	洗碗,熨烫衣物	低强度	2.3	25.3	21.5
	收拾餐桌,做饭或准备食物	低强度	2.5	27.5	23.3
	擦窗户	低强度	2.8	30.8	26.1
	手洗衣服	中强度	3.3	36.3	30.8
	扫地、扫院子、拖地板、吸尘	中强度	3.5	38.5	32.7
步行	慢速(3km/h)	低强度	2.5	27.5	23.3
	中速(5km/h)	中强度	3.5	38.5	32.7
	快速(5.5~6km/h)	中强度	4.0	44.0	37.3
	很快(7km/h)	中强度	4.5	49.5	42.0
	下楼	中强度	3.0	33.0	28.0
	上楼	高强度	8.0	88.0	74.7
	上下楼	中强度	4.5	49.5	42.0
跑步	走跑结合(慢跑成分不超过10min)	中强度	6.0	66.0	56.0
	慢跑,一般	高强度	7.0	77.0	65.3
	8km/h,原地	高强度	8.0	88.0	74.7
	9km/h	极高强度	10.0	110.0	93.3
	跑,上楼	极高强度	15.0	165.0	140.0

续表

活动项目		身体活动强度（MET）		能量消耗量 /[kcal/(标准体重·10min)]	
		<3 低强度;3~6 中强度;7~9 高强度;10~11 极高强度		男(66kg)	女(56kg)
自行车	12~16km/h	中强度	4.0	44.0	37.3
	16~19km/h	中强度	6.0	66.0	56.0
球类	保龄球	中强度	3.0	33.0	28.0
	高尔夫球	中强度	5.0	55.0	47.0
	篮球,一般	中强度	6.0	66.0	56.0
	篮球,比赛	高强度	7.0	77.0	65.3
	排球,一般	中强度	3.0	33.0	28.0
	排球,比赛	中强度	4.0	44.0	37.3
	乒乓球	中强度	4.0	44.0	37.3
	台球	低强度	2.5	27.5	23.3
	网球,一般	中强度	5.0	55.0	46.7
	网球,双打	中强度	6.0	66.0	56.0
	网球,单打	高强度	8.0	88.0	74.7
	羽毛球,一般	中强度	4.5	49.5	42.0
	羽毛球,比赛	高强度	7.0	77.0	65.3
	足球,一般	高强度	7.0	77.0	65.3
	足球,比赛	极高强度	10.0	110.0	93.3
跳绳	慢速	高强度	8.0	88.0	74.7
	中速,一般	极高强度	10.0	110.0	93.3
	快速	极高强度	12.0	132.0	112.0
舞蹈	慢速	中强度	3.0	33.0	28.0
	中速	中强度	4.5	49.5	42.0
	快速	中强度	5.5	60.5	51.3
游泳	踩水,中等用力,一般	中强度	4.0	44.0	37.3
	爬泳(慢),自由泳,仰泳	高强度	8.0	88.0	74.7
	蛙泳,一般速度	极高强度	10.0	110.0	93.3
	爬泳(快),蝶泳	极高强度	11.0	121.0	102.7
其他活动	瑜伽	中强度	4.0	44.0	37.3
	单杠	中强度	5.0	55.0	46.7
	俯卧撑	中强度	4.5	49.5	42.0
	太极拳	中强度	3.5	38.5	32.7
	健身操(轻或中等强度)	中强度	5.0	55.0	46.7
	轮滑旱冰	高强度	7.0	77.0	65.3

注：1MET 相当于每千克体重每小时消耗 1kcal 能量 [1kcal/(kg·h)]。

附录5 膳食定性描述及食物定量定性描述

（一）膳食定性描述

1	膳食模式	膳食模式亦称膳食结构，是指膳食中各食物的品种、数量及其比例和消费的频率。膳食模式的形成是一个长期的过程，受一个国家或地区的人口、农业生产、食物流通、食品加工、消费水平、饮食习惯、文化传统、科学知识等多种因素的影响
2	理想膳食模式或平衡膳食模式	平衡膳食模式是中国营养学会膳食指南修订专家委员会根据营养科学原理和中国居民膳食营养素参考摄入量所设计。同时考虑了我国食物资源和饮食特点。 这个模式所推荐的食物种类和比例，能最大程度地满足不同年龄阶段、不同能量水平的健康人群的营养与健康需要
3	素食	素食是一种不包含动物性肉类的膳食模式。根据不同膳食组成，素食又可分为生素食、纯素食、蛋素食、乳素食、蛋奶素食、鱼素食、果素食和半素食等8种类型。本膳食指南中的素食人群指南仅涉及纯素食和蛋奶素
4	纯母乳喂养	只以母乳喂哺，不给婴儿食用其他任何液体或固体食物。由于纯母乳喂养对母婴身心有诸多益处，WHO提倡新生儿出生后，纯母乳喂养6个月
5	混合喂养	因各种原因造成的，虽然保持母乳喂养，但同时部分采用母乳代用品喂养婴儿的喂养方式
6	人工喂养	用母乳代用品或代乳品（如配方乳、代乳粉）等喂养6个月以内的婴儿。人工喂养时应满足婴儿需要的能量与各种营养素。 人工喂养只在母亲无法母乳喂哺时采用
7	辅食	辅食是指对母乳喂养的婴儿，当纯母乳喂养不足以满足婴儿营养需求，给婴儿添加除母乳之外的其他各种性状的食物。 辅食添加的月龄范围一般是7~24个月。婴儿期喂养的母乳外食物，为补充母乳营养之不足和做好断乳准备，以便过渡到一般家庭膳食而给婴儿按时逐步添加的食品。如婴儿米粉、乳儿糕、菜泥、果汁、肝泥、肉末、蛋黄等

（二）食物定量定性描述

8	多吃（喝）	该食物是平衡膳食模式的基本组成部分。当参照平衡膳食模式的食物推荐量以及我国居民营养调查结果，显示该食物在多数人群中摄入不足，而且增加其摄入量对健康有益时，建议"多吃""（或喝）该食物。 "多吃"通常指每天必需吃或倡导比以前量"多"的意思，"常吃"通常指周摄入频率为3~5次
9	适量	该食物是平衡膳食模式的基本组成部分，但过高摄入也可能增加发生疾病的风险，而且近期调查结果显示，在大部分地区人群中有摄入过的倾向。因此，建议"适量"摄入该食物。 "适量"指膳食指南中的推荐量
10	少吃（喝）	该食物是平衡膳食模式的基本组成部分，但过高摄入能增加发生疾病的风险，而且近期调查结果显示，在大部分人群中摄入量过高，并对健康产生了不利影响。因此，建议"少吃"（或少喝）这类食物。 "少"指膳食指南中的推荐量，日常需要特别注意减少食用
11	控和限吃（喝）	该食物不是平衡膳食的基本组成部分，过高摄入能对健康产生不利影响。我国居民营养调查结果已经显示大量摄入的问题普遍存在，因此，建议"控制"或"限制"食用这类食物
12	过量或不足	是指一段时间内，该食物的摄入量大大超过（或低于）膳食指南的推荐量；或某代表性营养素大大高于（或低于）营养素推荐量

续表

13	主要来源	由该食物提供的某营养素的量,占整个膳食营养素来源的50%以上(实际调查数据或平衡膳食模式);或者是占相应营养素RNI/AI的50%以上。称之为该食物是膳食某营养素的主要来源。如谷物是膳食碳水化合物的主要来源。 "主要来源"是对某食物在膳食中提供的代表性营养素贡献的评价
14	重要或良好来源	由该食物提供的某营养素的量,占整个膳食营养素来源的30%~49%之间(实际调查数据或理想模式);或者是占相应营养素RNI/AI的30%~49%之间。称之为该食物是膳食某营养素的重要或良好来源。如绿叶菜是β-胡萝卜素的良好来源。 "重要或良好来源"是对某食物在膳食中提供的代表性营养素贡献的评价
15	高或富含或含量丰富	满足下述任何一个条件,都可以表达为该食物"富含"、"高"或某营养素含量丰富。 (1)"高"、"富含"或"含量丰富",指该食物的某营养素的含量,满足预包装食品营养标签通则中"高"和"富含"的要求;通常是指每100g固体食物提供30%NRV(或者RNI/AI)以上的量;液体食物提供15%NRV(或者RNI/AI)以上的量。 (2)"高"、"富含"或"含量丰富"也是指在不同食物中某营养素含量的相对评价。根据我国食物成分表的各类食物营养素含量的比较,每100g食物中某营养素的含量在前10名,也可描述为"高"、"富含"或"含量丰富"
16	含有或者来源	形容食物营养素含量或膳食来源。 "含有"或"来源"指某食物的某营养素的含量,满足预包装食品营养标签通则中"含有"的要求。例如:含糖指100mL或者100g中的糖≥5g;含微量营养素是指维生素和矿物质的含量满足15%NRV(固体)、7.5%NRV(液体)
17	高能量	"高能量"的食物,通常指提供能量在400kcal/100g以上的食物
18	纯能量食物	除能量外,几乎不提供其他营养素的食物。这类食物有精制糖、白酒或含有酒精及蔗糖的饮料以及淀粉、动植物油等
19	瘦肉	按照料GB 28050规定,"瘦肉"指脂肪含量小于10%的肉类
20	低盐低糖	满足预包装食品营养标签通则中"低盐、低糖"的要求。 ♯ 低钠或低盐必须满足钠含量≤120mg/100g固体食品或100mL液体食品的条件。 ♯ 低糖则是<5g%
21	添加糖	添加糖是指在加工和制备食品时,添加到食物或者饮料中的糖或糖浆,包括蔗糖(白糖、砂糖、红糖)、葡萄糖、果糖(结晶或非结晶)、各种糖浆等
22	全谷物	全谷物是指谷粒完整的,经研磨、碎裂或制成薄片的整粒果实。其主要成分是胚乳、胚芽和麸皮的相对比例与天然谷粒相同。包括稻米、大麦、玉米、荞麦、黎麦、糙米、黑米、燕麦、高粱、小米、小麦、粟米等。 全谷物食品:在食品中全谷物重量不低于51%的食品,其全谷物原料为100%全谷物
23	基本食物	膳食指南中使用的五大类食物为基本食物:谷薯类、蔬菜水果类、鱼禽畜肉和蛋类、奶豆和坚果以及油盐
24	能量密度	能量密度是指在一定的质量物质或空间中储存能量的大小。食物能量密度指每100g食物所含能量值(kJ/100g或kcal/100g)。 食品的能量密度与食品的水分和脂肪的含量密切相关
25	营养素密度	营养素密度=食物中某营养素含量/该食物能量1000kcal。 评价食品营养价值的一种指标。1973年由汉森(R. G. Hansen)提出,食品中某种营养素密度即食品该营养素含量与其能量相比,能满足人体营养素提供量的程度。它的表示方法是每1000kcal能量的营养素质量单位数。 例如:标准小麦粉的蛋白质密度为32g/1000kcal,钙密度为90mg/1000kcal

注:以上附录均引自《中国居民膳食指南(2016)》。

附录6 5~8岁女孩、男孩的年龄体重、身高表

附表1 5~8岁女孩的年龄体重表

单位：kg

年龄			百分位数													标准差							年龄	
岁	月	3	5	10	20	30	40	50	60	70	80	90	95	97	-3E.T.	-2E.T.	-1E.T.	平均值	+1E.T.	+2E.T.	+3E.T.	岁	月
5	0	14.0	14.5	15.2	16.0	16.7	17.2	17.7	18.4	19.1	20.0	21.2	22.2	22.9	11.9	13.8	15.7	17.7	20.4	23.2	26.0	5	0
5	1	14.1	14.6	15.3	16.2	16.8	17.3	17.8	18.5	19.3	20.2	21.4	22.5	23.1	11.9	13.9	15.9	17.8	20.6	23.5	26.3	5	1
5	2	14.2	14.7	15.4	16.3	16.9	17.5	18.0	18.7	19.5	20.4	21.6	22.7	23.3	12.0	14.0	16.0	18.0	20.8	23.7	26.5	5	2
5	3	14.3	14.8	15.5	16.4	17.1	17.6	18.1	18.8	19.6	20.5	21.8	22.9	23.6	12.0	14.1	16.1	18.1	21.0	23.9	26.8	5	3
5	4	14.4	14.9	15.7	16.5	17.2	17.7	18.3	19.0	19.8	20.7	22.0	23.1	23.8	12.2	14.2	16.2	18.3	21.2	24.1	27.1	5	4
5	5	14.5	15.0	15.8	16.7	17.3	17.9	18.4	19.2	20.0	20.9	22.2	23.3	24.0	12.2	14.3	16.4	18.4	21.4	24.4	27.4	5	5
5	6	14.6	15.1	15.9	16.8	17.5	18.0	18.6	19.3	20.1	21.1	22.4	23.6	24.3	12.2	14.4	16.5	18.6	21.6	24.6	27.7	5	6
5	7	14.7	15.2	16.0	16.9	17.6	18.2	18.7	19.5	20.3	21.3	22.7	23.8	24.5	12.3	14.5	16.6	18.7	21.8	24.9	28.0	5	7
5	8	14.9	15.4	16.1	17.1	17.7	18.3	18.9	19.7	20.5	21.5	22.9	24.0	24.8	12.4	14.6	16.7	18.9	22.0	25.1	28.3	5	8
5	9	15.0	15.5	16.3	17.2	17.9	18.5	19.0	19.8	20.7	21.7	23.1	24.3	25.0	12.5	14.7	16.9	19.0	22.2	25.4	28.6	5	9
5	10	15.1	15.6	16.4	17.3	18.0	18.6	19.2	20.0	20.9	21.9	23.3	24.5	25.3	12.5	14.8	17.0	19.2	22.4	25.7	28.9	5	10
5	11	15.2	15.7	16.5	17.5	18.2	18.8	19.4	20.2	21.1	22.1	23.6	24.8	25.5	12.6	14.9	17.1	19.4	22.6	25.9	29.2	5	11
6	0	15.3	15.8	16.6	17.6	18.3	18.9	19.5	20.4	21.3	22.3	23.8	25.0	25.8	12.7	14.9	17.3	19.5	22.9	26.2	29.6	6	0
6	1	15.4	15.9	16.8	17.7	18.5	19.1	19.7	20.6	21.5	22.6	24.1	25.3	26.1	12.8	15.0	17.4	19.7	23.1	26.5	29.9	6	1
6	2	15.5	16.0	16.9	17.9	18.7	19.3	19.9	20.7	21.7	22.8	24.3	25.6	26.4	12.8	15.1	17.5	19.9	23.3	26.8	30.2	6	2
6	3	15.6	16.2	17.0	18.1	18.8	19.5	20.1	20.9	21.9	23.0	24.6	25.8	26.7	12.9	15.2	17.6	20.0	23.6	27.1	30.6	6	3
6	4	15.7	16.3	17.2	18.2	19.0	19.6	20.2	21.1	22.1	23.2	24.8	26.1	27.0	13.0	15.4	17.7	20.2	23.8	27.4	31.0	6	4
6	5	15.8	16.4	17.3	18.4	19.1	19.8	20.4	21.3	22.3	23.5	25.1	26.4	27.3	13.1	15.5	17.8	20.4	24.1	27.7	31.4	6	5
6	6	15.9	16.5	17.4	18.5	19.3	20.0	20.6	21.5	22.6	23.7	25.4	26.7	27.6	13.2	15.7	18.0	20.6	24.3	28.0	31.8	6	6
6	7	16.1	16.7	17.6	18.7	19.5	20.2	20.8	21.8	22.8	24.0	25.7	27.0	27.9	13.2	15.8	18.1	20.8	24.6	28.4	32.2	6	7
6	8	16.2	16.8	17.7	18.8	19.7	20.3	21.0	22.0	23.0	24.2	25.9	27.3	28.3	13.3	15.9	18.3	21.0	24.9	28.7	32.6	6	8
6	9	16.3	16.9	17.9	19.0	19.8	20.5	21.2	22.2	23.3	24.5	26.2	27.78	28.6	13.4	16.0	18.4	21.2	25.1	29.1	33.0	6	9
6	10	16.4	17.0	18.0	19.2	20.0	20.7	21.4	22.4	23.5	24.8	26.6	28.0	29.0	13.4	16.1	18.6	21.4	25.4	29.4	33.5	6	10

续表

年龄		百分位数													标准差							年龄	
岁	月	3	5	10	20	30	40	50	60	70	80	90	95	97	3E.T.-	2E.T.-	1E.T.-	平均值	1E.T.+	2E.T.+	3E.T.+	岁	月
6	11	16.5	17.2	18.2	19.3	20.2	20.9	21.6	22.7	23.8	25.1	26.9	28.4	29.3	13.5	16.2	18.9	21.6	25.7	29.8	33.9	6	11
7	0	16.7	17.3	18.3	19.5	20.4	21.1	21.8	22.9	24.0	25.4	27.2	28.7	29.7	13.6	16.3	19.1	21.8	26.0	30.2	34.4	7	0
7	1	16.8	17.4	18.5	19.7	20.6	21.4	22.1	23.1	24.3	25.7	27.5	29.1	30.1	13.6	16.5	19.3	22.1	26.3	30.6	34.9	7	1
7	2	16.9	17.6	18.6	19.9	20.8	21.6	22.3	23.4	24.6	26.0	27.9	29.5	30.5	13.7	16.6	19.4	22.3	26.6	31.0	35.4	7	2
7	3	17.0	17.7	18.8	20.1	21.0	21.8	22.5	23.7	24.9	26.3	28.2	29.8	30.9	13.8	16.7	19.6	22.5	27.0	31.4	35.9	7	3
7	4	17.2	17.9	19.0	20.3	21.2	22.0	22.8	23.9	25.1	26.6	28.6	30.2	31.3	13.9	16.8	19.8	22.8	27.3	31.8	36.4	7	4
7	5	17.3	18.0	19.1	20.5	21.4	22.2	23.0	24.2	25.4	26.9	28.9	30.6	31.7	13.9	16.9	20.0	23.0	27.6	32.3	36.9	7	5
7	6	17.4	18.2	19.3	20.7	21.6	22.5	23.3	24.5	25.7	27.2	29.3	31.0	32.2	14.0	17.1	20.2	23.3	28.0	32.7	37.5	7	6
7	7	17.6	18.3	19.5	20.9	21.9	22.7	23.5	24.7	26.0	27.6	29.7	31.5	32.6	14.1	17.2	20.4	23.5	28.3	33.2	38.0	7	7
7	8	17.7	18.5	19.6	21.1	22.1	23.0	23.8	25.0	26.4	27.9	30.1	31.9	33.1	14.1	17.3	20.6	23.8	28.7	33.6	38.6	7	8
7	9	17.9	18.6	19.8	21.3	22.3	23.2	24.0	25.3	26.7	28.3	30.5	32.3	33.5	14.2	17.5	20.8	24.0	29.1	34.1	39.2	7	9
7	10	18.0	18.8	20.0	21.5	22.5	23.4	24.3	25.6	27.0	28.6	30.9	32.8	34.0	14.3	17.6	21.0	24.3	29.5	34.6	39.8	7	10
7	11	18.2	19.0	20.2	21.7	22.8	23.7	24.6	25.9	27.3	29.0	31.3	33.2	34.5	14.3	17.7	21.2	24.6	29.8	35.1	40.4	7	11
8	0	18.3	19.1	20.4	21.9	23.0	24.0	24.8	26.2	27.6	29.4	31.7	33.7	35.0	14.4	17.9	21.4	24.8	30.2	35.6	41.0	8	0
8	1	18.4	19.3	20.6	22.1	23.3	24.2	25.1	26.5	27.9	29.7	32.1	34.2	35.4	14.5	18.0	21.6	25.1	30.6	36.1	41.6	8	1
8	2	18.6	19.5	20.8	22.4	23.5	24.5	25.4	26.8	28.3	30.1	32.5	34.6	35.9	14.6	18.2	21.8	25.4	31.0	36.6	42.2	8	2
8	3	18.8	19.6	20.9	22.6	23.8	24.8	25.7	27.1	28.6	30.5	32.9	35.1	36.5	14.6	18.3	22.0	25.7	31.4	37.1	42.9	8	3
8	4	18.9	19.8	21.1	22.8	24.0	25.0	26.0	27.5	29.1	30.9	33.5	35.6	37.0	14.7	18.5	22.2	26.0	31.8	37.7	43.5	8	4
8	5	19.1	20.0	21.3	23.1	24.3	25.3	26.3	27.8	29.4	31.3	33.9	36.1	37.5	14.8	18.6	22.5	26.3	32.2	38.2	44.1	8	5
8	6	19.2	20.2	21.4	23.3	24.5	25.6	26.6	28.1	29.8	31.7	34.4	36.6	38.0	14.9	18.8	22.7	26.6	32.7	38.7	44.8	8	6
8	7	19.4	20.3	21.6	23.5	24.8	25.9	26.9	28.5	30.1	32.1	34.8	37.1	38.5	14.9	18.9	22.9	26.9	33.1	39.3	45.5	8	7
8	8	19.6	20.5	21.8	23.8	25.1	26.2	27.2	28.8	30.5	32.5	35.3	37.6	39.1	15.0	19.1	23.1	27.2	33.5	39.8	46.1	8	8
8	9	19.7	20.7	22.0	24.0	25.3	26.5	27.5	29.1	30.9	32.9	35.8	38.1	39.6	15.1	19.2	23.4	27.5	33.9	40.4	46.8	8	9
8	10	19.9	20.9	22.2	24.3	25.6	26.8	27.8	29.5	31.3	33.3	36.2	38.6	40.2	15.2	19.4	23.6	27.8	34.4	41.0	47.5	8	10
8	11	20.1	21.1	22.6	24.5	25.9	27.1	28.1	29.8	31.6	33.8	36.7	39.1	40.7	15.3	19.6	23.9	28.1	34.8	41.5	48.2	8	11

附表 2 5~8 岁女孩的年龄身高表（立位）

单位：cm

年龄			百分位数											标准差							年龄	
岁	月	3	5	10	20	30	40	50	60	70	80	90	95	97	-3E.T.	-2E.T.	-1E.T.	平均值	+1E.T.	+2E.T.	+3E.T.	岁	月
5	0	100.1	101.1	102.7	104.7	106.7	107.3	108.4	109.5	110.7	112.1	114.0	115.7	116.7	95.1	99.5	104.0	108.4	112.8	117.2	121.6	5	0
5	1	100.5	101.6	103.2	105.2	106.6	107.8	108.9	110.0	111.3	112.7	114.6	116.3	117.3	95.5	100.0	104.5	108.9	113.4	117.8	122.3	5	1
5	2	101.0	102.1	103.7	105.7	107.1	108.3	109.5	110.6	111.8	113.2	115.2	116.8	117.9	96.0	100.5	105.0	109.5	113.9	118.4	122.9	5	2
5	3	101.5	102.5	104.2	106.2	107.6	108.8	110.0	111.1	112.4	113.8	115.8	117.4	118.5	96.4	100.9	105.4	110.0	114.5	119.1	123.6	5	3
5	4	101.9	103.0	104.6	106.7	108.1	109.4	110.5	111.7	112.9	114.4	116.4	118.0	119.1	96.8	101.4	105.9	110.5	115.1	119.7	124.2	5	4
5	5	102.4	103.4	105.1	107.1	108.6	109.9	111.0	112.2	113.5	114.9	117.0	118.6	119.7	97.2	101.8	106.4	111.0	115.7	120.3	124.9	5	5
5	6	102.8	103.9	105.6	107.6	109.1	110.4	111.6	112.7	114.0	115.5	117.5	119.2	120.3	97.6	102.2	106.9	111.6	116.2	120.9	125.5	5	6
5	7	103.2	104.3	106.1	108.1	109.6	110.9	112.1	113.3	114.5	116.0	118.1	119.8	120.9	98.0	102.7	107.4	112.1	116.8	121.5	126.3	5	7
5	8	103.7	104.8	106.5	108.6	110.1	111.4	112.6	113.8	115.1	116.6	118.7	120.4	121.5	98.4	103.1	107.9	112.6	117.3	122.1	126.8	5	8
5	9	104.1	105.2	107.0	109.1	110.6	111.9	113.1	114.3	115.6	117.1	119.2	121.0	122.1	98.8	103.5	108.3	113.1	117.9	122.7	127.5	5	9
5	10	104.5	105.7	107.4	109.6	111.1	112.4	113.6	114.8	116.1	117.7	119.8	121.6	122.7	99.1	104.0	108.8	113.6	118.4	123.3	128.1	5	10
5	11	105.0	106.1	107.9	110.0	111.6	112.9	114.1	115.4	116.6	118.2	120.4	122.1	123.3	99.5	104.4	109.3	114.1	119.0	123.9	128.7	5	11
6	0	105.4	106.5	108.3	110.5	112.1	113.4	114.6	115.9	117.2	118.8	120.9	122.7	123.9	99.9	104.8	109.7	114.6	119.6	124.5	129.4	6	0
6	1	105.8	107.0	108.8	111.0	112.5	113.9	115.1	116.4	117.7	119.3	121.5	123.3	124.5	100.2	105.2	110.2	115.1	120.1	125.1	130.0	6	1
6	2	106.2	107.4	109.2	111.4	113.0	114.4	115.6	116.9	118.3	119.9	122.1	123.9	125.1	100.6	105.6	110.6	115.6	120.6	125.7	130.7	6	2
6	3	106.6	107.8	109.7	111.9	113.5	114.9	116.1	117.4	118.8	120.4	122.6	124.5	125.7	101.0	106.0	111.1	116.1	121.2	126.3	131.3	6	3
6	4	107.0	108.2	110.1	112.3	114.0	115.3	116.6	118.0	119.3	121.0	123.2	125.0	126.2	101.3	106.4	111.5	116.6	121.7	126.8	131.9	6	4
6	5	107.4	108.7	110.5	112.8	114.4	115.8	117.1	118.4	119.8	121.5	123.7	125.6	126.8	101.7	106.8	112.0	117.1	122.3	127.4	132.6	6	5
6	6	107.9	109.1	111.0	113.3	114.9	116.3	117.6	118.9	120.4	122.0	124.3	126.2	127.4	102.0	107.2	112.4	117.6	122.8	128.0	133.2	6	6
6	7	108.3	109.5	111.4	113.7	115.3	116.8	118.1	119.5	120.9	122.6	124.8	126.7	128.0	102.4	107.6	112.9	118.1	123.4	128.6	133.9	6	7
6	8	108.7	109.9	111.8	114.2	115.8	117.2	118.6	119.9	121.4	123.1	125.4	127.3	128.6	102.7	108.0	113.3	118.6	123.9	129.2	134.5	6	8
6	9	109.1	110.3	112.3	114.6	116.3	117.7	119.1	120.5	121.9	123.6	125.9	127.9	129.1	103.1	108.4	113.8	119.1	124.5	129.8	135.1	6	9
6	10	109.5	110.7	112.7	115.1	116.8	118.2	119.6	121.0	122.4	124.1	126.5	128.5	129.7	103.4	108.8	114.2	119.6	125.0	130.4	135.8	6	10
6	11	109.9	111.1	113.1	115.5	117.2	118.7	120.1	121.5	122.9	124.7	127.0	129.0	130.3	103.8	109.2	114.7	120.1	125.5	131.0	136.4	6	11

续表

年龄		百分位数													标准差							年龄	
岁	月	3	5	10	20	30	40	50	60	70	80	90	95	97	-3E.T.	-2E.T.	-1E.T.	平均值	+1E.T.	+2E.T.	+3E.T.	岁	月
7	0	110.3	111.6	113.6	116.0	117.7	119.2	120.6	122.0	123.4	125.2	127.6	129.6	130.9	104.1	109.6	115.1	120.6	126.1	131.5	137.0	7	0
7	1	110.7	112.0	114.0	116.4	118.2	119.7	121.1	122.5	124.0	125.7	128.1	130.2	131.5	104.5	110.0	115.5	121.1	126.6	132.1	137.6	7	1
7	2	111.1	112.4	114.4	116.9	118.6	120.1	121.5	123.0	124.5	126.2	128.7	130.7	132.0	104.8	110.4	116.0	121.5	127.1	132.7	138.3	7	2
7	3	111.5	112.8	114.8	117.3	119.1	120.6	122.0	123.5	125.0	126.8	129.2	131.3	132.6	105.2	110.8	116.4	122.0	127.7	133.3	138.9	7	3
7	4	111.9	113.2	115.3	117.7	119.5	121.1	122.5	124.0	125.5	127.3	129.8	131.8	133.2	105.5	111.2	116.8	122.5	128.2	133.9	139.5	7	4
7	5	112.2	113.6	115.7	118.2	120.0	121.6	123.0	124.4	126.0	127.8	130.3	132.4	133.8	105.9	111.6	117.3	123.0	128.7	134.4	140.1	7	5
7	6	112.6	114.0	116.1	118.6	120.5	122.0	123.5	124.9	126.5	128.3	130.9	133.0	134.3	106.2	112.0	117.7	123.5	129.2	135.0	140.8	7	6
7	7	113.0	114.4	116.5	119.1	120.9	122.5	124.0	125.4	127.0	128.9	131.4	133.5	134.9	106.5	112.4	118.2	124.0	129.8	135.6	141.4	7	7
7	8	113.4	114.8	116.9	119.5	121.4	123.0	124.5	125.9	127.5	129.4	132.0	134.1	135.5	106.9	112.7	118.6	124.5	130.3	136.2	142.0	7	8
7	9	113.8	115.2	117.4	120.0	121.8	123.4	124.9	126.4	128.0	129.9	132.5	134.6	136.0	107.2	113.1	119.0	124.9	130.8	136.7	142.6	7	9
7	10	114.2	115.6	117.8	120.4	122.3	123.9	125.4	126.9	128.5	130.4	133.0	135.2	136.6	107.6	113.5	119.5	125.4	131.4	137.3	143.2	7	10
7	11	114.6	116.0	118.2	120.9	122.8	124.4	125.9	127.4	129.0	130.9	133.6	135.8	137.2	107.9	113.9	119.9	125.9	131.9	137.9	143.9	7	11
8	0	115.0	116.5	118.7	121.3	123.2	124.9	126.4	127.9	129.5	131.5	134.1	136.3	137.7	108.3	114.3	120.4	126.4	132.4	138.4	144.5	8	0
8	1	115.4	116.9	119.1	121.8	123.7	125.3	126.9	128.4	130.1	132.0	134.7	136.9	138.3	108.6	114.7	120.8	126.9	132.9	139.0	145.1	8	1
8	2	115.8	117.3	119.5	122.2	124.1	125.8	127.4	128.9	130.6	132.5	135.2	137.4	138.9	108.9	115.1	121.2	127.4	133.5	139.6	145.7	8	2
8	3	116.2	117.7	119.9	122.6	124.6	126.3	127.8	129.4	131.1	133.0	135.7	138.0	139.4	109.4	115.5	121.7	127.8	134.0	140.2	146.3	8	3
8	4	116.7	118.1	120.4	123.1	125.1	126.7	128.3	129.9	131.6	133.5	136.3	138.5	140.0	109.7	115.9	122.1	128.3	134.5	140.7	146.9	8	4
8	5	117.1	118.5	120.8	123.6	125.5	127.2	128.8	130.4	132.1	134.1	136.8	139.1	140.6	110.1	116.3	122.6	128.8	135.0	141.3	147.5	8	5
8	6	117.5	119.0	121.2	124.0	126.0	127.7	129.3	130.9	132.6	134.6	137.3	139.6	141.1	110.4	116.7	123.0	129.3	135.6	141.9	148.1	8	6
8	7	117.9	119.4	121.7	124.5	126.5	128.2	129.8	131.4	133.1	135.1	137.9	140.2	141.7	110.8	117.1	123.5	129.8	136.1	142.4	148.8	8	7
8	8	118.3	119.8	122.1	124.9	126.9	128.7	130.3	131.9	133.6	135.6	138.4	140.7	142.2	111.2	117.5	123.9	130.3	136.6	143.0	149.4	8	8
8	9	118.7	120.2	122.6	125.4	127.4	129.1	130.8	132.4	134.1	136.1	139.0	141.3	142.8	111.6	118.0	124.4	130.8	137.2	143.6	150.0	8	9
8	10	119.1	120.7	123.0	125.8	127.9	129.6	131.2	132.9	134.6	136.7	139.5	141.8	143.4	111.9	118.4	124.8	131.2	137.7	144.1	150.6	8	10
8	11	119.6	121.1	123.4	126.3	128.3	130.1	131.7	133.4	135.1	137.2	140.0	142.4	143.9	112.3	118.8	125.3	131.7	138.2	144.7	151.2	8	11

附表3 5~8岁男孩的年龄体重表

单位：kg

年龄			百分位数											标准差							年龄	
岁	月	3	5	10	20	30	40	50	60	70	80	90	95	97	-3E.T.	-2E.T.	-1E.T.	平均值	+1E.T.	+2E.T.	+3E.T.	岁	月
5	0	14.7	15.2	16.0	16.9	17.6	18.1	18.7	19.3	19.9	20.7	21.8	22.6	23.2	12.3	14.4	16.6	18.7	21.1	23.5	25.9	5	0
5	1	14.8	15.3	16.1	17.0	17.7	18.3	18.8	19.5	20.1	20.9	22.0	22.9	23.7	12.4	14.6	16.7	18.8	21.3	23.7	26.2	5	1
5	2	15.0	15.5	16.2	17.2	17.9	18.5	19.0	19.6	20.3	21.1	22.2	23.1	23.9	12.6	14.7	16.9	19.0	21.5	24.0	26.5	5	2
5	3	15.1	15.6	16.4	17.3	18.0	18.6	19.2	19.8	20.5	21.3	22.4	23.3	23.9	12.7	14.8	17.0	19.2	21.7	24.2	26.7	5	3
5	4	15.2	15.7	16.5	17.5	18.2	18.8	19.3	20.0	20.7	21.5	22.6	23.6	24.4	12.8	15.0	17.1	19.3	21.9	24.5	27.0	5	4
5	5	15.4	15.9	16.7	17.6	18.3	18.9	19.5	20.2	20.9	21.7	22.8	23.8	24.7	12.9	15.1	17.3	19.5	22.1	24.7	27.3	5	5
5	6	15.5	16.0	16.8	17.8	18.5	19.1	19.7	20.3	21.1	21.9	23.1	24.0	24.9	13.0	15.2	17.4	19.7	22.3	25.0	27.6	5	6
5	7	15.6	16.2	17.0	18.0	18.7	19.3	19.8	20.5	21.2	22.1	23.3	24.3	25.2	13.1	15.4	17.6	19.8	22.5	25.2	27.9	5	7
5	8	15.8	16.3	17.1	18.1	18.8	19.4	20.0	20.7	21.4	22.3	23.5	24.5	25.4	13.2	15.5	17.7	20.0	22.7	25.5	28.2	5	8
5	9	15.9	16.4	17.3	18.3	19.0	19.6	20.2	20.9	21.6	22.5	23.7	24.8	25.7	13.4	15.6	17.9	20.2	23.0	25.7	28.5	5	9
5	10	16.0	16.6	17.4	18.4	19.1	19.8	20.3	21.1	21.8	22.7	24.0	25.0	25.9	13.5	15.8	18.0	20.3	23.2	26.0	28.9	5	10
5	11	16.2	16.7	17.5	18.6	19.3	19.9	20.5	21.2	22.0	22.9	24.2	25.3	26.2	13.6	15.9	18.2	20.5	23.4	26.3	29.2	5	11
6	0	16.3	16.8	17.7	18.7	19.5	20.1	20.7	21.4	22.2	23.2	24.5	25.5	26.5	13.7	16.0	18.4	20.7	23.6	26.6	29.5	6	0
6	1	16.4	17.0	17.8	18.9	19.6	20.3	20.9	21.6	22.4	23.4	24.7	25.8	26.8	13.8	16.2	18.5	20.9	23.8	26.8	29.8	6	1
6	2	16.6	17.1	18.0	19.0	19.8	20.4	21.0	21.8	22.6	23.6	24.9	26.0	27.1	13.9	16.3	18.7	21.0	24.1	27.1	30.2	6	2
6	3	16.7	17.2	18.1	19.2	20.0	20.6	21.2	22.0	22.8	23.8	25.2	26.3	27.3	14.0	16.4	18.7	21.2	24.3	27.4	30.5	6	3
6	4	16.8	17.3	18.3	19.3	20.1	20.8	21.4	22.2	23.0	24.0	25.4	26.6	27.6	14.1	16.5	18.8	21.4	24.5	27.7	30.9	6	4
6	5	17.0	17.5	18.4	19.5	20.3	20.9	21.6	22.4	23.2	24.3	25.7	26.9	27.9	14.2	16.7	19.0	21.6	24.8	28.0	31.2	6	5
6	6	17.1	17.7	18.6	19.7	20.4	21.1	21.7	22.6	23.5	24.5	25.9	27.1	28.2	14.3	16.8	19.3	21.7	25.0	28.3	31.6	6	6
6	7	17.2	17.8	18.7	19.8	20.6	21.3	21.9	22.8	23.7	24.7	26.2	27.4	28.5	14.4	16.9	19.4	21.8	25.3	28.6	31.9	6	7
6	8	17.4	17.9	18.9	20.0	20.8	21.5	22.1	23.0	23.9	25.0	26.5	27.7	28.8	14.6	17.1	19.6	22.1	25.5	28.9	32.3	6	8
6	9	17.5	18.1	19.0	20.1	21.0	21.6	22.3	23.2	24.1	25.2	26.7	28.0	29.1	14.7	17.2	19.7	22.3	25.8	29.2	32.7	6	9
6	10	17.6	18.2	19.2	20.3	21.1	21.8	22.5	23.4	24.3	25.5	27.0	28.3	29.4	14.8	17.3	19.9	22.5	26.0	29.5	33.1	6	10
6	11	17.8	18.4	19.3	20.5	21.3	22.0	22.7	23.6	24.6	25.7	27.3	28.6	29.7	14.9	17.5	20.1	22.7	26.3	29.9	33.5	6	11

续表

年龄		百分位数												标准差						年龄	
岁	月	3	5	10	20	30	40	50	60	70	80	90	95	97	−3E.T.	−2E.T.	−1E.T.	平均值	+1E.T.	+2E.T.	+3E.T.	岁	月
7	0	17.9	18.5	19.5	20.6	21.5	22.2	22.9	23.8	24.8	25.9	27.6	28.9	29.8	15.0	17.6	20.2	22.9	26.5	30.2	33.9	7	0
7	1	18.0	18.7	19.6	20.8	21.6	22.4	23.0	24.0	25.0	26.2	27.8	29.2	30.1	15.1	17.7	20.4	23.0	26.8	30.5	34.3	7	1
7	2	18.2	18.8	19.8	21.0	21.8	22.6	23.2	24.2	25.2	26.5	28.1	29.5	30.4	15.1	17.8	20.5	23.2	27.1	30.9	34.7	7	2
7	3	18.3	18.9	19.9	21.1	22.0	22.7	23.4	24.4	25.5	26.7	28.4	29.8	30.8	15.2	18.0	20.7	23.4	27.3	31.2	35.1	7	3
7	4	18.4	19.1	20.1	21.3	22.2	22.9	23.6	24.6	25.7	27.0	28.7	30.2	31.1	15.3	18.1	20.9	23.6	27.6	31.6	35.5	7	4
7	5	18.6	19.2	20.2	21.5	22.4	23.1	23.8	24.9	26.0	27.2	29.0	30.5	31.5	15.4	18.2	21.0	23.8	27.9	31.9	36.0	7	5
7	6	18.7	19.4	20.4	21.6	22.5	23.3	24.0	25.1	26.2	27.5	29.3	30.8	31.8	15.5	18.4	21.2	24.0	28.2	32.3	36.4	7	6
7	7	18.8	19.5	20.5	21.8	22.7	23.5	24.2	25.3	26.4	27.8	29.6	31.2	32.2	15.6	18.5	21.4	24.2	28.5	32.7	36.9	7	7
7	8	18.9	19.6	20.7	22.0	22.9	23.7	24.4	25.5	26.7	28.1	29.9	31.5	32.5	15.7	18.6	21.5	24.4	28.7	33.0	37.3	7	8
7	9	19.1	19.8	20.9	22.2	23.1	23.9	24.7	25.8	27.0	28.3	30.3	31.9	32.9	15.8	18.7	21.7	24.7	29.0	33.4	37.8	7	9
7	10	19.2	19.9	21.0	22.3	23.3	24.1	24.9	26.0	27.2	28.6	30.6	32.2	33.3	15.8	18.9	21.9	24.9	29.3	33.9	38.3	7	10
7	11	19.3	20.1	21.2	22.5	23.5	24.3	25.1	26.2	27.5	28.9	30.9	32.6	33.7	15.9	19.0	22.0	25.1	29.6	34.2	38.8	7	11
8	0	19.5	20.2	21.3	22.7	23.7	24.5	25.3	26.5	27.7	29.2	31.3	33.0	34.1	16.0	19.1	22.2	25.3	30.0	34.6	39.3	8	0
8	1	19.6	20.3	21.5	22.9	23.9	24.7	25.5	26.7	28.0	29.5	31.6	33.3	34.5	16.1	19.2	22.4	25.5	30.3	35.0	39.8	8	1
8	2	19.7	20.5	21.6	23.0	24.1	24.9	25.7	26.9	28.3	29.8	32.0	33.7	34.9	16.1	19.3	22.5	25.7	30.6	35.4	40.3	8	2
8	3	19.8	20.6	21.8	23.2	24.3	25.1	26.0	27.2	28.5	30.1	32.3	34.1	35.3	16.2	19.5	22.7	26.0	30.9	35.9	40.8	8	3
8	4	20.0	20.8	22.0	23.4	24.5	25.4	26.2	27.5	28.8	30.4	32.7	34.5	35.7	16.3	19.6	22.9	26.2	31.2	36.3	41.3	8	4
8	5	20.1	20.9	22.1	23.6	24.7	25.6	26.4	27.7	29.1	30.8	33.0	34.9	36.1	16.3	19.7	23.1	26.4	31.6	36.7	41.9	8	5
8	6	20.2	21.0	22.3	23.8	24.9	25.8	26.7	28.0	29.4	31.1	33.4	35.3	36.5	16.4	19.8	23.2	26.7	31.9	37.2	42.4	8	6
8	7	20.4	21.2	22.4	24.0	25.1	26.0	26.9	28.3	29.7	31.4	33.8	35.7	37.0	16.5	19.9	23.4	26.9	32.3	37.6	43.0	8	7
8	8	20.5	21.3	22.6	24.2	25.3	26.2	27.1	28.5	30.0	31.7	34.1	36.1	37.4	16.5	20.1	23.6	27.1	32.6	38.1	43.5	8	8
8	9	20.6	21.5	22.8	24.4	25.5	26.5	27.4	28.8	30.3	32.1	34.5	36.5	37.9	16.6	20.2	23.8	27.4	32.9	38.5	44.1	8	9
8	10	20.7	21.6	22.9	24.5	25.7	26.7	27.6	29.1	30.6	32.4	34.9	37.0	38.3	16.6	20.3	24.0	27.6	33.3	39.0	44.7	8	10
8	11	20.9	21.7	23.1	24.7	25.9	26.9	27.9	29.3	30.9	32.8	35.3	37.4	38.8	16.7	20.4	24.2	27.9	33.7	39.5	45.2	8	11

附表 4 5～8 岁男孩的年龄身高表（立位）

单位：cm

年龄		百分位数											标准差							年龄	
岁	月	3	5	10	20	30	40	50	60	70	80	90	95	97	3E.T.	2E.T.	1E.T.	平均值	+1E.T.	+2E.T.	+3E.T.	岁	月
5	0	101.3	102.4	104.0	106.1	107.5	108.8	109.9	111.1	112.3	113.8	115.8	117.5	118.6	96.1	100.7	105.3	109.9	114.5	119.1	123.7	5	0
5	1	101.8	102.9	104.5	106.6	108.0	109.3	110.5	111.6	112.9	114.4	116.4	118.1	119.2	96.6	101.2	105.8	110.5	115.1	119.7	124.3	5	1
5	2	102.3	103.4	105.1	107.1	108.6	109.8	111.0	112.2	113.4	114.9	117.0	118.6	119.7	97.1	101.7	106.4	111.0	115.6	120.3	124.9	5	2
5	3	102.8	103.9	105.6	107.6	109.1	110.4	111.5	112.7	114.0	115.5	117.6	119.2	120.3	97.5	102.2	106.9	111.5	116.2	120.9	125.5	5	3
5	4	103.2	104.3	106.0	108.1	109.6	110.9	112.1	113.2	114.5	116.0	118.1	119.8	120.9	98.0	102.7	107.4	112.1	116.8	121.4	126.1	5	4
5	5	103.7	104.8	106.5	108.6	110.1	111.4	112.6	113.8	115.1	116.5	118.6	120.3	121.4	98.4	103.2	107.9	112.6	117.3	122.0	126.7	5	5
5	6	104.2	105.3	107.0	109.1	110.6	111.9	113.1	114.3	115.6	117.1	119.2	120.9	122.0	98.9	103.6	108.4	113.1	117.8	122.6	127.3	5	6
5	7	104.7	105.8	107.5	109.6	111.1	112.4	113.6	114.8	116.1	117.6	119.7	121.4	122.6	99.3	104.1	108.9	113.6	118.4	123.1	127.9	5	7
5	8	105.1	106.2	108.0	110.1	111.6	112.9	114.1	115.3	116.6	118.1	120.2	122.0	123.1	99.8	104.6	109.3	114.1	118.9	123.7	128.4	5	8
5	9	105.6	106.7	108.5	110.6	112.1	113.4	114.6	115.8	117.1	118.7	120.8	122.5	123.6	100.2	105.0	109.8	114.6	119.4	124.2	129.0	5	9
5	10	106.0	107.2	108.9	111.1	112.6	113.9	115.1	116.3	117.6	119.2	121.3	123.1	124.2	100.7	105.5	110.3	115.1	119.9	124.7	129.6	5	10
5	11	106.5	107.6	109.4	111.5	113.1	114.4	115.6	116.8	118.1	119.7	121.8	123.6	124.7	101.1	105.9	110.8	115.6	120.4	125.3	130.1	5	11
6	0	107.0	108.1	109.9	112.0	113.5	114.9	116.1	117.3	118.6	120.2	122.3	124.1	125.2	101.5	106.4	111.2	116.1	121.0	125.8	130.7	6	0
6	1	107.4	108.5	110.3	112.5	114.0	115.3	116.6	117.8	119.1	120.7	122.8	124.6	125.8	101.9	106.8	111.7	116.6	121.5	126.3	131.2	6	1
6	2	107.8	108.9	110.8	112.9	114.5	115.8	117.1	118.3	119.6	121.2	123.3	125.1	126.3	102.4	107.3	112.2	117.1	122.0	126.9	131.8	6	2
6	3	108.3	109.4	111.2	113.4	115.0	116.3	117.5	118.8	120.1	121.7	123.8	125.6	126.8	102.8	107.7	112.6	117.5	122.5	127.4	132.3	6	3
6	4	108.7	109.9	111.7	113.9	115.4	116.8	118.0	119.3	120.6	122.2	124.3	126.1	127.3	103.2	108.1	113.1	118.0	123.0	127.9	132.9	6	4
6	5	109.2	110.3	112.2	114.3	115.9	117.2	118.5	119.7	121.1	122.7	124.8	126.6	127.8	103.6	108.6	113.5	118.5	123.4	128.4	133.4	6	5
6	6	109.6	110.8	112.6	114.8	116.3	117.7	119.0	120.2	121.6	123.1	125.3	127.1	128.3	104.0	109.0	114.0	119.0	123.9	128.9	133.9	6	6
6	7	110.0	111.2	113.0	115.2	116.8	118.1	119.4	120.7	122.0	123.6	125.8	127.6	128.8	104.4	109.4	114.4	119.4	124.4	129.4	134.4	6	7
6	8	110.4	111.6	113.4	115.7	117.2	118.6	119.9	121.1	122.5	124.1	126.3	128.1	129.3	104.8	109.8	114.9	119.9	124.9	129.9	134.9	6	8
6	9	110.9	112.1	113.9	116.1	117.7	119.1	120.3	121.6	123.0	124.6	126.8	128.6	129.8	105.2	110.3	115.3	120.3	125.4	130.4	135.4	6	9
6	10	111.3	112.5	114.3	116.5	118.1	119.5	120.8	122.1	123.4	125.0	127.3	129.1	130.3	105.6	110.7	115.7	120.8	125.8	130.9	136.0	6	10
6	11	111.7	112.9	114.7	117.0	118.6	120.0	121.2	122.5	123.9	125.5	127.7	129.6	130.8	106.0	111.1	116.2	121.2	126.3	131.4	136.5	6	11

续表

年龄		百分位数													标准差							年龄	
岁	月	3	5	10	20	30	40	50	60	70	80	90	95	97	3E.T.−	2E.T.−	1E.T.−	平均值	1E.T.+	2E.T.+	3E.T.+	岁	月
7	0	112.1	113.3	115.2	117.4	119.0	120.4	121.7	123.0	124.4	126.0	128.2	130.1	131.3	106.4	111.5	116.6	121.7	126.8	131.9	137.0	7	0
7	1	112.5	113.7	115.6	117.8	119.5	120.8	122.1	123.4	124.8	126.4	128.7	130.6	131.8	106.8	111.9	117.0	122.1	127.3	132.4	137.5	7	1
7	2	112.9	114.1	116.0	118.3	119.9	121.3	122.6	123.9	125.3	126.9	129.3	131.0	132.3	107.2	112.3	117.5	122.6	127.7	132.9	138.0	7	2
7	3	113.3	114.6	116.4	118.7	120.3	121.7	123.0	124.3	125.7	127.6	129.6	131.5	132.7	107.6	112.7	117.9	123.0	128.2	133.3	138.5	7	3
7	4	113.7	115.0	116.8	119.1	120.8	122.2	123.5	124.8	126.3	127.8	130.1	132.0	133.2	108.0	113.1	118.3	123.5	128.7	133.8	139.0	7	4
7	5	114.1	115.4	117.3	119.5	121.2	122.6	123.9	125.2	126.6	128.3	130.6	132.5	133.7	108.3	113.5	118.7	123.9	129.1	134.3	139.5	7	5
7	6	114.5	115.8	117.7	120.0	121.6	123.0	124.4	125.7	127.1	128.8	131.0	132.9	134.2	108.7	113.9	119.1	124.4	129.6	134.8	140.0	7	6
7	7	114.9	116.2	118.1	120.4	122.0	123.5	124.8	126.1	127.5	129.2	131.5	133.4	134.7	109.1	114.3	119.6	124.8	130.0	135.3	140.5	7	7
7	8	115.3	116.6	118.5	120.8	122.5	123.9	125.2	126.6	128.0	129.7	132.0	133.9	135.1	109.5	114.7	120.0	125.2	130.5	135.8	141.0	7	8
7	9	115.7	117.0	118.9	121.2	122.9	124.3	125.7	127.0	128.4	130.1	132.4	134.4	135.6	109.8	115.1	120.4	125.7	131.0	136.2	141.5	7	9
7	10	116.1	117.4	119.3	121.6	123.3	124.8	126.1	127.4	128.9	130.6	132.9	134.8	136.1	110.2	115.5	120.8	126.1	131.4	136.7	142.0	7	10
7	11	116.6	117.8	119.7	122.1	123.7	125.2	126.5	127.9	129.3	131.0	133.4	135.3	136.6	110.6	115.9	121.2	126.5	131.9	137.2	142.5	7	11
8	0	116.9	118.2	120.1	122.5	124.2	125.6	127.0	128.3	129.8	131.5	133.8	135.8	137.0	110.9	116.3	121.6	127.0	132.3	137.7	143.0	8	0
8	1	117.3	118.6	120.5	122.9	124.6	126.0	127.4	128.8	130.2	131.9	134.3	136.2	137.5	111.3	116.7	122.0	127.4	132.8	138.2	143.5	8	1
8	2	117.7	119.0	120.9	123.3	125.0	126.5	127.8	129.2	130.7	132.4	134.8	136.7	138.0	111.6	117.0	122.4	127.8	133.2	138.6	144.0	8	2
8	3	118.1	119.3	121.3	123.7	125.4	126.9	128.3	129.6	131.1	132.8	135.2	137.2	138.5	112.0	117.4	122.8	128.3	133.7	139.1	144.5	8	3
8	4	118.4	119.7	121.7	124.1	125.8	127.3	128.7	130.1	131.6	133.3	135.7	137.7	139.0	112.4	117.8	123.3	128.7	134.1	139.6	145.0	8	4
8	5	118.8	120.1	122.1	124.5	126.2	127.7	129.1	130.5	132.0	133.8	136.1	138.1	139.4	112.7	118.2	123.7	129.1	134.6	140.1	145.6	8	5
8	6	119.2	120.5	122.5	124.9	126.7	128.2	129.6	131.0	132.5	134.2	136.6	138.6	139.9	113.1	118.6	124.1	129.6	135.1	140.6	146.1	8	6
8	7	119.6	120.9	122.9	125.3	127.1	128.6	130.0	131.4	132.9	134.6	137.1	139.1	140.4	113.4	118.9	124.5	130.0	135.5	141.1	146.6	8	7
8	8	120.0	121.3	123.3	125.7	127.5	129.0	130.4	131.8	133.3	135.1	137.5	139.6	140.9	113.8	119.3	124.9	130.4	136.0	141.5	147.1	8	8
8	9	120.4	121.7	123.7	126.2	127.9	129.4	130.9	132.3	133.8	135.6	138.0	140.0	141.4	114.1	119.7	125.3	130.9	136.4	142.0	147.6	8	9
8	10	120.7	122.1	124.1	126.6	128.3	129.9	131.3	132.7	134.2	136.0	138.5	140.5	141.9	114.5	120.1	125.7	131.3	136.9	142.5	148.1	8	10
8	11	121.1	122.4	124.5	127.0	128.8	130.3	131.7	133.2	134.7	136.5	139.0	141.0	142.3	114.8	120.4	126.1	131.7	137.4	143.0	148.7	8	11

参 考 文 献

[1] 刘树萍,等. 食品营养与健康. 北京：化学工业出版社，2016.
[2] 李凤林,等. 食品营养与卫生学. 第2版. 北京：化学工业出版社，2014.
[3] 王丽琼. 食品营养与卫生. 第3版. 北京：化学工业出版社，2019.
[4] 葛可佑. 公共营养师（基础知识）. 北京：中国劳动社会保障出版社，2007.
[5] 中国就业培训技术指导中心组编写. 公共营养师（国家职业资格四级）. 北京：中国劳动社会保障出版社，2007.
[6] 中国就业培训技术指导中心组编写. 公共营养师（国家职业资格三级）. 北京：中国劳动社会保障出版社，2007.
[7] 中国就业培训技术指导中心组编写. 公共营养师（国家职业资格二级）. 北京：中国劳动社会保障出版社，2007.
[8] 王宇鸿,张海. 食品营养与保健. 北京：化学工业出版社，2008.
[9] 陈炳卿,孙长颢. 营养与健康. 北京：化学工业出版社，2004.
[10] 王丽琼. 食品营养与卫生. 北京：化学工业出版社，2008.
[11] 罗登宏,周桃英. 食品营养学. 北京：中国农业大学出版社，2009.
[12] 王莉. 食品营养学. 北京：化学工业出版社，2006.
[13] 孙远明. 食品营养学. 北京：科学出版社，2006.
[14] 李凤林,夏宇. 食品营养与卫生学. 北京：中国轻工业出版社，2007.
[15] 王幸斌,倪艳翔. 食品营养与保健. 北京：化学工业出版社，2007.
[16] 罗玲. 营养保健师培训教程. 长沙：湖南科学技术出版社，2007.
[17] 中国营养学会. 中国居民膳食指南2016. 北京：人民卫生出版社，2016.